血栓与出血性疾病
——基础与临床

Thrombotic and Hemorrhagic Diseases
——from Bench to Bedside

主　编　柳志红

副主编　罗　勤　熊长明

中国协和医科大学出版社

北　京

图书在版编目（CIP）数据

血栓与出血性疾病：基础与临床 / 柳志红主编. —北京：中国协和医科大学出版社，2023.9

ISBN 978－7－5679－2225－9

Ⅰ.①血… Ⅱ.①柳… Ⅲ.①血栓栓塞－诊疗 ②出血性疾病－诊疗 Ⅳ.①R543 ②R554

中国国家版本馆CIP数据核字（2023）第131325号

血栓与出血性疾病——基础与临床

主　　编：柳志红
责任编辑：陈　佩
封面设计：邱晓俐
责任校对：张　麓
责任印制：张　岱

出版发行：**中国协和医科大学出版社**
（北京市东城区东单三条9号　邮编100730　电话010-65260431）
网　　址：www.pumcp.com
经　　销：新华书店总店北京发行所
印　　刷：小森印刷（北京）有限公司

开　　本：889mm×1194mm　　1/16
印　　张：12.25
字　　数：300千字
版　　次：2023年9月第1版
印　　次：2023年9月第1次印刷
定　　价：68.00元

ISBN 978－7－5679－2225－9

编者名单
EDITOR'S LIST

主　　编　柳志红

副主编　罗　勤　熊长明

编　　者（按姓氏笔画排序）

吉冰洋　吕　滨　刘　盛　纪宏文　杨伟宪　杨艳敏

沈晨阳　宋卫华　张　洋　罗　勤　周　洲　赵　青

赵久良　赵智慧　胡晓莹　胡海波　柳志红　彭　斌

熊长明

学术秘书　黄志华　张　毅

参编人员　晏　露　张　毅　李　欣　黄志华　段安琪　胡美曦

章思铖　高璐阳

血栓与出血性疾病严重威胁人类的生命健康，是当代医学研究的重点和热点之一。人体的凝血系统和抗凝系统庞大繁杂，二者之间的动态平衡是维持机体正常生命活动的关键。促凝与抗凝活性的失衡将直接导致血栓性疾病与出血性疾病的发生。其中，冠心病、缺血性脑卒中、肺血栓栓塞症等血栓性疾病已成为全球性的重大健康问题，是目前导致全球人口死亡的首要原因。根据国际血栓与止血学会统计，平均每4人中就有1人死于血栓性疾病。出血性疾病同样在临床中十分常见，关键部位的出血和大量出血经常危及患者的生命。血栓与出血性疾病看似相互对立，但此消彼长、息息相关，寻找血栓与出血之间的平衡是临床诊疗的难点。血栓与出血性疾病涉及多个器官、系统，错综复杂，因此亟须各专业的临床医师加强对血栓与出血性疾病的认识，并通过开展多学科合作提高相应的防治能力。

近年来，随着基础与临床科研的进展，大量的循证医学证据不断涌现，医学界对血栓与出血性疾病机制的研究日益深入，相应的诊断手段和治疗策略也发生了巨大的变化。为了及时反映相关领域的最新研究成果并对既往临床经验进行系统性总结，我们决定编著《血栓与出血性疾病——基础与临床》一书，以深入浅出、图文并茂的形式对血栓与出血性疾病的基本知识进行介绍。全书共有17章，分别围绕实验室检查、抗栓与溶栓药物、常见血栓与出血性疾病诊治策略等主题，针对临床中的热点和难点问题，给予客观、全面的描述和解析，内容充实、条理清晰。全书力求将基础与临床结合，充分体现了"以理论指导临床、以临床丰富理论"的思想。

本书由北京市自然科学基金（7202168）、中国医学科学院医学与健康科技创新工程（2020-I2M-C & T-B-055；2021-I2M-C&T-B-032）和中央高水平医院临床科研业务费项目（2022-GSP-GG-35）资助出版。作为中国医学科学院北京协和医学院研究生课程"血栓与出血性疾病——基础与临床"的配套教材，本书的所有章节均由中国医学科学院阜外医院和北京协和医院的专家撰稿，并经过反复斟酌和推敲，体现了作者扎实的理论基础和丰富的临床实践经验。此外，全体编者在繁忙的临床和科研工作之余，也为本书的编写投入了大量的时间和精力。在此，我们一并致以衷心的感谢！

临床实践中血栓与出血无处不在，相信本书的出版将为临床各专业血栓与出血性疾病的防治以及相关领域的专培医师、住培医师和研究生的培养带来启发和帮助。由于编写时间紧迫，疏漏及谬误之处在所难免，恳请广大读者不吝批评指正。

编　者

2023年4月

目 录
CONTENTS

第一章 凝血、抗凝、纤溶活性的实验室检查及常用抗凝药物的监测

第一节 凝血、抗凝及纤溶活性的实验室检查

生理情况下，凝血机制（血管壁、血小板和凝血因子）与抗凝、纤维蛋白溶解系统（简称纤溶系统）相互制约，处于动态平衡状态，维持着血管内血流畅通。

病理情况下，凝血、抗凝或纤溶系统发生异常，正常凝血功能失去平衡，导致出血或血栓形成。凝血缺陷或纤溶系统亢进可引起出血难止，抗凝和纤溶系统缺陷可引发高凝状态或血栓形成。因此，在临床诊疗过程中，需要对凝血、抗凝和纤溶系统进行相应检测，判断出血与血栓形成的原因。

一、血管壁相关实验室检查

血管壁相关实验室检查主要是出血时间（bleeding time，BT），为反映血管壁通透性、脆性和血小板数量、功能的筛选试验。

过去多采用传统的杜克（Duke）法测定BT，但灵敏度较差，因不能标准化而起不到筛检患者止血功能的作用。为了提高检查的灵敏度和特异度，目前国内外均推荐使用标准化出血时间测定器法（template bleeding time，TBT），TBT使用标准的测定器，使皮肤切口的长度和深度恒定，有利于检出血管壁及血小板的缺陷。

BT可作为反映血小板功能和毛细血管功能的筛选试验，但其反映血小板数量减少的能力有待进一步探讨。

二、血管性血友病因子测定

血管性血友病因子（von Willebrand factor，vWF）是一种黏附糖蛋白，是人体内止血与血栓形成机制中的重要血浆成分之一。vWF的基本结构为二硫键连接不同数量单体形成的多聚体，每个vWF成熟亚单位表面都存在许多功能结合位点，除单体间的二硫键结合位点外，还有其他重要的结构功能区域，分别与血小板糖蛋白Ⅰb（platelet glycoprotein Ⅰb，GPⅠb）、

GP Ⅱ b/ Ⅲ a，以及Ⅷ因子（factor Ⅷ，F Ⅷ）、胶原、肝素等结合，发挥重要的生理作用。

vWF参与凝血过程并发挥重要生理功能：血管损伤时，vWF介导血小板与血管壁的黏附，主要表现在通过GP Ⅰ b和GP Ⅱ b/ Ⅲ a受体与血小板结合，促进血小板的聚集；vWF是F Ⅷ的携带蛋白，有运输和稳定F Ⅷ的功能；vWF在动脉粥样硬化的形成中起重要作用，可促进血小板黏附、聚集，并释放多种血小板颗粒物质，加剧动脉粥样硬化。血浆vWF水平可作为反映血管内皮细胞损伤程度和高凝状态的灵敏指标，同时也可作为各类心血管疾病疗效、判断预后的评价指标之一。

临床中常用vWF抗原、vWF活性来判断vWF质或量的异常；vWF多聚物的检测，是血管性血友病（von Willebrand disease，vWD）分型的主要依据；此外还常用vWF瑞斯托霉素辅因子活性测定及vWF胶原结合试验。

vWD是一种最常见的遗传性血友病。vWF质或量异常导致凝血功能障碍，因子F Ⅷ促凝活性降低，从而引起vWD的发生。根据vWF的质或量的异常，vWD可分为3型：1型和3型vWD分别为血浆vWF减少或缺如，2型vWD为vWF质的异常。依据vWF的生理特性不同，2型vWD又可分为2A、2B、2M、2N四个亚型。vWD以出血为主要临床表现，多表现为皮肤以及黏膜出血，以鼻出血及牙龈出血最为常见，而关节、肌肉出血和深部组织出血较少见。部分患者可以外伤后、拔牙或外科手术后出血不止为首发症状。因此，对于未知或已知的vWD患者，在手术前了解病史及检测vWF具有重要的临床意义。

此外，vWF在心血管疾病中的应用也逐渐受到重视，急性冠脉综合征（acute coronary syndrome，ACS）是冠心病的急性事件，由于vWF在血栓形成过程中起着重要作用，所以vWF能很好地反映ACS患者血栓的形成。与健康对照组比较，ACS患者血浆vWF显著增高，而心肌梗死患者vWF水平显著高于不稳定型心绞痛患者；且血管内皮损伤范围越大，延续时间越长，vWF水平越高。vWF对于冠脉血运重建是否成功也具有一定的评估价值。研究表明，vWF水平的增高与经皮冠脉介入术（percutaneous coronary intervention，PCI）术后再狭窄呈正相关，由此推断术后监测vWF水平是发生冠脉再狭窄的预测因子。心房颤动（atrial fibrillation，AF）患者由于血管内皮损伤，血浆vWF显著增高，且与不良预后相关，因此高水平血浆vWF往往提示AF患者罹患脑卒中的风险增加。

三、血小板相关实验室检查

在正常循环血液中，血小板处于静息状态，而在某些生理状态或病理状态下，血小板可被激活，发生变形、黏附、聚集和释放反应。血小板在生理性止血中起到非常重要的作用，临床检查不仅包括血小板的数量，还包括血小板的功能（质量）检测，详见第二章。

四、凝血系统相关实验室检查

临床最常用的筛选试验包括血浆凝血酶原时间（prothrombin time，PT）、活化部分凝血活酶时间（activated partial thromboplastin time，APTT）、纤维蛋白原（fibrinogen，FIB）、凝血酶时间（thrombin time，TT）等。PT是反映外源性凝血途径的筛选试验，APTT则可筛选内源性凝血途径有无异常。

（一）凝血酶原时间

PT是在体外模拟体内外源性凝血途径的全部条件，测定血浆凝固所需的时间，用以反映外源性凝血途径和共同凝血途径凝血因子是否异常，是筛检凝血功能异常最常用的试验之一。

1. 检测原理 在抗凝血浆中，加入足量的组织凝血激酶（含组织因子）和适量的钙离子，以启动凝血过程。添加的钙离子激活凝血因子并产生凝血酶，而凝血激活剂则提供组织因子，以促进凝血过程的进行。测试时，检测仪器会记录从加入钙离子到血浆开始凝固所需的时间，即PT。该时间的长短反映了凝血因子的活性水平。

PT检测凝血因子的灵敏度高低依赖于组织凝血激酶（tissue thromboplastin）试剂质量。组织凝血激酶试剂可来自组织抽提物（含丰富的凝血激酶、组织因子和磷脂），现也用纯化的重组组织因子（recombinant-tissue factor，r-TF）加磷脂作为试剂。组织凝血激酶的来源不同、制备方法不同，导致PT测定结果的差异较大，可比性差，对口服抗凝药患者治疗效果的观察影响更大。

国际灵敏度指数（international sensitivity index，ISI）使用不同的组织凝血激酶制剂和不同原理、不同型号的凝血仪测定PT，对抗凝治疗的反应性不一。PT测定使用的试剂和仪器的变异性均是PT测定难以标准化的重要原因。20世纪80年代早期，世界卫生组织开发了一个系统来标准化检测结果，即将人脑凝血激酶标准品作为制备不同来源组织凝血激酶ISI值的参考品，其ISI值为1.0。ISI值越接近1.0表示试剂灵敏度越高。ISI和国际标准化比值（international normalization ratio，INR）对口服抗凝药患者必须使用INR报告结果，并用于抗凝药治疗的监测指标。

$$INR = （患者PT值/正常人平均PT值）^{ISI}$$

2. PT报告方式 ①一般情况下，可同时报告被检标本PT的时间（s）和凝血酶原活动度（prothrombin time activity，PTA）。②当PT用于监测口服抗凝药用量时，则必须同时报告PT的INR值。

3. 临床意义 PT是检测外源性凝血途径和共同凝血途径凝血因子以及这些因子抑制物有无异常的灵敏筛检试验，也是监测口服抗凝药用量的有效监测指标。

（1）PT延长：①先天性，F Ⅱ、F Ⅴ、F Ⅶ、F Ⅹ水平减低、纤维蛋白原缺乏、无纤维蛋白原血症、异常纤维蛋白原血症。②获得性凝血因子缺乏，如弥散性血管内凝血（disseminated intravascular coagulation，DIC）等，PT是DIC实验室筛检诊断标准之一。严重的急慢性肝病和维生素K缺乏，血液循环抗凝物增多等也会导致PT延长。

（2）PT缩短：①先天性F Ⅴ增多。②DIC早期（高凝状态）。③口服避孕药。④其他血栓前状态及血栓栓塞性疾病（凝血因子和血小板活性增高、血管损伤等）。

（3）抗凝药物监测：临床常将INR 2～3作为华法林治疗的适用范围（详见第一章第二节）。

（二）活化部分凝血活酶时间

APTT是在体外模拟体内内源性凝血途径的全部条件，测定血浆凝固的时间，用以反映内源性凝血因子是否异常，是筛检凝血功能异常最基本的实验室检查之一。

笔记

笔记

1. **检测原理**　在抗凝血浆中，加入足量的活化接触因子激活剂（如白陶土、硅藻土、鞣花酸）和部分凝血活酶（代替血小板磷脂），再加入适量的钙离子即可满足内源性凝血途径的全部条件。从加入钙离子到血浆开始凝固所需的时间即为活化部分凝血活酶时间。

APTT试剂是促凝的磷脂和接触因子激活剂的混合物。激活剂、部分凝血活酶来源及制备方式不同，均可影响APTT测定结果。①激活剂：有白陶土、硅藻土、鞣花酸。即使是同一种激活剂，其质量也可有很大差别。高质量的激活剂可使激活作用更迅速、更标准化，从而在一定程度上消除了接触因子激活造成的误差。②部分凝血活酶（磷脂）：磷脂可来源于人、动物或植物，主要来源于兔脑组织（脑磷脂）。各实验室应了解所使用试剂的激活剂及对凝血因子、狼疮抗凝物、肝素等的灵敏度，建立相应的参考值。

2. **临床意义**　APTT反映了血浆内源性凝血途径凝血因子（FⅧ、FⅨ、FⅪ、FⅫ）及共同凝血途径中凝血因子（FⅡ、FⅤ和FⅩ）的水平。单一因子（如FⅧ）活性增高可使APTT缩短，其结果则可能掩盖其他凝血因子缺乏的情况。

（1）APTT延长：APTT超过正常对照10秒以上即为延长。主要见于轻型的血友病，也见于血液中存在抗凝物如凝血因子抑制物、狼疮抗凝物，或存在抗凝药物如达比加群、肝素等。其他疾病如肝病、DIC等APTT也可延长。

（2）APTT缩短：见于DIC早期、血栓前状态及血栓栓塞性疾病。

（3）监测肝素治疗：APTT对血浆肝素的浓度敏感，要注意APTT测定结果必须与肝素治疗范围的血药浓度呈线性关系，否则不宜使用。

（三）纤维蛋白原

FIB是一种血浆糖蛋白，可介导血小板聚集，参与凝血过程的后期阶段。此外，FIB不局限于在凝血瀑布途径中的传统角色，在炎症反应过程中也发挥重要作用，FIB与炎症因子的相互作用影响疾病的发生、发展。

1. **检测原理**　常用克劳斯（Clauss）法和PT衍算法。Clauss法是世界卫生组织推荐的参考方法，也是美国国家临床实验室标准化委员会（National Committee for Clinical Laboratory Standards，NCCLS）推荐的FIB常规测定方法。Clauss法检测原理是在过量的凝血酶存在下，稀释血浆的凝固时间可直接反映血浆中纤维蛋白原的水平。PT衍算法是在仪器测定PT时，通过FIB形成的纤维蛋白，根据纤维蛋白浊度推算出FIB的含量。纤维蛋白原含量减低时，PT衍算法可能导致结果偏高。

2. **临床意义**　纤维蛋白原是一种急性时相反应蛋白，其增高可能是一种非特异性反应。①增高：常见于感染，如脓毒血症、肺炎、细菌性心内膜炎等；无菌性炎症，如肾病综合征、风湿热、风湿性关节炎等；恶性肿瘤；外伤、烧伤、外科手术后、放射治疗后；妊娠晚期、妊娠期高血压疾病等。②减低：常见于原发性纤维蛋白原减少或结构异常；低或无纤维蛋白原血症、异常纤维蛋白原血症；继发性纤维蛋白原减少，如DIC晚期、纤溶亢进、重症肝炎和肝硬化等。

此外，FIB与心血管疾病也具有一定的相关性。近二十年以来，大量的前瞻性流行病学研究和临床观察研究提供了血浆FIB水平和心血管疾病关系的数据。无心血管疾病的受试者血浆FIB水平显著低于有心肌梗死、心绞痛或外周动脉疾病史的患者。研究发现，在三氯化铁诱导的血栓形成小鼠模型中，高FIB血症的小鼠血栓形成的速度较快，且血栓更加稳固。临床研究表明，血浆FIB水平还可作为急性冠脉综合征患者血栓病变的危险因素。FIB与心血管疾病及多种传统危险因素具有相关性，然而不同人群的血浆FIB水平对于提示疾病风险程度的预测价值仍有待于进一步的研究。

五、抗凝系统相关实验室检查

当凝血系统启动，如果不加以阻止，这些促凝力量将导致病理性血栓形成和血管闭塞。因此抗凝蛋白和纤溶系统通过对抗促凝作用来维持出凝血平衡。人体内最重要的抗凝蛋白是抗凝血酶、蛋白C和蛋白S。除以上三种抗凝蛋白以外，还有内皮细胞蛋白C受体（endothelial protein C receptor，EPCR）、组织因子途径抑制物（tissue factor pathway inhibitor，TFPI）、蛋白Z、蛋白Z依赖性蛋白酶抑制因子（protein Z-dependent inhibitor，ZPI）、肝素（heparin）、肝素辅因子Ⅱ（heparin cofactor Ⅱ，HC-Ⅱ）等。

六、纤溶系统相关实验室检查

纤溶系统的核心成分是纤维蛋白溶解酶原（plasminogen，PLG）、组织型纤溶酶原激活物（tissue-type plasminogen activator，t-PA）、尿激酶型纤溶酶原激活物（urokinase-type plasminogen activator，u-PA）、纤溶酶原激活物抑制物（plasminogen activator inhibitor，PAI）-1和PAI-2，以及α_2-纤溶酶抑制物（α_2-plasmin inhibitor，α_2-PI）。纤溶系统与凝血系统相似，是从酶原到酶的激活。纤溶亢进易发生出血，减低则可导致血栓形成。

（一）纤维蛋白溶解酶原

纤维蛋白溶解酶原，简称纤溶酶原，主要在肝合成，通过丝氨酸蛋白酶激活形成纤溶酶发挥作用。了解血浆纤溶酶原含量变化对纤溶亢进、原因不明的血栓形成和溶栓治疗监测有一定临床意义。

1. **检测方法** 纤溶酶原的检测包括抗原水平和活性的检测，抗原检测常用酶联免疫吸附试验（enzyme linked immunosorbent assay，ELISA），活性检测常用发色底物法。

2. **临床意义** ①纤溶酶原水平增高：提示纤溶活性减低及纤溶激活能力不足，可见于血栓前状态或血栓栓塞性疾病，也可见于某些恶性肿瘤、糖尿病。②纤溶酶原水平减低：提示纤溶活性增高，见于原发性纤溶亢进、继发性纤溶亢进、先天性纤溶酶原缺乏症及严重肝病、大型手术、严重外伤等。③异常纤溶酶原血症：纤溶酶原含量一般正常，但活性减低。

需要注意的是，由于血浆纤溶酶原水平受多种因素的影响，不能灵敏地反映纤溶亢进。纤溶酶原水平减低，可能是因消耗而减低，也可能由于合成减少所致。

（二）血浆t-PA及其抑制物检测

血浆t-PA及PAI主要由血管内皮细胞合成。t-PA为体内反映纤溶活性的重要指标，在血栓形成过程中纤溶酶原与纤维蛋白原形成复合物，t-PA能使纤溶酶原转变为纤溶酶，纤溶酶能将纤维蛋白原降解成纤维蛋白（原）降解产物（fibrin/fibrinogen degradation product，FDP），达到溶解血栓的目的。同时，体内还存在着PAI，t-PA和PAI二者多以复合物形式存在，少量处于游离状态。当纤维蛋白形成后，t-PA使纤溶酶原活化，但其很快又被PAI灭活，使纤溶活性不至于过强。t-PA和PAI是体内最重要的纤溶活性调节剂，t-PA释放增多或PAI减少，出血风险可增高；相反，t-PA释放减少或PAI增多，可导致血栓形成风险增加。

1. 检测方法 包括抗原水平和活性的测定，抗原检测常用ELISA法，活性检测常用发色底物法。

2. 临床意义

（1）t-PA：①t-PA水平增高，见于原发性纤溶亢进/继发性纤溶亢进、组织损伤、DIC、严重肝病等；提示纤溶亢进。②t-PA水平减低，见于心脑血管疾病、血栓前状态和血栓栓塞性疾病，如动脉血栓形成、深静脉血栓形成等，提示纤溶活性减弱。

（2）PAI-1：①PAI-1水平增高可增加急性心肌梗死或再梗死的风险；在不稳定型心绞痛患者中也观察到有PAI-1水平增高；手术前血浆PAI-1水平与术后深静脉血栓形成有显著的相关性。②血浆PAI-1属于一种急性时相反应蛋白，急性感染、炎症、脓毒血症、恶性肿瘤及手术后可见其暂时性升高。③肝功能异常时，因PAI-1清除减少，血浆浓度可增高。此外，还发现吸烟、肥胖、高脂血症、高血压、体力活动较少，血浆PAI-1水平也相对增高；戒烟、体重减轻、加强体育锻炼可降低血浆PAI-1水平。

（三）D-二聚体

D-二聚体是交联纤维蛋白经继发性纤溶降解后的特异性片段，当血管内纤维蛋白负荷增加时，其血浆浓度显著增高，其生成反映了机体凝血和纤溶系统的激活，是体内高凝状态和纤溶亢进的分子标志物之一。目前，D-二聚体是排除静脉血栓栓塞（venous thromboembolism，VTE）诊断的经典指标。此外，D-二聚体是各类病理生理因素作用于出凝血系统后产生的"最终"产物，其在血浆中的半衰期约为8小时。患者如长时间出现血浆D-二聚体高水平，则提示机体存在持续的凝血功能紊乱和纤维蛋白形成。

1. 检测方法 D-二聚体相对分子量的异质性很大，基于不同原理的方法检出D-二聚体片段的灵敏度和特异度差异显著。由于各种D-二聚体检测方法间没有实现标准化，其定量检测结果的定义并不一致，常见纤维蛋白原当量单位（fibrinogen equivalent unit，FEU）和D-二聚体单位（D-dimer unit，DDU）两种形式，二者间无明确相关性，故不应进行不同方法和不同报告方式之间的数据转换和比较。因而对同一患者进行连续监测时，应采用来源于相同检测系统的数据。

在临床上，选择高灵敏度的D-二聚体检测方法能帮助识别和排除VTE，因此临床医师应了解本医疗机构使用的D-二聚体检测试验的诊断效能，以降低漏诊风险。目前，D-二聚体的即时检验（point-of-care testing，POCT）方法包括半定量乳胶凝集法、全血红细胞凝集法、免疫荧光法、免疫比浊法、化学发光法等，其灵敏度不尽相同。其中，半定量乳胶凝集法、全血红细胞凝集法的灵敏度低于90%，而免疫荧光法、免疫比浊法、化学发光法的POCT检测灵敏度可以达到90%以上。因此，在我国卫生行业标准中关于D-二聚体的定量检测，明确规定D-二聚体检测应用于VTE排除诊断时，临界值水平检测结果的日间不精密度应≤7.5%，灵敏度应≥97%，阴性预测值应≥98%。

2. 临床意义

（1）D-二聚体与VTE：VTE是一种多因素疾病，包括深静脉血栓形成（deep venous thrombosis，DVT）和肺栓塞（pulmonary embolism，PE），发病率、致残率和死亡率高，全球每年新发1000万人患病，成为继急性心肌梗死和脑卒中后的主要血管性疾病。血浆D-二聚体检测在VTE诊断中具有高灵敏度和极佳的阴性预测值，与韦尔斯（Wells）评分或日内瓦（Geneva）评分等验前概率评分联合应用时，非VTE高度可能性患者如其D-二聚体检测结果呈阴性，则可排除VTE诊断。D-二聚体排除PE诊断的流程见图1-1。

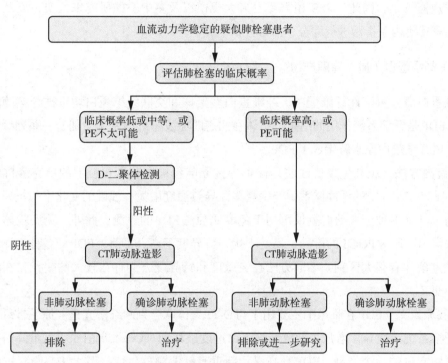

图1-1　D-二聚体排除PE诊断流程

资 料 来 源：KONSTANTINIDES SV，MEYER G，BECATTINI C，et al. 2019 ESC Guidelines for the diagnosis and management of acute pulmonary embolism developed in collaboration with the European Respiratory Society（ERS）：The Task Force for the diagnosis and management of acute pulmonary embolism of the European Society of Cardiology（ESC）［J/OL］. Eur Respir J，2019，54（3）：1901647. doi：10.1183/13993003.01647-2019.

近年来，随着D-二聚体的研究进展，D-二聚体临床应用的阴性预测值有所提高。研究表明，对疑似VTE的患者，根据患者试验前的血栓可能性评估，调整D-二聚体排除诊断临界值，可提高其阴性预测值。此外，对于高龄人群，D-二聚体假阳性率增高，大量研究证明基于年龄校正公式（患者的年龄×10μg/L）可提高D-二聚体阴性预测值。结合现有证据，目前国内外指南均将按年龄调整的临界值作为提高D-二聚体检测排除高龄患者不典型VTE的有效模式。

（2）D-二聚体与急性主动脉夹层：急性主动脉夹层（acute aortic dissection，AAD）是最危险的心血管疾病之一，死亡风险非常高。有研究表明，虽然D-二聚体对AAD的诊断具有高灵敏度和低特异度，但单独的D-二聚体阴性结果不能排除致命AAD的诊断，建议将主动脉夹层风险评分（acute aortic dissection detection risk score，ADD-RS）与D-二聚体水平相结合进行评估。2018年的一项研究显示，将ADD-RS与D-二聚体联合应用可能有助于对疑似AAS患者的影像学诊断决策标准化，而平衡误诊和过度检测的风险：ADD-RS＞1（ASS高概率）应

笔记

继续进行影像学检查；ADD-RS ≤ 1 ＋ D- 二聚体 ＜ 500ng/ml 可能排除 AAS。

　　一直以来，D- 二聚体一直被用来排除静脉血栓栓塞的诊断。然而，近年来多项对 D- 二聚体的临床及流行病学研究，进一步提高了 D- 二聚体的阴性预测价值，同时纵向拓展了 D- 二聚体在多种心血管疾病中的新应用，包括识别冠脉斑块不稳定性、冠脉狭窄程度及主动脉夹层患者分型和预后，并有可能成为指导抗凝治疗策略的新指标。然而，D- 二聚体是纤维蛋白降解产物，其浓度受多系统调节，且与年龄等诸多心血管疾病危险因素相关，目前关于 D- 二聚体与冠脉发病率、高龄患者静脉血栓形成诊断排除等相关临床研究尚存有争议，此外，许多研究人群规模较小，因此，未来还需要更多大规模以及多中心的研究来证实，以及对入选人群的特征等其他相关指标进行综合、深入分析研究。

（四）纤维蛋白（原）降解产物

　　纤维蛋白原、可溶性纤维蛋白、纤维蛋白多聚体和交联纤维蛋白均可被纤溶酶降解，生成 FDP。FDP 是纤溶系统作用的结果。机体在病态时激发了纤溶系统，随着一系列纤溶蛋白的活化，体内纤维蛋白原水解生成了 FDP。

　　1. 检测方法　胶乳免疫比浊法是样本中抗原与包被在胶乳颗粒上的单克隆抗体发生抗原-抗体反应，在一定的缓冲体系中产生凝集而导致浊度增大，浊度的变化率与抗原浓度成正比。目前，已有多种全自动血凝仪可用于免疫比浊法 FDP 的检测。此外，免疫胶体金法及胶乳凝集法常用于床旁 POCT 的检测，易受干扰，特异度不高。目前，FDP 的各种检测方法、试剂及实验室条件有很大区别，不同方法在灵敏度和特异度方面存在较大的差异，在临床使用中应避免交叉。

　　2. 临床意义　FDP 在临床中主要用于与 D- 二聚体联合判断纤溶亢进。原发性纤溶亢进症是由于纤溶系统活性异常增强，导致纤维蛋白过度破坏和/或纤维蛋白原等大量降解并引起出血，是纤溶亢进的一个类型。FDP 升高提示新近有纤溶酶的生成，但无法判断降解产物是来自纤维蛋白原还是纤维蛋白，故原发性和继发性纤溶亢进时均升高。FDP 与 D- 二聚体联合应用可判断原发性纤溶亢进和继发性纤溶亢进（表 1-1）。

表 1-1　纤溶亢进性出血筛检试验及其临床意义

筛检试验结果	临床意义
FDP 正常，D- 二聚体正常	无纤溶亢进，即出血症状可能与纤溶亢进无关
FDP 阳性，D- 二聚体正常	多为 FDP 假阳性，或原发性纤溶亢进
FDP 正常，D- 二聚体阳性	多为 FDP 假阴性，或 D- 二聚体假阳性，或继发性纤溶亢进
FDP 阳性，D- 二聚体阳性	多为继发性纤溶亢进，或 DIC、溶栓治疗后

第二节　常用抗凝药物的监测

　　在任何抗凝治疗（包括华法林）开始之前，必须对基线凝血功能状态进行评估。临床医师应获得血小板计数、血红蛋白（haemoglobin, Hb）和/或血细胞比容（hematocrit, Hct）的

笔记

基线值，并通过PT和APTT来评估外源性和内源性凝血途径的完整性。

一、华法林的监测

华法林是一种口服抗凝药，其作用机制是拮抗维生素K。华法林治疗窗窄，且患者之间差异较大，因此需要进行实验室监测，以确保治疗的最佳效果和减少并发症。PT检测凝血因子Ⅱ、Ⅶ和Ⅹ的生物活性，最初是监测华法林抗凝作用最常用的实验室指标。目前，INR已成为国际公认的监测华法林治疗的指标。患者的目标INR基于华法林治疗的适应证，标准强度华法林治疗被定义为目标INR为2.5（范围2.0～3.0），适用于大多数需要预防和/或治疗血栓栓塞性疾病的临床情况。

二、肝素的监测

肝素是治疗或预防血栓栓塞的最常用肠外抗凝药物之一。肝素相关的出血发生率与肝素剂量呈正相关，同时也与患者的疾病、合并用药等有关。肝素过量时，可导致出血增加，甚至发生致死性出血；肝素剂量不足时，无法达到抗凝效果。因此，凝血功能监测指导下的剂量调整已成为肝素抗凝治疗的标准化程序。肝素实验室监测主要有以下几种方法。

（一）激活全血凝固时间

激活全血凝固时间（activated clotting time of whole blood，ACT）指的是从全血与激活剂（高岭土、硅藻土、玻璃珠等）混合到血液发生凝固的时间，可反映红细胞和血小板的作用。ACT仅是一种监测肝素抗凝效果的粗略手段，其结果受很多其他因素干扰，如纤维蛋白水平低、血小板计数减少、凝血因子缺乏，甚至是体温低和血液的稀释。这导致ACT与肝素剂量间的相关性较差，且不同ACT仪器间的结果变异较大，因此相关指南建议，在常规使用ACT监测时，应间歇性地与其他肝素监测指标搭配使用。

（二）APTT

APTT是将枸橼酸钠抗凝血浆与激活剂（硅藻土、鞣花酸等）一起孵育，检测从加入钙离子和外源性磷脂到纤维蛋白形成的时间。相对于ACT，APTT受到的干扰因素较少，与肝素剂量之间的相关性较好。但由于不同APTT试剂所用激活剂各不相同，每个中心应基于实验室所用试剂建立自己的参考范围，可以弥补APTT试剂对肝素的不同量-效反应。每个中心建立的APTT参考范围应是基于抗因子Ⅹa活性试验（目标范围0.3～0.7U/ml）测定的肝素水平来制订的。

（三）抗因子Ⅹa活性

抗因子Ⅹa活性试验通过检测肝素/抗凝血酶（anti-thrombin，AT）复合物对FⅩa的抑制程度，从而反映体内肝素的抗凝效应。抗因子Ⅹa活性试验被很多中心作为测定肝素效应的金标准。与ACT和APTT相比，抗因子Ⅹa活性试验更能特异地反映肝素的抗凝效应，而不受凝血功能障碍、血小板减少或血液稀释等因素的影响。目前很多中心已开始使用抗因子Ⅹa活性试验作为肝素监测和剂量调整的方法。需要注意的是，抗因子Ⅹa活性试验试剂有两种：一种是加入外源性AT，另一种是基于患者自身水平的AT而不加入外源性AT。前者加入外源性AT，会掩盖体内AT缺乏的假象，高估体内肝素的抗凝活性；后者所测得的抗因子Ⅹa活性则取决于患者体内的AT水平。由于抗因子Ⅹa活性试验需要足够的AT来确定结果，因此当抗因子Ⅹa活性结果不随肝素剂量增加而增加时，需考虑AT不足的原因。目前，多数中心采用的治疗目标范围为0.3～0.7U/ml。

（四）抗凝血酶活性

不断增加肝素剂量而没有相应APTT的延长被认为是肝素抵抗。肝素抵抗可能是由于AT缺乏、清除增加，生理压力或高凝负担导致的肝素结合蛋白增加而引起的。在这些患者中，需要频繁监测和调整剂量，从而了解患者体内的AT活性有助于临床对于肝素疗效的判断。AT活性的正常范围为80%～120%，如低于30%，肝素可能失去抗凝效果。因此，在基于时间的肝素监测方法（APTT）和抗因子Ⅹa活性监测方法的结果不随肝素剂量增加而增加时，需要结合AT活性检测来判断是否存在肝素抵抗。

（五）肝素诱导的血小板减少症抗体检测

肝素诱导的血小板减少症（heparin-induced thrombocytopenia，HIT）是一种肝素类药物的严重不良反应，临床表现为血小板减少，严重时可导致动、静脉血栓形成甚至死亡。其发病隐蔽，早期诊断和治疗可明显降低不良预后风险。目前临床常用的方法是进行检测前评分，常用4T's评分（表1-2）以预测患者发生HIT的可能性。根据评分结合HIT的抗体检测，将有助于临床预防HIT的发生。目前，国内实验室常用的HIT抗体检测为混合型HIT抗体试剂，临界（cut-off）值<1.0为阴性，具有排除诊断HIT的意义。

表1-2 HIT风险评分表（4T's评分）

评估内容	2分	1分	0分
血小板计数减少的数量特征	同时具备下列两者： ☐ PLT下降>50% ☐ PLT最低值≥20×10⁹/L	具备下列两者之一： ☐ PLT下降30%～50% ☐ PLT最低值(10～19)×10⁹/L	具备下列两者之一： ☐ PLT下降<30% ☐ PLT最低值<10×10⁹/L
应用肝素后血小板计数减少的时间特征	具备下列两者之一： ☐ 使用肝素5～10天 ☐ 使用肝素≤1天（在过去30天内曾接触肝素）	具备下列两者之一： ☐ 使用肝素>10天 ☐ 使用肝素≤1天（在过去30～100天曾接触过肝素）	☐ 使用肝素<5天（近期未接触肝素）
血栓形成的类型	☐ 新形成的动、静脉血栓 ☐ 皮肤坏死 ☐ 肝素负荷剂量后的急性全身反应	☐ 进展性或正在发生的血栓形成 ☐ 皮肤红斑 ☐ 尚未证明的疑似血栓形成	☐ 无可疑血栓形成
其他导致血小板减少症的原因	☐ 无	☐ 可能有	☐ 确定有

总分6～8分为高度可能性；总分4～5分为中度可能性；总分0～3分为低度可能性。

笔记

参考文献

［1］NAZERIAN P, MUELLER C, SOEIRO A M, et al. Diagnostic accuracy of the aortic dissection detection risk score plus D-dimer for acute aortic syndromes: the ADvISED Prospective Multicenter Study［J］. Circulation, 2018, 137（3）: 250-258.

［2］KONSTANTINIDES S V, MEYER G, BECATTINI C, et al. 2019 ESC Guidelines for the diagnosis and management of acute pulmonary embolism developed in collaboration with the European Respiratory Society（ERS）: The Task Force for the diagnosis and management of acute pulmonary embolism of the European Society of Cardiology（ESC）［J］. Eur Heart J, 2020, 41（4）: 543-603.

［3］MARLAR R A, CLEMENT B, GAUSMAN J. Activated partial thromboplastin time monitoring of unfractionated heparin therapy: sssues and recommendations［J］. Semin Thromb Hemost, 2017, 43（3）: 253-260.

［4］CUKER A, AREPALLY G M, CHONG B H, et al. American Society of Hematology 2018 guidelines for management of venous thromboembolism: heparin-induced thrombocytopenia ［J］. Blood Adv, 2018, 2（22）: 3360-3392.

［5］CHEN J M, CHUNG D W. Inflammation, von Willebrand factor, and ADAMTS13［J］. Blood, 2018, 132（2）: 141-147.

第二章 血小板的实验室检查及其临床价值

血小板在病理性血栓形成过程中发挥重要作用，并且积极参与了炎症、自身免疫以及动脉粥样硬化过程。血小板的活化是急性冠脉综合征（acute coronary syndrome，ACS）发病的关键因素之一，抗血小板治疗贯穿ACS治疗的整个过程，是预防和治疗急性心血管事件的基石。血小板的数量、形态、功能以及机体的遗传状态等因素影响着抗血小板治疗的临床决策。

第一节　血小板的常规实验室检查

血小板的常规实验室检查项目包括血小板计数（platelet，PLT）、平均血小板体积（mean platelet volume，MPV）、血小板体积分布宽度（platelet distribution width，PDW）、血小板压积（plateletcrit，PCT）、大血小板比例（platelet -larger cell ratio，P-LCR%）等。

一、血小板计数

（一）血小板减少

1. **分度**　根据血小板减少的程度分为轻度血小板减少，即血小板计数<150×10^9/L，>100×10^9/L；中度血小板减少，即血小板计数<100×10^9/L，>50×10^9/L；重度血小板减少，即血小板计数<50×10^9/L。

2. **临床意义**　在诊断血小板减少时首先应该除外假性血小板减少，即乙二胺四乙酸（ethylenediaminetetraacetic acid，EDTA）依赖性假性血小板减少：EDTA促使或诱导血小板互相聚集、堆积和发生卫星现象，清晨明显，临床无出血现象的重度假性血小板减少症，PT/APTT正常。鉴别方法可以使用枸橼酸钠抗凝管复检，或者血涂片检查。

血小板减少提示出血风险增加。应注意以下几个方面：①血小板计数"安全值"的概念并不准确，缺乏循证推荐，并且取决于具体疾病及具体患者（即使疾病相同）。②若血小板计数<50×10^9/L，外科手术时一般需要关注出血问题；对于一些高风险操作，如神经外科手术或大型心脏手术或骨科手术，血小板计数<100×10^9/L时就需关注出血问题。③严重自发性

出血最可能发生于血小板计数＜20×10⁹/L时，尤其是＜10×10⁹/L时。④血小板计数相同时，特发性血小板减少症患者的出血风险可能略低于其他疾病患者。

（二）血小板增多

1. 定义 即血小板增多血小板计数＞600×10⁹/L。病因包括原发性、反应性，以及其他骨髓增殖性疾病。

2. 临床意义 血小板增多可使颅内动脉、冠状动脉和外周动脉产生血栓，比出血更常见，而其中发生ACS的概率约9.4%，发生心肌梗死的概率约5.2%。

根据发生心血管并发症的风险，对血小板增多进行危险分层。①低危组：年龄＜60岁，无血栓栓塞史；血小板计数＜1500×10⁹/L，且无心血管疾病的高危因素。②高危组：有血栓栓塞史，出血并发症，血小板计数＞1500×10⁹/L或年龄≥60岁。③中危组：介于上述两者之间。

二、血小板形态指标

MPV、PDW、PCT和P-LCR%都是反映血小板形态的指标。

（一）平均血小板体积

不同个体MPV存在显著差异，与性别、年龄和种族差异有关。女性的MPV通常较高，MPV随着年龄的增长而降低，已有证据表明，MPV存在强大的遗传成分。MPV反映血液中血小板的平均大小以及骨髓产生血小板的速率。活化血小板通过扩展伪足扩大其"测量"体积，较年轻（即更活跃）的血小板具有更大的MPV。高血小板周转率（由于血小板消耗）导致骨髓产生更多血小板，这是血小板活性增加的迹象。MPV检测是一种通过常规检测来判断血小板活性的方法。MPV可反映血小板功能状态，可作为辅助判断血小板减少原因的检测指标。

1. 测量方法 MPV = PCT/PLT。MPV的测定方法：MPV可以在血常规样本中使用自动血液分析仪进行测量；也可以在体外血小板被激活的条件下进行评估。在测定的过程中，需要考虑的影响因素：抗凝药的类型，为EDTA会增高MPV，枸橼酸钠抗凝更可靠；采样与检测之间的时间，必须在采样后20～30分钟内进行MPV检测；所用分析仪的分辨率。

2. 临床意义 目前对MPV的研究较多，但是大部分研究是横断面研究或病例对照研究，并且研究的样本量不足。现有研究提示，MPV可预测全血管死亡和缺血性心脏病死亡风险，可作为急性脑卒中（acute stroke，AS）的标志物或预测指标；MPV可有效地预测肺栓塞（pulmonary embolism，PE）发生和死亡风险；MPV增高与心肌梗死风险升高相关；MPV/PLT对ST段抬高型心肌梗死（ST segment elevation myocardial infarction，STEMI）患者斑块破裂有预测价值。

MPV预测心血管风险可能的机制：MPV升高影响心血管疾病和ACS的发展或进展的确切生物学途径尚不完全清楚，但可能涉及多种机制。①较大的血小板在代谢和酶学上比较小的血小板更活跃，含有更多的血栓前物质，单位体积血栓素（thromboxane A_2，TXA_2）和

笔记

TXB$_2$增加，糖蛋白Ⅱb/Ⅲa受体表达增加。它们在体外对腺苷二磷酸（adenosine diphosphate，ADP）表现出更强的聚集性，而对前列环素的聚集抑制减弱。②较大的血小板密度更大，含有更多的α颗粒，可以释放血栓前物质，包括血小板因子4、P选择素和血小板源性生长因子。血小板源性生长因子是一种趋化和有丝分裂因子，有助于血管内膜增生。③更大的血小板通常是网状的，是双抗血小板治疗反应差的独立预测因子。

（二）其他反应血小板形态的指标

PCT的变化一般与血小板数量的变化保持一致，受血小板数量和大小的双重影响；PDW可反映血小板体积差异程度；P-LCR%用于衡量血小板的大小差异，评估患者的血小板大小分布情况。

第二节　血小板功能检测

一、常用的血小板功能检测方法

血小板功能检测可以了解个体对抗血小板药物的反应性，帮助临床制定抗血小板治疗策略，提高治疗疗效和安全性。但是血小板功能复杂，且血小板离体后非常脆弱，目前尚没有单一的血小板功能检测能覆盖血小板的所有功能。血小板功能检测方法众多且标准不一，目前国内还没有专门的指南（共识）或建议来规范血小板功能检测。因此血小板功能检测存在局限性，如光学透射比浊法（light transmission aggregometry，LTA）的标准化程度低；未重视分析前变量的影响，包括抗凝药、检测时间延迟、使用的激动剂和浓度等；不同的测试方法之间不能直接比较，无法测量任何药物（如替格瑞洛）的多效性效应；凝血酶/促凝/纤溶途径通常被忽略，但基于血栓弹力图（thromboelastography，TEG）的检测除外；很少进行交叉验证研究。在进行血小板功能检测时应注意采血时机以及监测频率。

根据检测原理，常见检测方法分为以下几种。光学透射比浊法、全血床旁快速检测、血管舒张剂刺激磷蛋白、血栓弹力图、循环活化血小板测定及血小板功能分析仪。

（一）光学透射比浊法

LTA是应用最为广泛的血小板功能检测方法，是评价血小板功能的金标准。

1. 检测原理　在富血小板血浆（platelet rich plasma，PRP）中加入诱聚剂使血小板聚集，血浆浊度降低，透光率增加，血小板聚集仪对透光度的变化进行动态测量和记录，描记出血小板聚集曲线以反映血小板聚集功能。

2. 报告形式　最大聚集率（%）。

3. 缺点　检测结果可重复性较差，变异系数（coefficient of variation，CV）达到15%；操作烦琐，需要制备贫血小板血浆、富血小板血浆方可检测；溶血、高脂血症对检测有明显干扰；需在去除血液主要细胞成分的条件下进行，不能完全反映体内真实的血小板聚集功能；

操作难度较大，影响普及和应用；血小板聚集试验尚无国际或国内通用的质控品。

（二）全血床旁快速检测

1. 检测原理 全血床旁快速检测即 Verify Now。当全血样本中的血小板被 ADP 等激活剂激活后，血小板糖蛋白 Ⅱ b/ Ⅲ a（GP Ⅱ b/ Ⅲ a）受体与包被了纤维蛋白原的检测珠结合，使血小板发生聚集，导致全血样本的透光率增加。聚集的程度与未能被抗血小板药物有效阻滞的血小板受体数量成正比，以此反映抗血小板药物的效果。

2. 报告形式 血小板反应单位（platelet reactivity unit，PRU）。

（三）血管舒张剂刺激磷蛋白

1. 检测原理 血管舒张剂刺激磷蛋白（vasodilator-stimulated phosphoprotein，VASP）是血小板内的一种蛋白质。在测试条件下，VASP 磷酸化（vasodilator-stimulated phosphoprotein-phosphoration，VASP-P）表示血小板表面 P_2Y_{12} 受体被阻滞，非磷酸化表示该受体未被阻滞。根据此机制，利用流式细胞仪可以特异性地检测血小板 P_2Y_{12} 受体被阻滞的比例，从而计算出残余血小板反应指数（platelet reactivity index，PRI），即反映 P_2Y_{12} 受体阻滞药的效果。

2. 报告形式 PRI。

（四）血栓弹力图

1. 检测原理 血栓弹力图是在体外条件下，尽可能完整地模拟整个凝血过程。全血被诱导剂激活后，血凝块逐渐形成（血液从液态到固态），将凝血过程中血凝块机械阻抗的变化转化为电信号记录到电脑上，并与时间相对应，绘制成图像，即为 TEG。在血小板功能检测中，花生四烯酸和 ADP 诱导的血小板聚集在整体血凝块形成过程中所起的作用可分别被量化，由此可以计算出阿司匹林与氯吡格雷等药物对血小板聚集率的影响，并评估抗血小板药物的作用。

2. 报告形式 最大振幅（诱聚剂）。

3. 优缺点

（1）优点：能够全面动态反映凝血/纤溶的整个过程，血凝块强度随着时间发生变化，通过参数定义凝血过程；有助于出凝血疾病类型的初步判断，尤其是复杂疑难的出凝血疾病的初筛。

（2）缺点：检测结果可重复性较差，标准化程度低，价格昂贵。

（五）循环活化血小板测定

1. 检测原理 与静息血小板相比，活化血小板的形态会发生改变，表面膜糖蛋白会重新分布，表达 CD62P（P 选择素）、CD63 等特异性抗原，成为活化血小板的分子标志物。利用流式细胞仪和特异性的单克隆抗体，可以精确地对上述血小板活化标志物进行定量测定，从而对循环血液中的活化血小板进行评估。

2. 报告形式 活化血小板比例（%）。

笔记

（六）血小板功能分析仪

1. **检测原理** 血小板功能分析仪（platelet function analyzer，PFA）是在体外运用血流动力学原理，模拟体内血管损伤时高剪切应力作用下血小板黏附与聚集的仪器。在高剪切应力条件下，血小板黏附到包被有活性胶原的膜孔上，并触发激动剂，引起血小板黏附和聚集，在膜孔中形成逐渐变大的血小板血栓，最终阻滞血流经过。血小板功能分析仪测定从检测开始到血小板完全阻塞膜孔的时间。与PFA-100相比，PFA-200检测系统增加了P_2Y_{12}受体功能测试，能够更加精确地反映P_2Y_{12}受体阻滞药的效果。

2. **报告形式** 闭合时间（s）。

3. **优缺点**

（1）PFA-200的优点：操作快速、简便易行、可重复性好，易于质量控制；与光学血小板聚集仪相关性较好；比出血时间等方法更为灵敏，而且能分辨血小板功能失调是原发性因素还是药物影响所致。

（2）PFA-200的缺点：不能非常精确地预测出血性疾病；结果受很多因素影响，如血小板计数、血细胞比容、血型及血浆中某些分子水平等；费用较高；只有两种试剂包，应用范围窄。

二、血小板反应多样性

不同个体对于抗血小板药物治疗的反应存在差异，这一现象称为血小板反应多样性（variability of platelet response，VPR）。不同个体对抗血小板治疗的反应存在多样性，抗血小板治疗后的血小板残余反应性也不同，对VPR进行检测可能可以作为评估患者对抗血小板治疗的反应性及预测发生血栓风险的手段之一。

1. **血小板高反应性** 血小板高反应性（high platelet reactivity，HPR）是指经过标准的抗血小板治疗后，血小板的活性不能得到充分的抑制，易导致临床缺血事件的发生。大量研究提示，HPR与冠心病患者心肌梗死、支架内血栓形成、血运重建等缺血事件的风险增加相关。不同的血小板功能检测方法对于HPR的定义：血小板聚集率＞46%（LTA）；纤维蛋白凝块强度＞47mm（TEG）；P_2Y_{12}受体活性＞208PRU（Verify Now），或＞50%（VASP）。

2. **血小板低反应性** 血小板低反应性（low platelet reactivity，LPR）是指抗血小板治疗后血小板活性过低，出血事件的发生风险增加。不同的血小板功能检测方法对于LPR的定义：血小板聚集率＜19%（LTA）；纤维蛋白凝块强度≤31mm（TEG）；P_2Y_{12}受体活性＜85PRU（Verify Now），或＜16%（VASP）。

三、血小板功能检测的临床应用

现有证据明显反对常规使用血小板功能试验（platelet function test，PFT）来强化HPR患者的治疗。因为所有根据PFT调整双联抗血小板治疗（dual anti-platelet therapy，DAPT）升级的大型临床试验，都未能达到主要终点。GRAVITAS试验是PFT指导治疗领域的第一个主要

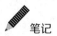

试验，入选稳定的低风险患者，用Verify Now测定血小板反应性对血栓形成和安全性的影响，使用大剂量氯吡格雷治疗，但未能显示此特定策略的好处。因为大剂量氯吡格雷并不能显著降低HPR患者或者遗传背景预测代谢不良患者的血小板反应性水平。TRIGGER-PCI试验测试了接受普拉格雷治疗的择期经皮冠脉介入术（percutaneous coronary intervention，PCI）患者中使用PFT导向治疗升级的作用，但由于无效而提前停止试验。ANTARCTIC试验解决了先前研究的一些局限性，并将重点放在老年人（＞75岁）的高风险人群中，特别是ACS患者，但低剂量的普拉格雷与标准剂量的氯吡格雷孰优孰劣并无数据支持。但这些个性化抗血小板治疗大型临床试验设计中存在以下问题：①血小板反应性和主要心血管不良事件（major adverse cardiovascular event，MACE）之间的关联程度与心血管风险水平相关，大部分临床试验只包括稳定的、非ACS患者，排除高血栓形成风险的患者。②血小板功能检测的时机问题：血小板反应性一般在ACS发病早期最高继而下降，但许多试验仅只使用单次的检测，如Verify Now P_2Y_{12}研究，而非动态监测以指导抗血小板药物的使用。

PFT指导的抗血小板降阶治疗的临床试验TROPICAL-ACS研究，共纳入2610例心肌酶阳性的ACS患者，随机分为对照组（标准剂量普拉格雷持续治疗12个月）和转换治疗组。转换治疗组在进行7天标准剂量普拉格雷治疗后改为7天标准剂量氯吡格雷治疗，之后根据PFT结果分为HPR和非HPR。HPR提示血小板抑制不足，需要更换为11.5个月的普拉格雷治疗；非HPR则继续11.5个月的氯吡格雷治疗（PFT指导的降阶治疗组）。2527例患者进行了血小板功能检测（平均时间为出院后15天）。其中1261例为对照组，1266例为转换治疗组，转换治疗组中有40%患者存在HPR而转换为普拉格雷。研究结果提示：非劣效性检验中，对照组的主要终点事件发生率显著高于转换治疗组（9.0%vs7.3%，HR：0.81，$P=0.0004$）；1年随访结果显示，转换治疗组的缺血性事件发生率低于对照组（2.5%vs3.2%，$P=0.0115$）。根据该项研究结果，2018年更新的欧洲心脏病学会（European Society of Cardiology，ESC）/欧洲心胸外科协会（European Association for Cardio-Thoracic Surgery，EACTS）心肌血运重建指南建议根据血小板功能检测结果降阶ACS的术后抗血小板治疗策略（II_b/B）。

血小板功能检测和药物代谢基因型是指导个体化抗血小板治疗的重要手段，两者相结合的方式或许是未来的发展方向。

第三节　与抗血小板用药相关的基因检测

一、概述

氯吡格雷口服后经过肠道吸收，约有85%经羧酸酯酶1（carboxylesterase 1，CES_1）水解成无活性的产物，经肠道排出，仅15%经过肝细胞色素P450（cytochrome P450 enzyme system，CYP450）的两步代谢反应，转化成活性产物。在活化过程中，第一步经CYP2C19、CYP1A2和CYP2B6催化代谢为2-氧-氯吡格雷（2-oxo clopidogrel），第二步经CYP2C19、CYP2B6、CYP2C9、CYP3A4、CYP3A5和PON_1等催化生成活性硫醇代谢物。活性代谢物可选择性不可逆地与血小板表面ADP受体P_2Y_{12}结合，减少ADP结合位点，阻断ADP对腺苷环化酶的抑制作用，抑制血小板的聚集。

目前对于CYP2C19的基因研究最为清楚。CYP2C19基因可分为以下几型。①超快代谢型：CYP2C19*17的纯合子或杂合子，如CYP2C19*17/*17或CYP2C19*17/*1（中国人群中频率极低）。②快速代谢型：不携带CYP2C19功能缺失等位基因，CYP2C19*1的纯合子，如CYP2C19*1/*1。③中间代谢型：携带一个CYP2C19功能缺失等位基因（LOF杂合子），如CYP2C19*1/*2、CYP2C19*1/*3。④慢代谢型：携带两个CYP2C19功能缺失等位基因（LOF纯合子），如CYP2C19*2/*2、CYP2C19*3/*3或突变杂合子CYP2C19*2/*3。

二、根据基因类型量身定制抗血小板方案

第一个阶段主要是以观察性研究为主，旨在初步评估基因分型的可行性。

第二个阶段是以Popular Genetics研究为代表，旨在评估基因分型的非劣效性。Popular Genetics（NCT01761786）是一项随机、开放标签、多中心试验，是首个在STEMI患者行PCI后使用基因分型指导P_2Y_{12}受体阻滞药选择的随机试验。PCI术后的患者按1∶1的比例分配到标准治疗组（不进行基因检测，接受替格瑞洛或普拉格雷标准治疗至少12个月）和基因分型指导组（在基因检测基础上，CYP2C19*2或CYP2C19*3功能丧失等位基因的携带者接受替格瑞洛或普拉格雷治疗，非携带者接受氯吡格雷治疗）。主要终点：全因死亡，心肌梗死，明确支架内血栓形成，脑卒中或血小板抑制和患者转归（Platelet Inhibition and Patient Outcomes，PLATO）研究定义的大出血（致命性出血、颅内出血、心包内出血伴心脏压塞、低血容量性休克或因出血和需要升压或手术引起的严重低血压）。研究结果：基因分型指导组63例（5.1%）和标准治疗组73例（5.9%），风险比0.86；95%置信区间（confidence interval，CI）为0.62～1.21；非劣效性$P = 0.0002$。基因分型指导策略符合关于净不良临床事件的非劣效性的预定标准（发生率的绝对差异：−0.7%；95%CI：2.0～0.7；非劣效性：$P < 0.001$）。研究结果提示，CYP2C19基因分型指导疗法能降低出血风险而不增加血栓事件。也就是说，STEMI患者PCI后依据基因检测，CYP2C19*1/*1携带者可以使用氯吡格雷，CYP2C19*2或CYP2C19*3携带者可以使用替格瑞洛/普拉格雷，此种基因指导的个体化用药方案有利于改善STEMI患者接受急诊PCI术的预后。Popular Genetics研究为替格瑞洛和氯吡格雷各自的STEMI适用人群指出了方向，顺应了基因指导个体化医疗的趋势，积累了精准医疗的临床循证证据。

第三个阶段以TAILOR PCI研究为代表，为PCI术后患者基因分型指导口服P_2Y_{12}受体阻滞药的选择，与传统氯吡格雷治疗的抗缺血结局之间的比较，旨在显示基因分型的优越性。

这是一项国际多中心的开放标签、双臂平行、随机对照、优效性临床试验。旨在采用基因检测来识别CYP2C19功能缺失的患者，并采用替格瑞洛治疗，预期可使主要终点事件（缺血事件）风险降低50%。本研究对"主要分析队列"患者进行分析，即传统治疗组和基因分型指导治疗组的CYP2C19*2/*3携带者的临床事件进行分析。主要终点（疗效终点）即PCI术后1年内、PCI术后超过1年的长期随访结果，心血管源性死亡/心肌梗死/脑卒中/支架内血栓/严重缺血事件复发的复合终点。次要终点（安全性终点）为由心肌梗死溶栓治疗

笔记

（thrombolysis in myocardial infarction，TIMI）分级标准定义的大出血或小出血事件。

研究结果：1年随访结果：两组间疗效性终点无显著差异，1年的随访结果显示，与传统治疗组相比，基因分型指导治疗组的主要终点事件发生率的绝对风险降低率为1.8%，但无统计学差异［校正HR：0.66（0.43，1.02），$P=0.056$］。Post-hoc分析发现，基因分型指导治疗组与传统治疗组间的显著差异仅体现在PCI术后90天时（HR：0.21，$P=0.001$）。两组间次要终点事件发生率无显著统计学差异。TAILOR-PCI研究1年随访结果显示，基因分型指导治疗组虽然没有显著降低主要终点事件发生率，但绝对风险有所下降。

延长随访结果表明，两组间主要终点事件发生率无显著差异。中位随访时间39个月，校正年龄、性别、冠心病类型和招募中心后，基因分型指导治疗组与传统治疗组，在主要终点方面无显著差异［HR：0.95（0.70，1.29），$P=0.74$］，基因分型指导治疗组1年时绝对获益率消失。在次要终点方面也无显著差异（$P=0.75$）。

该研究结果表明，在基因分型指导下调整P_2Y_{12}受体阻滞药方案与不关注基因型直接给予氯吡格雷治疗相比，1年及更长期随访均没有显著缺血事件发生率的差异，基因分型指导用药没有实现预期的临床获益。在基因分型指导下调整P_2Y_{12}受体阻滞药方案仅在用药前3个月临床获益显著，随后获益逐渐消失。

东亚/中国人群中，氯吡格雷慢代谢型较多，药物反应性差异大，因此需要寻找更合适的检测界值。如果需要及时的结果来指导P_2Y_{12}受体阻滞药的选择，建议使用已证明在临床实践中可行的、经验证的快速分析，如Spartan RX CYP_2C_{19}系统，而不是基于实验室的分析（如TaqMan）。

推荐对高危血栓或出血患者行血小板功能检测，平衡获益/出血风险，从而进行个体化抗血小板治疗。

参考文献

［1］MCCARTHY C P，GABRIEL S，BHATT D L．Themanagement of antiplatelet therapy in acute coronary syndrome patients with thrombocytopenia：a clinical conundrum［J］．Eur Heart J，2017，38（47）：3488-3492．

［2］CHU SG，BECKER RC，BERGER PB，et al．Mean platelet volume as a predictor of cardiovascular risk：a systematic review and meta-analysis［J］．J Thromb Haemost，2010，8（1）：148-56．

第三章 易栓症的实验室检查及相关遗传学

易栓症是指抗凝蛋白、凝血因子或纤溶蛋白等遗传性或获得性缺陷，或其他获得性危险因素，导致患者具有易形成血栓倾向的疾病状态。其临床表现以静脉血栓栓塞（venous thromboembolism，VTE）为多见，也有少数为动脉血栓栓塞。易栓症在临床上主要分为遗传性易栓症和获得性易栓症。遗传性易栓症，指由于患者机体内存在某种基因缺陷，导致相应的蛋白含量减少或者异常，占易栓症的30%～50%；获得性易栓症，指由抗磷脂综合征、恶性肿瘤、骨髓增殖性肿瘤、阵发性睡眠性血红蛋白尿症、妊娠、大型手术术后、卧床时间长等获得性因素所导致的易栓症。中华医学会血液学分会血栓与止血学组发表的《易栓症诊断与防治中国指南》（2021年版）中介绍了易栓症的分类与病因（表3-1）。

表3-1　易栓症的分类与病因

遗传性易栓症	获得性危险因素	易栓症相关获得性疾病
抗凝血酶缺乏症[a]	年龄＞65岁[a]	抗磷脂综合征[a]
蛋白C缺乏症[a]	BMI＞30	活动性恶性肿瘤[a]
蛋白S缺乏症[a]	吸烟	骨髓增殖性肿瘤[a]
凝血酶调节蛋白缺乏[a]	多发性外伤	肾病综合征[a]
APOH基因突变	大手术[a]	阵发性睡眠性血红蛋白尿症[a]
肝素辅因子Ⅱ基因突变	骨折[a]	炎性肠病
FⅧ水平升高[a]	脱水	系统性红斑狼疮
FⅨ水平升高[a]	妊娠/产褥期	系统性血管炎[a]
FⅪ水平升高[a]	下肢瘫痪或麻痹	急性心肌梗死
F2突变导致抗凝血酶抵抗[a]	肢体制动/长期卧床	急性脑卒中[a]
异常纤维蛋白原血症[a]	长途飞行	糖尿病
PAI-1水平升高	一些化疗药物	感染与炎症（结核、AIDS、胰腺炎）
血红蛋白病/珠蛋白生成障碍性贫血[a]	脾切除/脾动脉栓塞	肝素诱导的血小板减少症[a]
高同型半胱氨酸血症[a]	中心静脉穿刺	库欣（Cushing）综合征
FV Leiden突变[a]	人工材料（心瓣膜、留置导管等）[a]	巴德－基亚里（Budd-Chiari）综合征[a]
FⅡ G20210A突变[a]	输注血制品（红细胞、血小板）	血栓性微血管病（TTP、HUS）[a]

续 表

遗传性易栓症	获得性危险因素	易栓症相关获得性疾病
CHAPLE综合征[a]	止血治疗（抗纤溶、凝血因子制剂）	心力衰竭
克兰费尔特（Klinefelter）综合征	造血刺激因子（EPO、TPO等）	慢性肺部疾病（呼吸衰竭、COPD）
其他罕见的遗传性易栓症	药物（糖皮质激素、避孕药、雌激素、睾酮、抗精神病药物）	高黏滞血症（巨球蛋白血症、M蛋白血症）[a]

　　PAI-1：纤溶酶原激活物抑制物-1；BMI：体重指数；CHAPLE综合征：CD55缺失所导致补体系统过度活化，血栓形成和蛋白质丢失性肠病；EPO：促红细胞生成素；TPO：促血小板生成素；AIDS：获得性免疫缺陷综合征；TTP：血栓性血小板减少性紫癜；HUS：溶血性尿毒综合征；COPD：慢性阻塞性肺疾病；F Ⅷ、F Ⅸ、F Ⅺ分别为凝血因子Ⅷ、Ⅸ、Ⅺ。

　　a.表示静脉血栓栓塞（VTE）的高危险因素，否则为中低危险因素。高危险因素指文献所报道VTE的相对风险增加3倍以上，中低危险因素指文献所报道VTE的相对风险增加1～3倍。

第一节　遗传性易栓症的实验室检查

　　遗传性易栓症常见于抗凝蛋白［如抗凝血酶（antithrombin，AT）、蛋白C（protein C，PC）、蛋白S（protein S，PS）等］基因突变导致抗凝蛋白抗凝血功能缺失，或促凝蛋白基因突变［如F Ⅴ Leiden突变、凝血酶原（F Ⅱ）G20210A突变等］导致蛋白促凝功能增强，最终引起血栓形成。遗传性易栓症存在显著的种族差异。欧美人群以凝血因子功能增强为主，包括F Ⅴ Leiden突变和F Ⅱ G20210A突变，这两种突变在我国人群罕见；而我国和亚洲其他地区以抗凝蛋白缺陷为主，包括抗凝血酶缺乏症、蛋白C缺乏症、蛋白S缺乏症等。

一、抗凝血酶缺乏症

　　AT是一种肝合成的丝氨酸蛋白酶，是一种天然的抗凝物质，负责清除凝血级联反应中活化的丝氨酸蛋白酶。AT缺乏虽然是罕见的导致易栓症的因素，但却是第一个被发现的易栓症，在人群中的发生率为0.02%～0.17%，可在高达1%的VTE患者中发现，遗传方式为常染色体显性遗传。AT缺乏症被认为是高危险因素的易栓症危险因素，在某些情况下，其血栓形成的风险可较正常人增加50倍；通常在20～40岁发生血栓形成，绝大多数发生在50岁之前。AT缺乏症常使用AT功能（活性）分析进行筛选鉴定：Ⅰ型AT缺乏症患者的AT活性和AT抗原水平均下降，通常低于70%；Ⅱ型AT缺乏症则表现为AT活性降低，但AT抗原水平正常。

　　当检测AT缺乏症时，首选活性检测，可以鉴别AT数量缺陷和质量缺陷。如果AT活性异常，则可以进行AT抗原检测，以确认是Ⅰ型或Ⅱ型AT缺乏症。国际血栓形成与止血学会（International Society on Thrombosis and Haemostasis，ISTH）在2020年对AT的实验室检查流程做了推荐（图3-1）。

　　在实验室检查流程中，需排除对结果有影响的因素，如肝病、活动性血栓形成、近期手术、DIC、营养不良、蛋白尿/肾病综合征、肝素或肝素样药物的使用以及L-天冬酰胺酶治疗等都可导致获得性抗凝血酶缺乏。必要时需要重复检测AT活性和抗原。肝素的存在可能会干

笔记

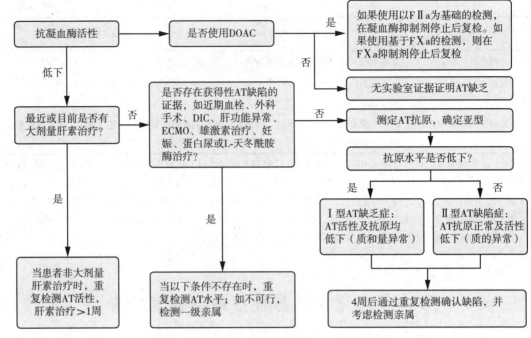

图3-1　ISTH推荐的AT实验室检查流程
DOAC：直接口服抗凝药；DIC：弥散性血管内凝血；ECMO：体外膜氧合。

扰AT活性检测，这取决于所使用的检测方法。此外，由于肝素可能会降低AT水平，因此AT的活性检测最好在未给予抗凝治疗的情况下进行。

另外，有关检测及结果的解释，ISTH指南也明确指出需注意几个重点问题。

1. 在同一样本上检测PS和PC的活性有助于解释结果。在同一样本上检测凝血酶原时间（prothrombin，PT）和活化部分凝血活酶时间（activated partial thromboplastin time，APTT）也可以为解释提供信息：①验证样本的完整性，PT和APTT是正常的。②揭示了低AT水平可能的解释，PT和/或APTT延长。

2. 缩短的PT或APTT有时代表标本部分凝固，可消耗（减少）AT。在诊断遗传性AT缺乏症前，必须排除获得性AT水平降低的原因。排除这些情况后应重复检测。

3. 实验室检查可以确定一些常见的低AT的获得性病因，包括肝功能检查、尿蛋白检查和DIC检查。应避免使用干扰性抗凝药物，因为可能出现假阳性。

4. 对于6个月以下的患者，建议咨询已公布的或本地的基于年龄的参考范围；并在6个月后重复检测，以确认检查结果是否偏低。如果有指征，对父母进行检查也可以提供信息。

二、蛋白C缺乏症

PC是一种由肝产生的维生素K依赖性蛋白酶原，可被完整内皮细胞表面的凝血酶调节蛋白（thrombomodulin，TM）与凝血酶复合物激活为活化蛋白C（activated protein C，APC），APC与辅因子PS的复合物可灭活FⅤa和FⅧa。

1. **分型**　PC缺乏症为常染色体显性遗传，可使静脉血栓栓塞的风险增加5～10倍。PC缺乏症有两种类型，Ⅰ型PC缺乏症的特点是突变导致PC合成减少（量的减少），表现为PC

笔记

活性和抗原水平均下降；而Ⅱ型PC缺乏症则是由于突变导致PC蛋白功能受损，进而导致蛋白活性减弱（质的异常），表现为PC活性低但抗原水平正常。

2. 实验室检查 与AT缺乏症类似，应使用PC功能（活性）检测对PC缺乏症做初步筛查，如果PC活性结果较低，则需要进行额外的PC抗原（免疫分析）检测，以确定缺陷的亚型——Ⅰ型或Ⅱ型。显色法被推荐作为PC缺乏症的筛查方法，因为它具有高度的特异度和准确性，但不适用于罕见的Ⅱb型PC缺乏症的检测（需要基于凝固法PC检测）。目前，ISTH在2020年对PC的实验室检查流程做了推荐（图3-2）。

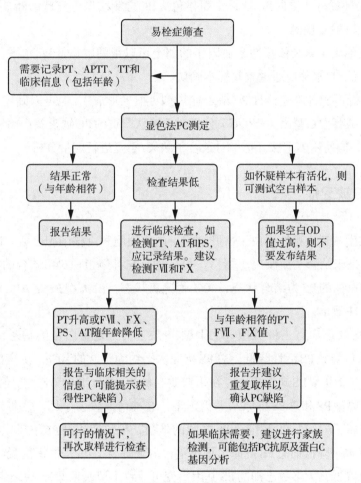

图3-2 ISTH推荐的PC实验室检查流程

1. 如果患者正在使用维生素K拮抗剂，不要报告PC，建议在维生素K拮抗剂治疗结束后30天重新采样。
2. TT：凝血酶时间；VKA：维生素K拮抗剂；AT：抗凝血酶；PS：蛋白S；OD：光密度。

在检查流程中，需加以排除对结果会产生影响的因素，如急性血栓形成、维生素K拮抗剂（vitamin K antagonist，VKA）治疗和肝病，均可存在获得性PC缺乏症。一般人群的PC正常水平差异很大，常有一过性低值出现，特别是在急性血栓形成时，故而确保在没有急性血栓形成或维生素K拮抗剂治疗的情况下进行PC活性检测至关重要。在没有明显获得性诱因的情况下，PC活性低于55%则大概率提示存在真正的PC缺乏。与正常人群相比，PC缺乏可使VTE风险增加5～10倍；VTE复发的风险也更高，37%的患者在结束抗凝治疗后5年内出现复发。

笔记

另外关于检测及结果解释，ISTH指南也明确指出需注意的几个重要问题。

（1）在服用VKA的患者中不应检测PC。基于凝固法的PC检测不应在循环中存在直接凝血酶或FXa抑制剂的情况下进行，也不应在肝素/低分子量肝素浓度超过厂家的验证限度的情况下进行。

（2）在判断PC活性水平时必须考虑患者的年龄：成人参考范围不适用于儿童和新生儿。参考范围应基于本地人群，并应考虑PC的正态分布。

（3）如果显色法所得PC活性水平正常但强烈怀疑遗传性易栓症，则需要进行基于凝固法的PC检测。如果怀疑有严重的PC缺乏，而显色法PC检测结果不支持诊断，应对患者和其亲属进行基于凝固法的PC检测。

（4）PT和其他维生素K依赖性凝血因子的测定可以帮助解释低PC水平，还可以使用AT和PS水平检测。低PC水平应通过重复标本确认。

（5）遗传分析不能排除遗传性PC缺乏症表型（血栓形成），但可以确定遗传缺陷。检测患儿父母的PC，或蛋白C基因（*PROC*）分析对于确认严重的PC缺乏及产前诊断是有价值的。如果结果为阴性，应使用多重探针扩增对杂合子缺失/重复进行定量分析。

三、蛋白S缺乏症

PS是一种维生素K依赖性蛋白，由肝细胞、内皮细胞和巨核细胞合成。PS以两种不同的形式存在，一种是未结合（或游离）蛋白，另一种是与补体蛋白C4b结合的复合物。在正常人的血浆中，约60%的PS为结合状态，40%为游离状态。游离型PS是APC的辅因子，辅助APC灭活FVa和FⅧa。

1. **分型** PS缺乏症有三种类型。①Ⅰ型PS缺乏症：是蛋白量的缺乏，即总PS和游离型PS抗原水平降低导致PS活性降低，总PS抗原水平约为正常的50%，游离型PS抗原水平可低至正常的15%。②Ⅱ型PS缺乏症：存在蛋白质、量的异常，即产生功能异常的蛋白导致PS活性降低，但游离型PS和总PS抗原水平仍正常，这种情况较为罕见。③Ⅲ型PS缺乏症：是由于基因突变破坏了游离型PS和结合PS之间的平衡，导致游离型PS不成比例地减少，表现为游离型PS抗原水平降低而总PS抗原水平正常；由于游离型PS是发挥抗凝活性的主要形式，因此PS的活性也降低；大多数已知的PS基因突变可导致Ⅰ型或Ⅲ型PS缺乏症（表3-2）。

表3-2　PS缺乏症分型

PS缺乏症类型	游离型PS抗原	总PS抗原	PS活性
Ⅰ型	下降	下降	下降
Ⅱ型	正常	正常	下降
Ⅲ型	下降	正常	下降

2. **实验室检查** 2020年，ISTH指南推荐使用游离型PS抗原检测作为评估PS缺乏症的最佳方法。只是游离型PS抗原检测无法检测到Ⅱ型PS缺乏症，好在其在所有PS缺乏症患者中仅占1%～5%。目前国内由于试剂和一些因素的限制，仍然采用活性测定（通常基于凝固法）

进行筛选，然后用抗原测定进一步确定类型。2020年，ISTH对PS的实验室检查流程做了推荐（图3-3）。

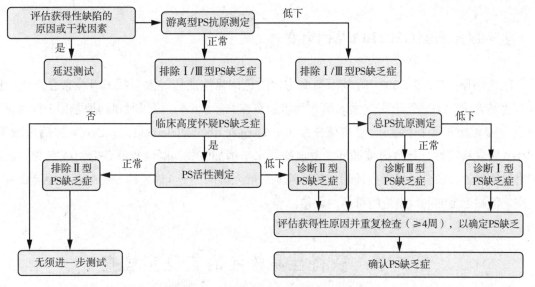

图3-3　ISTH推荐的PS实验室检查流程

在检查流程中，需排除对结果会产生影响的因素，如急性血栓形成、维生素K拮抗剂治疗、肝病、雌激素治疗、妊娠、肾病综合征、DIC和炎症性疾病等可出现获得性PS缺乏症。

另外，关于检测及结果的解释，ISTH指南也明确指出了需注意的几个重要问题。

（1）如果在血栓检查中没有发现异常，但临床持续怀疑，或者在Ⅱ型PS缺乏症更常见的特定人群中，对具有正常游离型PS抗原水平的患者进行PS活性检测可能是有用的。

（2）实验室必须知道PS活性和抗原分析试剂盒的局限性，因为以不同的方式检测PS，可能导致同一患者的PS值不同。

（3）6个月以下婴儿，如可能应推迟检测，与年龄相适应的参考范围可能是有用的，但不是决定性的。

（4）异常值必须在至少4周后再次检查以确认。

（5）PS的辅助因子组织因子途径抑制物活性检测目前尚未商业化，如临床存在高度怀疑，可送到专业实验室进行。

四、FⅤLeiden突变

FⅤLeiden突变（factor Ⅴ Leiden mutation，FⅤL）是在高加索人群中常见的遗传性易栓症病因，是由于凝血因子Ⅴ基因G1691A点突变使得FⅤ蛋白506位精氨酸突变为谷氨酰胺导致的。活化蛋白C可以灭活FⅤa和FⅧa，这种突变破坏了活化蛋白C裂解和灭活FⅤa的作用位点，导致活化蛋白C抵抗（activated protein C resistance，APCR）。这些变化延长了FⅤa和FⅧa的半衰期，从而增加凝血酶的生成。FⅤL为常染色体显性遗传。

活化蛋白C抵抗试验是FⅤL的最佳筛选方法，对于阳性结果需进行基因检测以明确诊断。ＦⅤＬ可以以杂合子或纯合子的方式遗传。与一般人群相比，ＦⅤＬ杂合子患者发生VTE初发风险增加4倍，而纯合子患者的VTE初发风险则增加11倍。值得注意的是，ＦⅤＬ并不是导致APCR的唯一原因，某些获得性因素也可导致APCR，并使血栓形成的风险增加。

五、凝血酶原G20210A基因突变

凝血酶原（FⅡ）G20210A基因突变为常染色体显性遗传。大多数患者是杂合突变，极少数为纯合子。主要见于高加索人群，其患病率在1%～6%。位于凝血酶原基因3非翻译区的点突变增加了凝血酶原信使核糖核酸（messenger ribonucleic acid，mRNA）的翻译效率/mRNA转录稳定性，导致血液循环中凝血酶原水平增加30%。凝血酶原G20210A突变可通过基因检测确诊。杂合子患者血栓形成的风险是一般人群的3～4倍，纯合子患者血栓形成风险较高，但缺乏足够的数据进行可靠的评估。

第二节　获得性易栓症的实验室检查

一、抗磷脂综合征

抗磷脂综合征（antiphospholipid syndrome，APS）是指由抗磷脂抗体（antiphospholipid antibody，aPL）引起的一种自身免疫病，以反复发作的动静脉血栓形成、自发性流产、血小板减少以及血清aPL阳性为主要临床特征。aPL主要包括抗心磷脂抗体（anticardiolipin antibody，aCL）、狼疮抗凝物（lupus anticoagulant，LA）和抗β_2糖蛋白Ⅰ（anti-β_2 glycoprotein Ⅰ，β_2-GPⅠ）抗体。aPL通过干扰依赖磷脂的各种凝血与抗凝血因子的功能而导致血栓形成。

（一）抗磷脂抗体的相关实验室检查

1. **狼疮抗凝物**　LA针对的抗原是与磷脂结合的凝血酶原。LA是磷脂依赖性的病理性循环抗凝物质，最早在系统性红斑狼疮患者血清中发现，故将其命名为LA。最新研究表明，在APS及其相关血栓栓塞性疾病中，63.5%的患者LA阳性，表明LA与血栓形成有很强的相关性。大量研究表明，LA可识别与磷脂结合的凝血酶原，影响依赖磷脂的各种凝血反应，导致血栓的形成。

LA检测需使用血小板数量＜10×10^9/L的乏血小板血浆（platelet poor plasma，PPP），血样需经过2次离心。目前没有一种检测方法对所有LA都灵敏，所以理想情况下选择两种基于不同原理的方法同时检测LA，可避免漏诊。常用的方法为基于稀释蝰蛇毒时间（dilute Russell viper venom time，dRVVT）和狼疮敏感的APTT测定，每种方法均包含筛查和确证试验，任一种方法结果阳性即可以提示LA的存在。

2. **抗心磷脂抗体**　1983年，aCL首次被哈里斯（Harris）等描述。aCL与LA存在交叉反应，aCL与多数带负电荷的磷脂也有交叉反应。aCL并非直接与磷脂结合，而是通过识别β_2-

GPⅠ与磷脂形成复合物，干扰磷脂依赖的凝血或抗凝过程，诱导血栓形成。如干扰内皮细胞，抑制与内皮细胞相关的抗凝过程；抑制凝血酶调节蛋白的活性而抑制PC激活；激活血小板，使血栓素产生增加等。研究表明，aCL是诊断APS的灵敏指标。

aCL检测的传统方法为酶联免疫吸附试验（enzyme linked immunosorbent assay，ELISA），随着检测技术的发展，目前常用化学发光法。aCL的实验室检查指标包括aCL-IgM、aCL-IgG、aCL-IgA，纳入指南诊断标准的为aCL-IgM和aCL-IgG。

3. 抗β_2糖蛋白Ⅰ抗体　以β_2-GPⅠ这种磷脂结合蛋白作为靶抗原的抗磷脂抗体称为抗β_2-GPⅠ抗体。近年来研究表明，抗β_2-GPⅠ抗体与APS患者血栓形成强相关，多数反复血栓的患者可测到抗β_2-GPⅠ抗体。越来越多的国内外学者把研究热点放在抗β_2-GPⅠ抗体，认为它的产生和发展对血栓形成的机制发挥着重要的作用。

抗β_2-GPⅠ抗体检测的传统方法为ELISA，随着检测技术的发展，目前常用化学发光法。抗β_2-GPⅠ抗体的实验室检查指标包括抗β_2-GPⅠ-IgM、抗β_2-GPⅠ-IgG、抗β_2-GPⅠ-IgA，纳入指南诊断标准的为抗β_2-GPⅠ-IgM、抗β_2-GPⅠ-IgG。

（二）抗磷脂综合征的诊断

满足至少一项临床标准，再加上一项实验室标准（至少发现2次，每次间隔至少12周）（表3-3）才能诊断APS。

表3-3　抗磷脂综合征的诊断标准

诊断标准	具体内容
临床标准 （至少满足一个）	（1）血栓形成：任何器官或组织发生1次以上动、静脉或小血管血栓形成 （2）病理妊娠：至少1次10周以上的不明原因、形态正常的胎儿死亡；或3次以上不明原因的早期自发性流产（＜10周）；或≤34周，子痫、先兆子痫或胎盘功能不全致胎儿早产1次
实验室标准 （至少有一项阳性）	（1）狼疮抗凝物：阳性，使用依赖磷脂的凝固试验证实磷脂依赖性 （2）抗磷脂抗体[a]：中、高效价IgG（＞40GPL）或IgM（＞40MPL），或效价＞99%正常人群效价（ELISA） （3）抗β_2-糖蛋白Ⅰ抗体：IgG或IgM型抗β_2-糖蛋白Ⅰ抗体效价＞99%正常人群效价（ELISA）

a.确认持续抗磷脂抗体的存在需要在首次检测至少间隔12周后进行第二次阳性确认试验。

二、恶性肿瘤

恶性肿瘤患者存在血栓形成高风险。已证实有多种机制参与了肿瘤相关易栓症的发生，包括肿瘤细胞和宿主单核细胞表达组织因子、肿瘤促凝物质激活因子X、内皮细胞和肿瘤细胞的相互作用以及血小板活化、纤溶抑制等。

凝血功能评估提示，恶性肿瘤患者表现为高凝状态是非常普遍的。原发性VTE可能是隐匿性恶性肿瘤的早期表现，并且可能出现在肿瘤诊断之前6年。在急性事件后的前6个月内，VTE人群患恶性肿瘤的风险较高。在首次无诱因VTE事件后，隐匿性恶性肿瘤的检出率可达10%。因此，在排除了所有其他原因的VTE患者中，应密切观察肿瘤的发展，特别是在VTE

后的6～12个月。另外，患有已知恶性肿瘤的患者发生继发性VTE的风险增加，特别是在进行手术或药物治疗时。

　　早期诊断对生存有潜在影响，因此在无诱因的VTE患者中筛查隐匿性恶性肿瘤是合理的。然而，隐匿性恶性肿瘤筛查成本较高、存在潜在的辐射暴露和增加患者心理负担。因此ISTH建议，无诱因的VTE患者应接受有限的肿瘤筛查，包括医学评估、胸部X线片和实验室检查（包括血细胞计数、钙、尿液分析和肝功能检查）。根据国情，建议进行年龄特异性和性别特异性的肿瘤筛查。结肠癌、乳腺癌、宫颈癌和前列腺癌患者的一些特征可能暗示更强烈的促凝状态，如尽管进行了充分的抗凝治疗，但仍会复发VTE、双侧深静脉血栓形成和广泛的肺栓塞。因此对这些患者进行更广泛的筛查，可能使其受益。

三、骨髓增殖性肿瘤

　　骨髓增殖性肿瘤（myeloproliferative neoplasm，MPN）是一组克隆性造血干细胞疾病，以红细胞、巨核细胞或粒细胞系中的一个或多个髓细胞系过度增殖为特征；临床表现为一种或多种血细胞增殖，伴肝脾大或淋巴结肿大，有白血病转化风险。根据2016年世界卫生组织淋巴/造血组织肿瘤分类，经典费城染色体阴性MPN包括真性红细胞增多症（polycythemia vera，PV）、原发性血小板增多症（essential thrombocythemia，ET）和原发性骨髓纤维化（primary myelofibrosis，PMF）。血栓形成和出血事件是MPN患者重要的发病和死亡原因。

　　MPN患者血栓形成可累积大血管或微血管，多数血栓事件发生在MPN诊断前，动脉事件常发生在老年人群中，年轻人群的静脉事件多于动脉事件，女性常与脑静脉窦血栓和胎盘血栓相关。其中PV患者发生率最高（38.9%），PMF患者（31.2%）和ET患者（25%）次之。在长期随访中发现，MPN增加的个体患动脉血栓形成的危险度与吸烟相似，静脉血栓形成的危险度与F V Leiden杂合突变相似。

　　在一般人群中，血细胞计数升高与血栓形成风险有关。在一项对108 521名患者的前瞻性研究中，血小板计数在第5百分位的患者与血小板计数在第25～75百分位的患者相比，脑卒中风险增加1.8倍。血细胞比容值在第5百分位（即女性45%，男性48%）与在第25～75百分位的患者相比，心肌梗死的风险增加1.5倍。中性粒细胞计数升高是急性心肌梗死和冠状动脉重建术后不良预后的一个指标。

　　PV的实验室检查结果通常包括骨髓增殖，表现为白细胞增多、血小板增多和红细胞增多。通常通过JAK2 V617F突变的检测来进行PV的诊断，该突变存在于97%的PV患者。也有患者在JAK2第12外显子存在突变。对于大多数PV患者，一系列全骨髓增殖的表现可帮助确诊，如伴或不伴有脾大、水源性皮肤瘙痒、红斑肢痛症或存JAK2突变等。ET为克隆性血小板增多症（血小板计数≥450×10⁹/L）和特征性骨髓巨核细胞形态，在女性中更为常见，男女性别比例为1∶2。

四、阵发性睡眠性血红蛋白尿症

　　阵发性睡眠性血红蛋白尿症（paroxysmal nocturnal hemoglobinuria，PNH）是一种罕见

的多能造血干细胞获得性疾病，它使血细胞对补体的作用更加敏感。临床症状包括血管内溶血、平滑肌肌张力障碍、肾衰竭、肺动脉高压、复发性感染性疾病以及血栓并发症的风险增加。约有40%的PNH患者发生血栓事件，血栓也是导致该病死亡的主要原因。事实上，40%～67%的PNH患者会死于血栓并发症。最初的血栓事件会使死亡的相对风险增加5～10倍。85%的血栓事件为静脉血栓形成，但动脉血栓形成也并不罕见（约15%）。也有部分患者的血栓事件同时涉及多个部位。在PNH患者中，血栓形成的发病年龄低于一般人群。据报道，与其他PNH患者相比，非裔美国人或拉丁美洲PNH患者的血栓形成风险增加，但中国和日本PNH患者的风险较低，对于这一点仍存在争议。

对于不明原因的血栓形成，如果患者符合以下4个标准之一，建议通过流式细胞术筛查PNH：①50岁以下。②不常见的血栓形成部位（腹内静脉、脑静脉等）。③有溶血迹象。④有任何血细胞减少。除了流式细胞术，PNH的诊断还需要其他辅助检查，如全血细胞计数、网织红细胞计数、乳酸脱氢酶（lactate dehydrogenase，LDH）、胆红素、触珠蛋白和含铁血黄素水平、铁储存评估、骨髓穿刺和活检、细胞遗传学等。

除以上获得性易栓症的危险因素外，临床中还包括妊娠、炎性肠病及药物相关血栓形成等亦是获得性易栓症的危险因素，临床诊疗中也需注意。

易栓症患者在临床检查的过程中，往往处于血栓急性期或正在接受抗凝药物治疗，因此，了解这些因素对检测结果的影响，对于判断易栓症的危险因素具有重要意义（表3-4）。

表3-4　急性静脉血栓栓塞和抗凝药物对易栓试验的影响

	急性VTE	抗凝药物		
		凝血酶抑制剂	Ⅹa因子直接抑制剂	维生素K拮抗剂
FⅤLeiden突变	—	—	—	—
凝血酶原G20210A突变	—	—	—	—
APC抵抗试验	?	↑	↑	↓
抗凝血酶活性				
凝血酶抑制试验	↓	↑	—	—
FⅩa抑制试验	↓	—	↑	—
蛋白C活性				
凝固法	↓	↑	↑	↓↓
显色法	↓	—	—	↓↓
蛋白S活性				
凝固法	↓	↑	↑	↓↓
显色法	↓	—	—	↓↓
狼疮抗凝物				
dRVVT	—	↑↑	↑↑	↑
狼疮敏感的APTT	—	↑↑	↑↑	↑
抗aCL-IgG/IgM	—	—	—	—
抗β₂-GPⅠ-IgG/IgM	—	—	—	—

1．"—"无特殊要求，可能上升或下降；"？"目前仍不确定该指标如何变化。

2．APC：活化蛋白C；dRVVT：稀释蝰蛇毒时间；IgG：免疫球蛋白G；IgM：免疫球蛋白M；VTE：静脉血栓栓塞。

笔记

第三节　易栓症相关遗传学

遗传性易栓症涉及凝血和纤溶系统的多种基因缺陷，以常染色体显性遗传为主。抗凝血酶（SERPINC1）、蛋白C（PROC）和蛋白S（PROS1）基因缺陷是最早发现的遗传性易栓症病因。20世纪90年代，2个基因多态性位点——因子Ⅴ（FⅤ）G1691A Leiden（FⅤL）和凝血酶原（FⅡ）G20210A（PT20210A）被确定为引起欧美人群易栓症的最常见原因。上述5种基因是最常见的遗传性易栓症致病基因，但其突变情况在不同种族间差异很大。FⅤL和PT20210A在欧美普通人群中的检出率可达2%以上，可解释约20%的VTE患者的血栓事件。但在我国汉族人群中，FⅤL和PT20210A均极为罕见，而蛋白C、蛋白S和抗凝血酶Ⅲ缺乏的检出率较高，VTE患者中约20%可检测到原发性抗凝蛋白缺乏；50%～60%的患者存在蛋白S缺乏，但其中不到半数患者可在PROS1基因上检出突变。

一、中国人群遗传性易栓症主要基因

1. **抗凝血酶基因——SERPINC1**　编码抗凝血酶的SERPINC1基因位于1q23-25，全长134kb，由7个外显子和6个内含子组成。至2021年4月，人类基因突变数据库（human gene mutation database，HGMD）记录的抗凝血酶编码基因SERPINC1变异为486种，变异类型主要有点突变、剪接、小片段插入/缺失突变，基因的整体重排较少。抗凝血酶缺乏症纯合子仅见于肝素结合位点的纯合缺陷，表明其他亚型可能与胚胎时期的致死性相关。最近Zeng W等发现我国SERPINC1突变存在热点，分别为c.883G＞A、c.881G＞T和c.881G＞A，该热点突变后影响了机体的抗凝能力而大大增加了VTE的风险，目前这种效应尚不能通过抗原或体外功能性抗凝血酶测定来检出，而凝血酶生成试验可能是其检测方法之一。

2. **蛋白C基因——PROC**　编码蛋白C的PROC基因位于2q13-q14；基因全长＞11 000bp，含有9个外显子和8个内含子。在Ⅰ型PC缺乏症中，PROC基因多数是错义突变，导致蛋白合成提前终止或蛋白质折叠中断，缺失和插入变异频率较低；Ⅱ型PC缺乏症中错义突变主要位于γ-羧基谷氨酸和蛋白酶结构域。至2021年4月，HGMD记录的PROC基因变异为513种。近年，Tang L等发现PROC基因突变存在热点，PROC c.565C＞T突变是PC缺乏症的最常见原因，也是中国人静脉血栓栓塞的普遍危险因素。与抗凝血酶纯合缺乏症不同，单杂合或双杂合蛋白C缺乏症不会导致死胎，这些新生儿常发生暴发性紫癜，表现为重度的小血管血栓形成，导致皮肤和皮下组织缺血坏死。

3. **蛋白S基因——PROS1**　编码蛋白S的PROS1基因位于3q11.2，基因全长101kb，含有15个外显子和14个内含子。至2021年4月，HGMD记录的PROS1基因变异为456种，多数为错义突变、碱基对插入或缺失等。通常，Ⅲ型PS缺乏症患者并没有发现PROS1基因的突变，因此推测其他基因变异可能会影响这些患者的蛋白S水平，可能的候选基因是补体C4b结合蛋白基因（C4BPA）。

二、中国人群遗传性易栓症基因检测策略

2019年发布的《单基因遗传性心血管疾病基因诊断指南》中指出，对于遗传性易栓症，至少应检测*PROC*、*PROS*1、*SERPINC*1三个明确的、国内流行率高的易栓症致病基因；对于少数民族患者，尤其是具有高加索血统的少数民族（如维吾尔族、哈萨克族等），还应包括FⅤL和PT20210A这2个明确的易栓症致病基因突变位点。除上述5种经典的遗传性易栓症基因外，又陆续发现了多个基因变异可能导致血栓形成风险增加，《易栓症诊断与防治中国指南》（2021年版）中列出了若干相关疾病和基因（表3-5）。

笔记

表3-5 遗传性易栓症相关疾病和基因

遗传性易栓症相关疾病	疾病表现及基因
蛋白C缺乏症	蛋白C活性↓（*PROC*基因变异）
蛋白S缺乏症	蛋白S游离抗原↓、蛋白S活性↓（*PROS*1基因变异）
抗凝血酶缺乏症	抗凝血酶活性↓（*SERPINC*1基因变异）
凝血酶调节蛋白缺乏	内皮细胞凝血酶调节蛋白质或量↓（*THBD*基因变异）
遗传性溶血性贫血	珠蛋白生成障碍性贫血（α/β珠蛋白生成障碍性贫血基因突变）、镰状细胞疾病（*HBB*突变）、CHAPLE综合征（*CD55*突变）、先天性TTP（*ADAMTS*13突变）
异常纤维蛋白原血症	凝血酶时间↑，纤维蛋白原抗原正常或↑，纤维蛋白原活性↓（*FGA/FGB/FGG*基因突变）
凝血因子功能增强	FⅤLeiden突变（活化蛋白C抵抗），FⅡG20210A突变，FⅡArg596突变（抗凝血酶抵抗），FⅨPadua突变（FⅨ活性↑），FⅧPadua突变（FⅧ活性↑）
其他具有抗凝作用的蛋白缺乏	*APOH*、*ZPI*、*HC*2基因突变
高同型半胱氨酸血症	同型半胱氨酸↑（*MTHFR/CBS/MTR*基因突变）
其他对出凝血和纤溶环节有影响的基因突变	*KNG*1、*GP*6、*STXBP*5、*TSPAN*15、*SLC44A*2、*SMAP*1、*B3GAT*2、*RIMS*1等

目前，临床上常用的遗传性易栓症基因检测方案如下。①直接测序：对目标基因的直接测序（如Sanger测序），根据家族史和临床症状、生化指标能够明确指向某一类型遗传性易栓症时，可选择此方案。②基因组合检测：更多时候，临床上采用对遗传性易栓症相关的若干基因进行同时测序，此种方法具有通量高、灵敏度以及特异度好的特点。③全外显子组测序：随着测序成本的下降以及研究人员数据分析和解读能力的提高，全外显子组测序（whole exome sequencing，WES）也越来越多地应用于临床，它对人类约22 000个编码蛋白的基因进行全部测序，范围更广、更全面，可以发现更多新的基因变异，从而对目前已报道的致病基因库进行补充、丰富。特别是对先证者及其父母的家系全外显子组测序（trio-WES），有助于发现新的致病基因。

三、遗传性易栓症遗传咨询

遗传性易栓症基因检测适用人群：①初次血栓形成发病年龄较轻者（＜50岁）（Ⅰ，A）。

笔记

②有明确血栓形成家族史的患者（Ⅰ，A）。③已知遗传性易栓症，尤其是高风险性易栓症（蛋白C、蛋白S、抗凝血酶Ⅲ缺乏）患者的直系亲属（Ⅰ，A）。④复发性VTE患者（Ⅰ，A）。⑤暴发性紫癜新生儿（Ⅰ，B）。⑥罕见部位VTE（下腔静脉、肠系膜静脉、颅内静脉窦、门静脉、肾静脉等）患者（Ⅱa，B）。⑦无诱因VTE患者（Ⅱb，A）。⑧复发性不良妊娠（流产、胎儿发育停滞、死胎等）患者（Ⅱb，A）。此外，对于妊娠以及分娩后、服用口服避孕药的女性VTE患者，也应提供基因检测。

对于怀疑遗传性易栓症的个体，应仔细询问其至少三代家族史，包括患者及其亲属是否存在VTE病史、不良妊娠史（复发性流产、早期或晚期流产）、妊娠期并发症（如子痫前期、胎盘早剥、早产和胎儿生长受限等）、年轻时脑卒中或心脏病发作的病史，这些都可能提示遗传性易栓症的存在。超过一半的家族性易栓症患者能够检出明确的致病基因。

临床应用推荐：①患者发现致病基因突变，结合临床表型，可以帮助确诊和鉴别诊断（Ⅰ，A）。②对发现致病基因突变先证者的家系进行遗传筛查，有助于发现新的患者和致病基因突变携带者（Ⅰ，A）。③如遗传性易栓症患者已出现血栓表型，则抗凝治疗时间应长于无易栓症的血栓患者（Ⅰ，A）。④检出明确致病基因突变的遗传性易栓症患者及其直系亲属，如暂无血栓表型，建议定期进行下肢静脉超声等影像学检查以发现和监控早期疾病（Ⅱa，A），但不推荐预防性使用抗凝/抗血小板药物。

《易栓症诊断与防治中国指南》（2021年版）推荐的对于遗传性易栓症患者的防治原则：①初发VTE的基因变异杂合子应积极避免诱发因素，在暴露于诱发因素（妊娠、外科手术等）时积极抗栓预防。②基因变异纯合子、双等位基因变异、复合基因变异或复发性VTE应考虑长期/终生抗凝预防。③抗凝血酶缺乏症患者避免使用普通肝素（unfractionated heparin，UFH）/低分子量肝素（low-molecular-weight heparin，LMWH），蛋白C和蛋白S缺乏症患者谨慎使用VKA。

参考文献

[1] VAN COTT E M, ORLANDO C, MOORE G W, et al. Recommendations for clinical laboratory testing for antithrombin deficiency: Communication from the SSC of the ISTH [J]. J Thromb Haemost, 2020, 18（1）：17-22.

[2] MARLAR R A, J GAUSMAN J N, TSUDA H, et al. Recommendations for clinical laboratory testing for protein S deficiency: Communication from the SSC committee plasma coagulation inhibitors of the ISTH [J]. J Thromb Haemost, 2021, 19（1）：68-74.

[3] COOPER P C, PAVLOVA A, MOORE G W, et al. Recommendations for clinical laboratory testing for protein C deficiency, for the subcommittee on plasma coagulation inhibitors of the ISTH [J]. J Thromb Haemost, 2020, 18（2）：271-277.

[4] MARLAR R A, GAUSMAN J N. Laboratory testing issues for protein C, protein S, and Antithrombin [J]. Int J Lab Hematol, 2014, 36（3）：289-295.

[5] LINNEMANN B, HART C. Laboratory Diagnostics in Thrombophilia [J]. Hamostaseologie, 2019, 39（1）：49-61.

第四章 溶栓治疗及相关出血的处理

鲁道夫·魏尔肖（Rudolf Virchow）（1821—1902年）是19世纪著名的德国医师，被誉为病理学之父。1856年，菲尔绍教授首次提出了"血栓形成"的概念，命名了"血栓""栓塞""纤维蛋白原"三个血栓相关名词，提出了血管壁损伤、血流异常、血液成分异常是血栓形成的三大要素。该理论至今仍被认可。2014年3月，国际血栓与止血学会宣布将鲁道夫·魏尔肖的生日（10月13日）作为"世界血栓日"，以纪念他首先提出"血栓形成"理论。

血栓栓塞性疾病是人类死亡的主要原因，严重危害着人类健康。在全球范围内，每发生4例死亡，就会有1例与血栓相关。血栓可以分为动脉血栓与静脉血栓，动脉血栓栓塞性疾病主要为急性心肌梗死、脑卒中等心脑血管疾病和外周血管疾病；静脉血栓栓塞性疾病主要为静脉血栓栓塞（venous thromboembolism，VTE），包括深静脉血栓形成（deep venous thrombosis，DVT）和肺血栓栓塞症（pulmonary thromboembolism，PTE），静脉血栓的发病率是动脉血栓的4倍。血栓栓塞性疾病致死率和致残率均较高，在美国，每年大约有20万人死于PTE；在我国，每年超过200万人死于心脑血管疾病，每年需要进行溶栓治疗的患者超过300万人。

第一节 溶栓治疗的适应证、禁忌证及常见溶栓药物

溶栓治疗是指通过溶解动脉或静脉血管中的新鲜血栓使血管再通，从而部分或完全恢复组织和器官的血流灌注，达到减轻患者症状并改善患者预后的目的。溶栓治疗相对快速、简便、经济、易操作，可以尽快恢复重要脏器供血，挽救生命，改善预后。

血栓主要由不溶性纤维蛋白、沉积的血小板、积聚的白细胞和陷入的红细胞组成。纤维蛋白是血栓的主要成分之一，溶栓药物能够直接或间接激活纤溶酶原变成纤溶酶，纤溶酶能够降解纤维蛋白（原），促进血栓的裂解并达到开通血管的目的。

一、溶栓治疗的适应证

溶栓治疗的主要适应证：急性ST段抬高型心肌梗死、急性PTE、急性缺血性脑卒中等，

笔记

这三种疾病也是心脑血管疾病的三大杀手。

（一）急性ST段抬高型心肌梗死

1. 溶栓适应证　①起病时间＜12小时，年龄＜75岁者，确立ST段抬高型心肌梗死（ST segment elevation myocardial infarction，STEMI）诊断后，应该立即予以溶栓治疗。②患者年龄≥75岁，经慎重权衡缺血及出血利弊后，考虑减量或半量溶栓治疗。③发病时间已达12～24小时，如仍有进行性缺血性胸痛或血流动力学不稳定，ST段持续抬高者也可考虑溶栓治疗。

2. STEMI溶栓适应证筛查　可使用STEMI溶栓适应证筛查表进行患者筛选（表4-1）。

表4-1　STEMI溶栓适应证筛查表

STEMI溶栓适应证筛查项目	结果
（1）严重的持续性胸痛/胸闷发作≥30分钟	是❑　否❑
（2）相邻2个或更多导联ST段抬高，在肢体导联≥0.1mV，胸导联≥0.2mV；或者新出现的完全性左束支传导阻滞	是❑　否❑
（3）发病时间≤12小时	是❑　否❑
（4）不能在120分钟内行直接PCI开通梗死血管	是❑　否❑

1. 任何一项为"否"，则终止筛查，不能选择溶栓治疗；若全部为"是"，则有溶栓适应证，应继续筛查禁忌证。
2. PCI：经皮冠脉介入术。

（二）急性PTE

1. 溶栓适应证　①急性高危PTE，如无溶栓禁忌证，推荐溶栓治疗（1B）。②急性中高危PTE，建议先给予抗凝治疗，并密切观察病情变化，一旦出现临床恶化，且无溶栓禁忌证，建议给予溶栓治疗（2B）。③急性非高危PTE患者，不推荐常规溶栓治疗（1C）。

2. 高危PTE的定义　存在血流动力学不稳定的情况。血流动力学不稳定是指出现表4-2中任意一种临床表现。

表4-2　急性PTE血流动力学不稳定表现

临床表现	定义
心搏骤停	需进行心肺复苏
梗阻性休克	收缩压＜90mmHg或需使用升压药使收缩压≥90mmHg以维持足够的充盈状态，并且终末器官灌注不足（精神状态改变，皮肤湿冷，少尿/无尿，血清乳酸升高）
持续性低血压	收缩压＜90mmHg或收缩压下降≥40mmHg，持续时间超过15分钟，并非由新发心律失常、低血容量或脓毒性休克引起

3. 急性PTE的溶栓方案　具体方案见表4-3。急性高危PTE，溶栓治疗前如需初始抗凝治疗，推荐首选普通肝素。

表4-3　急性PTE溶栓治疗方案

药物	治疗方案
链激酶	负荷量25万单位，静脉注射30分钟，继以每小时10万单位持续静脉滴注12～24小时 快速给药：150万单位持续静脉滴注2小时
尿激酶	负荷量4400U/kg，静脉注射10分钟，继以2200U/（kg·h）持续静脉滴注12小时 快速给药：每公斤体重2万单位持续静脉滴注2小时
rt-PA	50mg持续静脉滴注2小时

（三）急性缺血性脑卒中

1. **溶栓推荐意见**　对缺血性脑卒中发病3小时内（Ⅰ级推荐，A级证据）和3～4.5小时（Ⅰ级推荐，B级证据）的患者，应按照适应证和禁忌证严格筛选患者，尽快静脉给予重组组织型纤溶酶原激活物（recombinant tissue-type plasminogen activator，rt-PA）溶栓治疗。如没有条件使用rt-PA，且发病在6小时内，可参照适应证和禁忌证严格选择患者，考虑静脉给予尿激酶（urokinase，UK）（Ⅱ级推荐，B级证据）。不推荐在临床试验以外使用其他溶栓药物（Ⅰ级推荐，C级证据）。溶栓患者的抗血小板治疗或特殊情况下溶栓后还需抗凝治疗时，应推迟到溶栓24小时后复查头颅CT或MRI后再开始（Ⅰ级推荐，B级证据）。

2. **溶栓治疗方案**　rt-PA 0.9mg/kg（最大剂量为90mg）静脉滴注，其中10%在最初1分钟内静脉推注，其余90%溶于100ml的生理盐水，持续静脉滴注1小时。急性缺血性脑卒中各溶栓治疗药物推荐情况不一（表4-4）。

表4-4　急性缺血性脑卒中各溶栓药物推荐情况

	推荐情况
阿替普酶	欧盟及美国、加拿大、澳大利亚、中国等以A级推荐的首选溶栓药物
链激酶	出血风险高以及预后不良，在国际上已被摒弃
尿激酶	只有中国批准尿激酶应用于缺血性脑卒中的溶栓治疗。不过中国脑卒中指南仍首先推荐使用阿替普酶（即rt-PA）

二、溶栓治疗的禁忌证

分为绝对禁忌证和相对禁忌证（表4-5）。对于致命性高危PTE等情况，绝对禁忌证也应被视为相对禁忌证。

表4-5　溶栓治疗禁忌证

绝对禁忌证	相对禁忌证
结构性颅内疾病	收缩压＞180mmHg
出血性脑卒中病史	舒张压＞110mmHg

续 表

绝对禁忌证	相对禁忌证
3个月内缺血性脑卒中	近期非颅内出血
活动性出血	近期侵入性操作
近期脑或脊髓手术	近期手术
近期头部骨折性外伤或头部损伤	3个月以上缺血性脑卒中
出血倾向（自发性出血）	口服抗凝药（如华法林）
	创伤性心肺复苏
	心包炎或心包积液
	糖尿病视网膜病变
	妊娠
	年龄＞75岁

三、常见溶栓药物

（一）溶栓药物分类

1. 根据溶栓药物发现的先后和药物的特点分类

（1）第一代溶栓药物：UK和链激酶（streptokinase，SK）。

（2）第二代溶栓药物：组织型纤溶酶原激活物（tissue-type plasminogen activator，t-PA）；rt-PA；乙酰化纤溶酶原−链激酶激活物复合物（anisoylated plasminogen-streptokinase activat complex，APSAC）；单链尿激酶型纤溶酶原激活物（single chain urokinase-type plasminogen activator，scu-PA），即前尿激酶。

（3）第三代溶栓药物：瑞替普酶（reteplase，r-PA），替奈普酶（tenecteplase，TNK-tPA）。

2. 根据对纤溶酶激活的方式分类

（1）非特异性纤溶酶原激活物：UK和SK。

（2）特异性纤溶酶原激活物：rt-PA，尿激酶原（Pro-UK），r-PA，TNK-tPA。特异性纤溶酶原激活物可选择性激活血栓中与纤维蛋白结合的纤溶酶原，其溶栓治疗的血管再通率高，对全身性纤溶活性影响较小，出血风险低，因此溶栓效果优于非特异性纤溶酶原激活物。

（二）理想的溶栓药物

理想的溶栓药物应具备以下特点：作用快速（5～15分钟起效）；高效（接近100% TIMI 3级完全开通）；半衰期长，给药方便（静脉推注，持续有效）；纤维蛋白特异性；不良事件，尤其是严重出血（颅内出血）发生率低；抵抗纤溶酶原激活物抑制物-1；再闭塞率低；远期疗效好；无抗原性；性价比高。

（三）各类溶栓药物的特点

各类溶栓药物的特点如下，其主要区别见表4-6。

表4-6　各类溶栓药物特点

	尿激酶	链激酶	阿替普酶	瑞替普酶	替奈普酶
治疗剂量	150万单位（30分钟）	150万单位（30～60分钟）	100mg/90分钟（根据体重）	10MU（2次，每次>2分钟）	30～50mg（根据体重）
负荷剂量	无须	无须	须	弹丸式静脉推注	弹丸式静脉推注
抗原性及变态反应	无	有	无	无	无
全身纤维蛋白原消耗	明显	明显	轻度	中度	极小
90分钟血管再通率（%）	53	50	75	75	75
TIMI 3级血流率（%）	28	32	54	60	63

笔记

1. 第一代溶栓药物的特点

（1）UK：是纤溶酶原直接激活剂，能直接作用于血凝块表面的纤溶酶原，形成纤溶酶，产生溶解血栓作用，但也缺乏选择性。使用方法：一次50万～150万单位溶入氯化钠注射液100ml，半小时内静脉滴注完毕。UK对纤维蛋白无选择性，无抗原性，不引起变态反应，现广泛应用于广大基层医院。UK属于非特异性纤溶酶原激活物，血管再通率低于特异性纤溶酶原激活物，因此建议基层医院首选rt-PA、Pro-UK、r-PA等特异性纤溶酶原激活物，只有在无上述药品时再选择UK。

（2）SK：是由A群、C群、G群链球菌分泌的胞外非酶类蛋白质，SK能将纤溶酶原激活为纤溶酶，从而起到溶解血栓的作用。一般推荐SK 150万单位溶解于5%葡萄糖液100ml，静脉滴注1小时。对于特殊患者（如体重过低或明显超重），医师可根据具体情况适当增减剂量（按每公斤体重2万单位计算）。

2. 第二代溶栓药物的特点

（1）rt-PA：对纤维蛋白具有特异性的亲和力，故可选择性地激活血凝块中的纤溶酶原，产生较强的局部溶栓作用。rt-PA无抗原性，轻度消耗纤维蛋白原，但由于半衰期短（3～8分钟），需要持续静脉给药。GUSTO试验结果表明，在降低早期和1年死亡率方面，rt-PA优于链激酶。我国的TUCC临床试验显示，应用50mg rt-PA后90分钟血管再通率达79.3%，TIMI 3级血流者达48.2%，与国外应用100mg rt-PA的再通率接近，且减少了出血并发症。

rt-PA的使用方法如下。①全量给药法（总剂量100mg）：在静脉肝素治疗基础上，给予静脉注射rt-PA 15mg，随后0.75mg/kg在30分钟内持续静脉滴注（通常不超过50mg），继之0.5mg/kg于60分钟内持续静脉滴注（通常不超过35mg），总剂量不超过100mg，后继续维持肝素静脉滴注48小时左右。②半量给药法（总剂量50mg）：在静脉肝素治疗基础上，将50mg rt-PA溶于50ml专用溶剂，首先静脉注射8mg，剩下42mg于90分钟内静脉滴注完毕，后继续维持肝素静脉滴注48小时左右。

（2）t-PA及scu-PA：是纤维蛋白特异性（选择性）溶栓剂，避免了体循环纤溶状态。须注意，t-PA及scu-PA在治疗剂量时仍可产生轻度体循环纤溶状态。

3. 第三代溶栓药物的特点　第三代溶栓药物可提高对纤维蛋白的特异性、延长半衰期、减少出血；主要采用分子生物学及基因工程技术研发t-PA突变体、嵌合体（两种纤溶酶原激

笔记

活物有效成分融合）等。

（1）r-PA：对纤维蛋白的亲和力弱于rt-PA；与rt-PA比较，游离的r-PA更能进入血凝块内部激活纤溶酶原，提高溶栓效果与速度。半衰期15分钟。

用法用量：在静脉肝素治疗的基础上，18mg r-PA溶于5～10ml无菌注射用水，静脉注射时间＞2分钟，30分钟后重复上述剂量。后继续维持肝素静脉滴注48小时左右。与t-PA相比，r-PA能更快恢复血流。

（2）TNK-tPA：是t-PA的多点变异体，半衰期延长，纤溶蛋白特异性增加，极少消耗纤维蛋白原，对形成较久的血栓具有明显的溶栓效果，具有血管再通率高、使用方便的特点。半衰期是rt-PA的5倍，可静推，30～50mg一次。体重＜60kg，剂量为30mg；每增加10kg，剂量增加5mg；直至体重＞90kg，最大剂量为50mg。纤维蛋白特异性较t-PA高。

（四）使用溶栓药物的注意事项

目前，国内常用的溶栓药物有UK、SK、rt-PA、r-PA。溶栓前取得患者和其家属的知情同意，并签署溶栓知情同意书（图4-1）。临床上可根据条件首选特异性纤溶酶原激活物。rt-PA目前循证证据最多，临床应用最广，低剂量溶栓（50mg）与美国食品药品监督管理局（Food and Drug Administration，FDA）推荐剂量（100mg）相比疗效相似，安全性更好。溶栓治疗结束后，应每2～4小时测定1次活化部分凝血活酶时间（activated partial thromboplastin time，APTT），当其水平小于正常值的2倍时，即应重新开始规范的抗凝治疗。考虑到溶栓相关的出血风险，溶栓结束后，可先应用普通肝素抗凝，然后再切换到低分子量肝素、磺达肝癸钠或利伐沙班等，更为安全。

姓名		性别		年龄		住院号		床号	
临床诊断：									
治疗项目：溶栓治疗									
患者急性心肌梗死诊断明确，病情危重，随时有生命危险，目前无明显溶栓禁忌证，而溶栓是抢救生命的治疗，溶栓越早效果越好，需尽快溶栓，开通梗死相关血管，挽救心肌和生命。									
在溶栓过程中及溶栓后，可能会发生下列并发症： 1. 出血：如皮下出血、颅内出血、消化道出血、呼吸道出血及其他重要脏器出血等。 2. 变态反应。 3. 极少不可预知的风险。									
建议选择高再通率、低出血风险的溶栓药物，一种即可： 尿激酶原□　　瑞替普酶□　　替奈普酶□　　阿替普酶□ 若无上述药物，可选择：尿激酶□									
患者、家属意见： 患者或其家属全面了解溶栓治疗知情同意书中内容，同意由贵院施行该项治疗，若在执行治疗期间发生意外紧急情况，同意接受贵院的必要处理。 　　患者签字：＿＿＿＿＿＿＿　　家属签字：＿＿＿＿＿＿＿ 　　患者与家属关系：＿＿＿＿＿　　电话：＿＿＿＿＿＿＿ 　　医师签字：＿＿＿＿＿＿＿ 　　签字日期：＿＿＿年＿＿月＿＿日＿＿时＿＿分									

图4-1　急性心肌梗死患者溶栓治疗知情同意书

笔记

第二节　溶栓治疗相关出血的处理

一、溶栓治疗相关出血分类

溶栓治疗的主要并发症为出血，具体分类及表现见表4-7。

表4-7　溶栓治疗相关出血的分类及表现

分类	具体表现
大出血	致死性出血；某些重要部位或器官的出血，如颅内、脊柱内、腹膜后、关节内、心包等，以及因出血引起的骨筋膜室综合征；出血导致血流动力学不稳定和/或在24～48小时引起血红蛋白水平下降20g/L以上，或需要输至少2个单位全血或红细胞；手术部位出血需要再次进行切开、关节镜或血管内介入等，或关节腔内出血致活动或切口恢复推迟，使住院时间延长或伤口加深
临床相关非大出血	自发性皮肤出血面积＞25cm²；自发性鼻出血时间＞5分钟；持续24小时肉眼血尿；便血（厕纸可见出血点）；牙龈出血时间＞5分钟；因出血住院治疗；出血需要输血但少于2个单位；观察者认为影响临床治疗
小出血	其他类型的出血

二、出血高危因素

1. **急性心肌梗死患者出血风险评估**　对于ST段抬高型心肌梗死患者，应首先评估其是否具有出血的高危因素，可应用CRUSADE出血评分（表4-8），决定是否接受溶栓治疗及抗栓、抗凝力度。随着CRUSADE出血评分的增加，患者大出血的发生率增加。出血风险的分层有利于制定更安全的诊疗策略，使医患双方均受益。

2. **溶栓治疗后继发颅内出血的高危因素**　高龄、低体重、女性、既往脑血管病病史、入院时血压升高是颅内出血的主要危险因素。其他因素还有血糖升高、糖尿病病史、治疗时间延迟、既往有阿司匹林服药史、既往有充血性心力衰竭病史等。

三、减少出血事件的方法

1. 对高危出血风险的患者，应避免连续、同时、同步、重叠应用抗栓、抗凝药物。
2. 对于高龄、低体重及肾功能不全等患者应适当减量应用抗凝、抗栓及溶栓药物。
3. 应用肝素时，规范监测活化部分凝血活酶时间/激活全血凝固时间。
4. 由于纤维蛋白被溶解，可能引起新近的注射部位出血，所以溶栓治疗期间，必须仔细观察所有潜在出血点（包括导管插入部位、穿刺点、切开点及肌注部位），应尽量避免大血管不可压迫的穿刺（如颈静脉或锁骨下静脉）。
5. 联合质子泵抑制剂治疗等均可降低消化道出血风险；充分考虑药物间相互作用，对

笔记

表4-8　CRUSADE出血评分

项目	范围	评分	项目	范围	评分
基线血细胞比容/%	<31	9	性别	男性	0
	31～33.9	7		女性	8
	34～36.9	3	心力衰竭体征	否	0
	37～39.9	2		是	7
	≥40	0	血管疾病病史（外周动脉疾病或脑卒中病史）	否	0
肌酐清除率/（ml·min^{-1}）	≤15	39		是	6
	>15～30	35	糖尿病	否	0
	>30～60	28		是	6
	>60～90	17	收缩压/mmHg	≤90	10
	>90～120	7		91～100	8
	>120	0		101～120	5
心率/（次·分$^{-1}$）	≤70	0		121～180	1
	71～80	1		181～200	3
	81～90	3		≥201	5
	91～100	6			
	101～110	8			
	111～120	10			
	≥121	11			

于消化道出血高危的ST段抬高型心梗患者，建议使用对CYP_2C_{19}抑制作用弱的质子泵抑制剂——雷贝拉唑、泮托拉唑，与氯吡格雷联用不增加此类患者再次发生心肌梗死的危险。

6. 溶栓过程中严密观察出血征象，密切监测血压、心率、神经功能状态。

（1）测血压：每15分钟1次，连续2小时，然后每30分钟1次，连续6小时，然后每60分钟1次，连续16小时。

（2）测心率和呼吸：每1小时1次，连续12小时，然后每1小时2次，连续12小时。

（3）神经功能评估：每1小时1次，连续6小时，然后每3小时1次，连续72小时。

7. 用药前应充分评估出血风险，必要时应配血，做好输血准备，溶栓前应留置外周静脉置管，以方便溶栓中取血监测，避免反复穿刺血管。在用药期间，如果必须进行动脉穿刺，最好采用上肢末端的血管，容易压迫止血，穿刺后，至少压迫30分钟，用敷料加压包扎，反复观察有无渗血。用药期间，应尽量避免肌内注射和非必需的搬动。溶栓24小时内尽量避免中心静脉置管和动脉穿刺。溶栓24小时后尽量避免留置鼻饲管。溶栓时或结束后30分钟内尽量避免留置导尿管。

四、出血的处理方法

1. 颅内出血的处理方法 一旦患者在开始溶栓治疗后24小时内出现神经系统变化,应怀疑颅内出血,并应积极采取措施:停止溶栓、抗血小板和抗凝治疗;立即进行影像学检查排除颅内出血;请神经内科和/或神经外科及血液学专家会诊;根据临床情况,颅内出血患者应输注冻干血浆、鱼精蛋白、血小板或冷沉淀物。

一旦明确脑实质出血、脑室内出血、蛛网膜下腔出血、硬膜下血肿或硬膜外血肿,可给予10U冷凝蛋白质,新鲜冰冻血浆可以提供V因子和Ⅷ因子,并能增加血容量。使用普通肝素的患者,用药4小时内可给予鱼精蛋白(1mg鱼精蛋白对抗100U普通肝素);如果出血时间异常,可输入6～8U的血小板。同时控制血压和血糖;使用甘露醇、气管内插管和高通气降低颅压;考虑外科抽吸血肿治疗。

2. 急性上消化道出血的处理方法

(1)容量复苏:常用的复苏液体包括生理盐水、平衡液、人工胶体液和血液制品。无论是否可以立即得到血液制品或胶体液,通常主张先输入晶体液。

(2)输血指征:收缩压＜90mmHg或较基础收缩压下降＞30mmHg;血红蛋白＜70g/L;血细胞比容＜25%;心率＞120次/分。

(3)血管活性药物:在积极补液的前提下如果患者的血压仍然不能提升到正常水平,为了保证重要脏器的血液灌注,可以适当地选用血管活性药物,以改善重要脏器的血液灌注。

(4)药物治疗:推荐使用质子泵抑制剂＋生长抑素＋抗生素联合用药,以迅速控制上消化道出血,尽可能降低严重并发症发生率和病死率。

1)质子泵抑制剂:大剂量埃索美拉唑被推荐为急性上消化道大出血紧急处理的药物之一。使用方法:埃索美拉唑80mg静脉推注后,以8mg/h的速度持续静脉泵入或滴注。常规剂量质子泵抑制剂治疗:埃索美拉唑40mg静脉滴注,每12小时一次。质子泵抑制剂针剂还有泮托拉唑、奥美拉唑、兰索拉唑、雷贝拉唑等,都是有效的抑酸止血药物。

2)生长抑素:静脉注射后在1分钟内起效,15分钟内即可达峰浓度,半衰期为3分钟左右,有利于早期迅速控制急性上消化道出血。使用方法:首剂量250μg快速静脉滴注(或缓慢推注),继以250μg/h静脉泵入(或滴注),疗程5天。对于高危患者,选择高剂量(500μg/h)生长抑素持续静脉泵入或滴注,在改善患者内脏血流动力学、控制出血和提高存活率方面均优于常规剂量。

参考文献

[1] YAGHI S, WILLEY JZ, CUCCHIARA B, et al. Treatment and Outcome of Hemorrhagic Transformation After Intravenous Alteplase in Acute Ischemic Stroke: A Scientific Statement for Healthcare Professionals From the American Heart Association/American Stroke Association [J]. Stroke, 2017, 48(12): e343-e361.

笔记

［2］YAGHI S，EISENBERGER A，WILLEY JZ．Symptomatic intracerebral hemorrhage in acute ischemic stroke after thrombolysis with intravenous recombinant tissue plasminogen activator：a review of natural history and treatment ［J］．JAMA Neurol，2014，71（9）：1181-5.

第五章　抗凝治疗及相关出血的处理

随着人口老龄化，以及人们生活方式及习惯的改变，血栓栓塞性疾病逐渐成为全球性的重大健康问题，成为导致全球人口死亡的首因。而随着针对凝血瀑布的抗凝药物问世，有效抗凝可以抑制凝血瀑布中不同的凝血因子。本章节主要介绍抗凝药物的作用机制、抗凝靶点及相关出血并发症的处理。

第一节　凝血与抗凝机制及常用抗凝药物

一、凝血与抗凝机制

生理性凝血是始于外源性凝血途径，内源性凝血途径对生理性凝血起到放大作用。由于损伤的组织、细胞释放组织因子（FⅢ），FⅦ活化后，引起FⅩ的活化，进而在FⅤ的作用下使凝血酶活化，凝血酶活化以后降解其底物（纤维蛋白原）。在外源性凝血途径激活的同时，其对内源性凝血途径也起到激活作用，即通过FⅦa-组织因子复合物也可以激活FⅨ，进而在FⅧa的辅助下进一步增强FⅩ活化，从而增强生理性凝血。

人体内有三大天然抗凝系统，作用于凝血途径的不同因子。一是抗凝血酶途径，是一个多靶点的抗凝系统。二是和血栓有关的两个抗凝蛋白，即蛋白C和蛋白S。三是相对发现较晚的生理性抗凝物质——组织因子途径抑制物（tissue factor pathway inhibitor，TFPI）。

抗凝药物研发的理论基础即是人体的凝血系统。从凝血途径来看，凝血因子Ⅺ和Ⅻ不具有凝血功能，而其他环节都可以作为凝血、抗凝治疗的靶点。

二、常用抗凝药物

目前的抗凝药物主要有三大类：①天然抗凝药物，如TFPI。②多靶点抗凝药物，如香豆素类。③单靶点抗凝药物，如直接口服抗凝药——利伐沙班、达比加群酯等。

笔记

（一）肝素

1916年，杰·麦克莱恩（Jay Mclean）和威廉·豪威尔（William Howell）发现肝内有一种抗凝物质，取名为肝素。1937年，加拿大查尔斯·贝斯特（Charles Best）发现肺内的肝素含量比肝更多，并从牛肺组织中进行纯化。肝素是一种安全、易得、有效的抗凝药。肝素主要通过抑制凝血酶的生成和灭活已生成的凝血酶而发挥抗凝作用。此外，可吸附在血管内皮细胞上并激活内皮细胞，增强内皮细胞抗栓能力；降低血浆纤维蛋白原水平，减轻高凝状态；提高纤溶酶原激活物（plasminogen activator，PA）的血浆浓度，增强纤溶活性，并刺激PA对凝血酶的抑制作用；促进TFPI从内皮的结合部位释放而显著提高循环中的TFPI水平，进而抑制FXa。肝素的抗凝作用需有抗凝血酶和肝素辅因子Ⅱ的参与。1938年，第一项肝素预防深静脉血栓形成（deep venous thrombosis，DVT）的临床试验获得阳性结果，肝素开始广泛应用于临床治疗血栓栓塞性疾病。目前治疗用肝素常提取自猪小肠黏膜或猪肺，去除核心蛋白，黏多糖侧链则轻度降解，产生平均分子量为12kDa的混合碎片。肝素作为一种抗凝药，可以防止血栓的形成和延展。

近年来，临床研究结果显示了抗凝治疗在预防和治疗血栓栓塞性疾病方面的潜力和不足。肝素衍生物，如低分子量肝素（low-molecular weight heparin，LMWH）的发现，增加了血栓栓塞性疾病管理的临床选择，同时提高了治疗的安全性。

1. 普通肝素

（1）给药方法：持续静脉给药比分次输注出血并发症发生率低。

（2）剂量：肝素5000U静注，继以1000 ～ 1300U/h持续静脉泵入，可马上起效；每天25 000 ～ 35 000U分次皮下注射，20 ～ 60分钟起效。

（3）药代动力学：普通肝素主要通过单核-吞噬细胞系统降解清除，少量从尿中排出。其半衰期为1 ～ 6小时，随着剂量不同而不同，如100U/kg、200U/kg和400U/kg的半衰期分别为1小时、1.5小时和2小时。肝硬化和肾病终末期患者半衰期延长。

（4）使用注意事项：应用过程中应每6小时测1次活化部分凝血活酶时间（activated partial thromboplastin time，APTT），根据APTT调整用量，使其维持在正常值的1.5 ～ 2.0倍。

2. 低分子量肝素　LMWH是用各种方法从普通肝素中分离出来的，分子量为3000 ～ 8000kDa。与普通肝素相比，LMWH与血浆蛋白质或其他物质结合少，皮下生物利用度高，半衰期更长，且分子量较为均一、变异性小。因此，在过去十年中，LMWH越来越多地取代普通肝素用于血栓栓塞性疾病的预防及治疗。普通肝素和LMWH的比较见表5-1。

LMWH用法：皮下注射，每天1 ～ 2次给药，不需要监测APTT。不同LMWH的分子量及抗FⅩa/FⅡa比例不同，用法也不相同（表5-2）。

3. 肝素的不良反应

（1）出血：发生率1% ～ 33%，大出血风险与每天总剂量和潜在的出血风险因素有关。若用药过程中发生致命的大出血，可快速静脉注射硫酸鱼精蛋白来逆转，常用剂量为1mg∶100U肝素。

（2）骨质疏松：使用肝素的妊娠期女性中17%有骨质丧失，多在产后1年内缓解。2% ～ 3%接受肝素治疗的妊娠期女性可出现自发性椎骨骨折。

笔记

表5-1　普通肝素和低分子量肝素的比较

	普通肝素	低分子量肝素
来源	猪肠黏膜、牛肺	猪肠黏膜、牛肺
分子量/kDa	3000～30 000	3000～8000
作用靶点	FⅩa和FⅡa	FⅩa和FⅡa
抗FⅩa/FⅡa	1:1	3.6:1
半衰期/小时	1～6（剂量依赖）	4.5（皮下）
达峰时间/小时	即刻（静脉）	3～4
用法	皮下注射/静脉注射；每天2～3次	皮下注射/静脉注射；每天1～2次
鱼精蛋白	完全中和	部分中和
常规检测	APTT	无须
消除途径	网状内皮细胞	肾
血小板减少	1%～3%	罕见

表5-2　低分子量肝素的用法

药物	分子量/kDa	抗FⅩa/FⅡa	生物利用度/%	半衰期/小时	用法
达肝素	5000	2.2:1	90	3～4	100～200U/kg，每12小时1次，皮下注射
依诺肝素	3500～5500	4:1	100	3～5	100U/kg，每12小时1次，皮下注射
那屈肝素钙	3600～5000	4:1	100	3.5	0.1ml/10kg，每12小时1次，皮下注射

（3）肝功能异常：表现为转氨酶升高而不伴血清胆红素、碱性磷酸酶的升高。

（4）变态反应：皮下注射肝素时偶可见。

（5）肝素诱导的血小板减少症：肝素诱导的血小板减少症（heparin-induced thrombocyto-penia，HIT）是可危及生命的并发症。HIT分为两型：Ⅰ型，通常发生在肝素暴露的最初2天内，血小板计数短暂轻度下降，约为100×10⁹/L。Ⅱ型，少见，由抗血小板因子4（platelet factor 4，PF4）-肝素复合物抗体所致。PF4是由巨核细胞合成，储存于巨核细胞和血小板α颗粒中的带正电荷的蛋白质，带负电荷的肝素与之结合，使PF4构象改变，暴露出新的抗原表位，诱发机体产生免疫反应，形成肝素依赖性免疫球蛋白（主要为IgG）。新合成的PF4-IgG复合物激活血小板，使活化的血小板进一步释放PF4，形成瀑布级联反应。同时，免疫复合物可刺激单核细胞和内皮细胞，使其释放组织因子，引起内皮损伤，刺激凝血酶的生成，引起血小板的聚集和血栓形成，最终形成高凝状态。临床上常见表现：血小板减少，血小板计数为（15～150）×10⁹/L；血栓形成倾向，可导致严重的动静脉血栓栓塞并发症，包括肺血栓栓塞症、皮肤坏死、肢体坏疽和器官梗死等。极少数患者可能会出现全身急性反应，如心动过速、呼吸困难、胸痛等。

如果患者正在使用肝素或此前5～10天使用过肝素，出现以下任一情况时需要考虑HIT：新发血小板减少、血小板计数降低至少50%、静脉或动脉血栓形成、肝素注射部位有坏死性皮损或给予肝素后发生急性全身反应。疑似HIT患者应立即停止所有肝素药物，使用非肝素类抗凝药物，接受HIT抗体的实验室检查。4T's评分使用便利，能够帮助确定HIT的验前概率。

（二）维生素K拮抗剂

多种凝血因子如FⅡ、FⅦ、FⅨ、FⅩ等需要维生素K的γ-谷氨酰羧基化作用才能发挥生物活性。维生素K拮抗剂可通过竞争性抑制维生素K环氧化物还原酶，阻断还原型维生素K的形成，限制维生素K依赖性凝血因子的γ羧基化，最终导致维生素K缺乏而使凝血过程中断。

由于维生素K拮抗剂不影响已经合成的凝血因子的结构和功能，因此，必须等待这些已经合成的因子在体内相对耗竭后，才能发挥抗凝效应，所以起效缓慢，停药后药效持续时间较长（直到维生素K依赖性凝血因子逐渐恢复到一定浓度后，抗凝作用才消失）。此外，维生素K拮抗剂也抑制抗凝血因子蛋白C和蛋白S的维生素K依赖性γ羧基化，而蛋白C和蛋白S可抑制活化的FⅧ和FⅤ。因此，在用药的第1天或第2天，具有短暂性的促凝作用。

维生素K拮抗剂是抗凝治疗的主要手段，如华法林，是全球最常用的维生素K拮抗剂，50多年来其一直是首选的口服抗凝药。大量研究已证实，与安慰剂相比，华法林能明显降低VTE的风险达85%，降低脑卒中的风险达62%。

1. 华法林的吸收与代谢　华法林从胃肠道快速吸收，与血浆中的清蛋白结合，在肝蓄积，半衰期为36～42小时。主要由肝细胞色素P_2C_9同工酶代谢。多种环境因素和遗传因素可影响华法林的吸收、药代动力学和药效学，导致抗凝反应在不同患者间和同一患者内都有很大差异。华法林治疗窗窄，凝血酶原时间（prothrombin time，PT）/国际标准化比值（international normalized ratio，INR）超过治疗范围会增加出血风险，低于治疗范围会增加血栓栓塞性并发症的风险，因此，需要定期监测来判断华法林的抗凝强度和指导剂量调整。

2. 华法林的用法　对刚开始使用华法林的患者，建议起始每天剂量≤5mg，起始剂量要因人而异，考虑可能导致过度抗凝或出血风险增加的因素，如高龄、营养不良、有肝或肾疾病，或合并应用增加华法林敏感性的药物（如胺碘酮）等。一般来说，住院患者每天监测PT/INR，健康的门诊患者大约从用药第3天开始监测，以后的给药方案根据PT/INR调整。

不同患者需要的华法林维持剂量有很大差异，目标INR视具体临床情况而定，静脉血栓栓塞（venous thromboembolism，VTE）患者的INR目标一般为2～3。若华法林剂量保持稳定达1～2周以上，可降低INR监测的频率，每2～4周监测一次。如果多次测定INR均在治疗范围内且保持稳定，可降低监测频率。一直保持稳定的患者可每12周检测1次。INR控制的质量通常应用治疗范围内的时间（time in therapeutic range，TTR）来评估，即一段时间内INR在治疗范围内的百分比，一般认为TTR在65%～70%为控制良好。

3. 华法林的影响因素　华法林的量-效关系受基因和环境因素的影响，包括常见的编码细胞色素P450的基因突变，其他基因因素、药物、饮食和各种疾病也能干扰华法林的药物效应。华法林受饮食中维生素K的影响，主要与植物中的叶绿醌有关，叶绿醌使还原型维生素K减少而抵消抗凝效果。保泰松、磺吡酮、甲硝唑、甲氧苄磺胺等选择性抑制S异构体华法林的清除，并延长PT；西咪替丁和奥美拉唑等抑制R异构体华法林的清除，PT轻度延长；胺碘酮是S和R异构体华法林的非选择性抑制剂。巴比妥类、利福平、卡马西平等通过增加肝清除来抑制华法林抗凝效果。乙醇与肝酶之间的作用可以影响华法林代谢。因此，出现上述情况，需要及时复查INR，调整华法林剂量。

4. 华法林的不良反应

（1）出血：与抗凝强度有关，其他因素包括慢性病、联用阿司匹林、高龄、有吸烟史或胃肠道出血病史、过量饮酒，以及甲状腺功能亢进症和肝病、肾病、贫血等。INR与出血的发生相关，如合并出血，则停用华法林，给予维生素K₁，严重过量者可考虑输注新鲜血浆或凝血酶原复合物。若INR超过治疗范围，没有临床意义的出血，则停用华法林至INR恢复至治疗范围，减量恢复华法林。

（2）皮肤坏死：最主要的非出血不良反应是皮肤坏死，虽不常见，但较为严重，通常发生在用药后的第3～8天，由广泛的微静脉和皮下脂肪内的毛细血管栓塞造成。

（3）致畸作用：华法林可通过胎盘，在妊娠早期应用可引起称为"胎儿华法林综合征"的畸形。整个妊娠期间应用，可引起胎儿中枢神经系统异常和出血，因而妊娠期女性禁用。

（三）理想的抗凝药物

由于华法林有很多的局限性，长期服用抗凝药物的患者需要更简便、更安全的药物。从临床角度，理想的抗凝药物应容易口服，有较宽的治疗窗，以及可预测的药效学和药代动力学，较低的药物-食物相互作用，允许简单剂量，且不需要经常监测。此外，在紧急情况下和出血风险过大时需有拮抗剂能逆转其抗凝作用，且对其他脏器的作用应尽量小。

近年来，一些非维生素K拮抗剂口服抗凝药物已经被发现并得到发展，能克服以上维生素K拮抗剂的局限性，如直接口服凝血酶抑制剂（达比加群）和Ⅹa因子抑制剂（阿哌沙班、利伐沙班和艾多沙班），解决了定期监测INR、剂量调整和药物-食物相互作用等问题。

1. 直接凝血酶抑制剂 凝血酶（Ⅱa因子）是生产纤维蛋白的凝血级联反应的最终酶，在凝血中发挥核心作用。直接凝血酶抑制剂（direct thrombin inhibitor，DPI）可直接与凝血酶的活性位点结合，从而阻断凝血酶将纤维蛋白原裂解为纤维蛋白，而不是像肝素那样通过增强抗凝血酶的活性发挥作用。此外，DPI不会与PF4结合，因而不能诱导肝素/PF4抗体或与之发生反应，引起HIT。因此，HIT患者可选择胃肠外DPI进行抗凝（包括比伐卢定和阿加曲班）。

（1）阿加曲班：一种人工合成的精氨酸衍生物，分子量小，直接与凝血酶活性位点结合，可抑制游离的和与血凝块结合的凝血酶，起效快速而且可逆。血浆半衰期39～51分钟，在肝代谢，通过胆汁、粪便排出。肝功能正常的患者，标准初始剂量为每分钟1～2μg/kg，持续静脉输注，同时监测APTT。在治疗后1～3小时，常可达较稳定的抗凝效果。需要注意的是，不同的适应证，阿加曲班剂量不同。

（2）比伐卢定：水蛭素衍生物，人工合成的二十肽，可逆性地抑制凝血酶的活性。半衰期20～25分钟，经肽酶降解后清除，部分以原型经肾排泄。该药可延长APTT、凝血酶时间（thrombin time，TT）和PT，而不影响正常的血小板功能。静脉推注0.75mg/kg，随后以1.75mg/（kg·h）速度静脉输注，肾衰竭患者不需要改变静脉推注剂量，当肌酐清除率低于30ml/min时可减慢输注速率。比伐卢定可通过激活全血凝固时间和APTT进行监测。静脉给药可立即产生抗凝作用，停药后大约1小时延长的凝血时间会恢复正常。

（3）达比加群酯：一种口服的DPI，为达比加群的前体药物，在肝转化成达比加群，抑制

笔记

与血凝块结合及循环中的凝血酶。使用2～3小时达到最大抗凝作用，以原型经肾排泄，在肾功能正常患者中的半衰期为12～17小时，其吸收不受食物影响。因为给予固定剂量，药物浓度相对可以预测，故而无须常规监测凝血时间。RE-NOVATE试验表明，口服达比加群酯耐受性良好，可用于替代依诺肝素皮下注射预防全膝关节置换术后静脉血栓栓塞。RELY试验表明，在房颤脑卒中预防中，达比加群酯150mg每天2次比华法林具有更好的疗效，且二者出血风险相似。另外，达比加群酯110mg每天2次出血风险显著减少，疗效基本没有降低。RECOVER系列研究显示，在VTE患者中，达比加群酯疗效与华法林类似，但出血风险更低。

2. Ⅹa因子抑制剂 可抑制各种状态的Ⅹa因子，减少凝血酶的生成，保留已形成的凝血酶，以维持正常的止血功能，对凝血酶除凝血以外的其他功能影响较小。

（1）磺达肝癸钠：一种合成的抗凝药，是间接Ⅹa因子抑制剂。可通过与抗凝血酶结合并诱导其构象改变，从而增加抗凝血酶灭活Ⅹa因子的能力。磺达肝癸钠不能与凝血酶（Ⅱa因子）结合，不会抑制凝血酶，也不会与血浆蛋白或细胞成分结合或相互作用，即不会与血小板或PF4发生相互作用，故一般不会诱发HIT。皮下注射磺达肝癸钠的生物利用度为100%，半衰期为15～17小时，一次性给药剂量大部分由肾清除，以原形从尿液排出。所以不推荐对肌酐清除率小于30ml/min的患者使用。

（2）口服直接Ⅹa因子抑制剂：包括利伐沙班、阿哌沙班和艾多沙班。与华法林相比，直接Ⅹa因子抑制剂以固定剂量给药，不需要监测，大出血的发生率相对较低，与药物及食物相互作用较小。三种口服直接Ⅹa因子抑制剂的代谢途径及给药方式见表5-3。应用时要考虑不同的适应证、患者肾功能和体重，然后选择适当的剂量。

1）利伐沙班：①预防VTE，10mg每天1次。②治疗VTE，15mg每天2次，21天后改为20mg，每天1次，经6个月治疗后部分患者可减至10mg，每天1次。③房颤患者预防脑卒中，

表5-3　新型口服抗凝药的药理学特性

	达比加群酯	利伐沙班	阿哌沙班	艾多沙班
作用靶点	FⅡa（凝血酶）	FⅩa	FⅩa	FⅩa
前体药物	是	否	否	否
生物利用度/%	3～7	66(～100进食食物的情况下)	50	62
达峰时间/小时	1～3	2～4	3～4	1～2
进食对吸收的影响	使达峰时间延后2小时	增加生物利用度39%	无影响	增加生物利用度6%～22%
蛋白结合率/%	34～35	92～95	87	55
分布容积	60～70	50	21	107
半衰期/小时	12～17	5～13	9～14	10～14
肾清除率/%	80	33	27	50
肝代谢（包括CYP3A4）	否	是（中度作用）	是（中度作用）	极少（<4%）
转运蛋白	P～gp	P～gp, BCRP	P～gp, BCRP	P～gp
给药方式	口服，每天2次	口服，每天1次	口服，每天2次	口服，每天1次

20mg每天1次（肌酐清除率＞50ml/min）；或15mg每天1次（肌酐清除率＜50ml/min）。④稳定的心血管疾病患者的二级预防，2.5mg每天2次，与阿司匹林联用。

2）阿哌沙班：①预防VTE，2.5mg每天2次。②VTE的治疗和2级预防，10mg每天2次，7天后改为5mg，每天2次，持续6个月，可考虑将剂量减至2.5mg，每天2次。③心房颤动患者预防脑卒中，5mg每天2次（肌酐清除率＞50ml/min），若为80岁以上，体重≤60kg或血清肌酐浓度≥1.5mg/dl，给予2.5mg，每天2次。对于同时接受CYP3A4和P糖蛋白的强效双重抑制剂患者，推荐降低阿哌沙班剂量。

3）艾多沙班：常用剂量为30mg或60mg，每天1次给药。

第二节　抗凝治疗相关出血的处理

使用抗凝药物最大的不良反应为存在出血风险。出血可轻可重，考虑到抗凝的获益，需要对出血的严重程度及出血是在缓解还是加重予以仔细评估。还需要对抗凝状态进行评估，包括具体的抗凝药物、剂量、末次用药时间和肝肾功能。此外，凝血功能检测对于临床相关出血患者的评估尤为关键，这些患者应监测PT和APTT。服用华法林的患者可采用INR进行评估，指导出血的处理。达比加群酯对TT检测非常敏感，即使很低的药物浓度也会使TT延长，可以用于除外达比加群效应的可能。APTT延长可提示达比加群浓度在正常治疗水平或以上。但是，APTT正常并不能除外达比加群浓度在治疗水平。对于口服直接Ⅹa因子抑制剂，可进行抗Ⅹa因子活性检测，如检测结果显示无抗Ⅹa因子活性，则表示不存在有临床意义的抗Ⅹa因子药物效应。

若出现严重出血/大出血，则停用抗凝药物，启动支持治疗和容量复苏，必要时对出血部位进行手术或介入治疗，对仍处于抗凝状态的严重出血/大出血可考虑使用拮抗剂和凝血因子制品等：特异性拮抗药物（用于拮抗达比加群的依达赛珠单抗，用于拮抗口服直接Xa因子抑制剂的andexanet α），非特异性药物如凝血酶原复合物浓缩物和/或口服活性炭。抗纤溶药物包括氨甲环酸和氨基己酸，可用于严重出血，一般静脉给药更好。输血是严重出血的支持治疗措施，根据出血速度和失血量，予输注红细胞。对于轻度出血如鼻出血、瘀斑等，通常采用局部止血措施保守处理。在决定是否暂停抗凝药物时，须根据患者的具体情况权衡出血和血栓形成的风险来决定。根据患者情况来制定重启抗凝治疗的决策方案。

纵观抗凝药物的发展史，可见抗凝药物趋向于单靶点、更安全、更有效和更简便。非维生素K拮抗剂口服抗凝药物的临床应用，反映了巨大的临床需求，但针对某些特殊情况，如机械瓣、易栓症、抗磷脂综合征等，抗凝药物的开发与研究还需要进一步拓展。

参考文献

［1］BECATTINI C，AGNELLI G．Acute treatment of venous thromboembolism［J/OL］．Blood，2020，135（5）：305-316．doi：10.1182/blood.2019001881.PMID：31917399．

［2］KEARON C，KAHN SR．Long-term treatment of venous thromboembolism［J/OL］．Blood，2020，135（5）：317-325．doi：10.1182/blood.2019002364.PMID：31917402．

笔记

［3］SMYTHE MA，PRIZIOLA J，DOBESH PP，et al. Guidance for the practical management of the heparin anticoagulants in the treatment of venous thromboembolism［J/OL］. J Thromb Thrombolysis，2016，41（1）：165-86. doi：10.1007/s11239-015-1315-2.PMID：26780745；PMCID：PMC4715846.

第六章 常用血液制剂的临床应用

血液是人体重要的液体成分，具有运输各种物质、调节酸碱平衡、参与免疫及防御等功能。通过输血能有效地维持或恢复机体的血容量、携氧能力、止血及白细胞功能。20世纪初，随着血型的发现以及交叉配血和血液保存技术的成熟应用，输血迅速成为临床医疗的重要治疗手段。最初，输血主要用于大量出血和急性失血患者的复苏治疗，随着输血的广泛开展，越来越多的输血已经超出了最初的适应证，如慢性贫血，轻中度贫血患者也会输血。输血已成为医疗机构最常见的医疗行为之一。输血在治疗疾病、挽救生命的同时亦存在风险。循证医学证据表明，输血可增加患者并发症发生率、短期和长期病死率、术后感染发生率。因此，以患者为中心的输血决策是临床医师必须掌握的课题。

本章重点介绍各种常用血液制剂的特点、临床应用，以及患者血液管理。

第一节 常用血液制剂的特点

常用的血液制剂包括红细胞、血小板、血浆和冷沉淀。

一、红细胞

全血经离心后可分离出红细胞与富血小板血浆，分离后的红细胞加入红细胞保存液，即为浓缩红细胞（packed red blood cell，pRBC）。pRBC可在2～6℃保存35天。常用的几种特殊类型红细胞如下。

（一）少白红细胞

红细胞在采集或分离过程中使用白细胞滤器，能减少99.99%的白细胞，最终每个单位红细胞中的白细胞<2.5×10^6。优点：减少白细胞或细胞因子引起的输血反应，降低同种异体免疫反应的风险，降低感染细胞相关病毒（如巨细胞病毒）的风险，降低免疫调节的风险（癌症复发、围术期感染）。常用于以下患者：慢性长期输血患者、心脏手术患者、所有可能接受实体器官或造血干细胞移植的患者、既往有输血相关的非溶血性发热反应的患者，以及巨细

笔记

胞病毒阴性患者在不能获得巨细胞病毒血清学阴性的红细胞时。

（二）辐照红细胞

红细胞在输注前接受至少25Gy的射线辐照，以灭活淋巴细胞，从而能够避免移植物抗宿主病的发生。红细胞在受辐照后细胞膜受损，导致红细胞变形性下降，钾离子（K^+）外流，辐照后的红细胞保质期降至14天。常用于免疫缺陷或免疫抑制的患者。

（三）洗涤红细胞

红细胞在输注前用生理盐水洗涤，去除其中98%的血浆蛋白、电解质和抗体，因此可减少红细胞中残余的血浆蛋白引起的变态反应和高钾血症风险。常用于以下情况：在红细胞输注过程中有严重或反复变态反应的患者；IgA缺陷的患者，在输注无IgA缺陷的供者血液成分时；有高钾血症风险的患者。

（四）少浆红细胞

pRBC在输注前经过离心以减少其中的抗凝液或保存液，能够减少红细胞的总容量，从而避免容量超负荷。常适用于有容量超负荷风险的患者（如充血性心力衰竭患者、儿童等）。

（五）冰冻红细胞

将pRBC加入40%甘油中，冰冻至-80℃可延长红细胞的保存期至10年，常用于自体血或稀有血型的保存。适用于稀有血型或血液中有多种自身抗体的患者。输注前需要解冻去甘油。

二、血小板

血小板来源有两种。一种是由全血手工分离得到，称为浓缩血小板；另一种是使用血细胞分离机在全封闭条件下分离采集捐献者的血小板，称为单采血小板。中国的标准：一个单位浓缩血小板（25～38ml）含血小板≥$2×10^{10}$，而一个治疗量单采血小板（250～300ml）含血小板≥$2.5×10^{11}$。因此，在我国一个治疗量血小板需要10～12个单位浓缩血小板。在美国，一个单位浓缩血小板约含血小板$7×10^{10}$，4～6个单位浓缩血小板混合在一起可达一个治疗量，即（3～4）×10^{11}。血小板于20～24℃振荡保存5天。

三、血浆

（一）新鲜冰冻血浆

新鲜冰冻血浆（fresh frozen plasma，FFP）可经成分单采或全血经分离后获得。富含血小板的血浆经离心后可将血小板与血浆分离开。采集全血后8小时内（中国新的标准为18小时内）分离血浆，迅速冰冻至-20℃，并在-20℃保存1年者为FFP，它含有所有的凝血因子和血浆蛋白。

（二）普通冰冻血浆

普通冰冻血浆（又称24小时冰冻血浆），采血后24小时内（超过8小时）分离并冰冻至-20℃保存的血浆。普通冰冻血浆含有的F Ⅷ水平相当于FFP的65%～80%，蛋白C也有所下降，其他凝血因子水平有轻微减少，但它所含的凝血因子水平对正常凝血是足够的。

（三）去冷沉淀血浆

FFP解冻后分离出冷沉淀后剩余的血浆，含有维生素K依赖性凝血因子，可用于治疗维生素K缺乏或华法林抗凝引起的出血。

（四）解冻血浆

在我国，FFP、普通冰冻血浆必须在解冻后24小时内使用。如果FFP、普通冰冻血浆在解冻后24小时未被使用，即为解冻血浆，在2～6℃保存5天以内。这种做法未被美国食品药品监督管理局（Food and Drug Administration，FDA）批准，但也有诸多价值。研究证明，解冻血浆中的凝血因子除F Ⅴ和F Ⅷ外都是稳定的，解冻血浆的优点是能被立即使用，尤其适用于急诊室和手术室。但解冻血浆不能用于F Ⅴ或F Ⅷ缺乏的治疗，在新生儿和婴儿中的使用安全性也尚未明确。

四、冷沉淀

FFP解冻后，血浆中的高分子物质沉淀在底部，将其分离出并冰冻至-30℃保存，即冷沉淀，可保存1年。冷沉淀富含纤维蛋白原、纤维连接蛋白、F Ⅴ、F Ⅷ、血管性血友病因子（von Willebrand factor，vWF）。一个单位冷沉淀（10～20ml）含75～100mg纤维蛋白原（在美国为200mg）和40U F Ⅷ（在美国为80～110U），通常用于治疗先天性或获得性纤维蛋白原缺乏。

第二节 常用血液制剂的输注指征和剂量

一、红细胞输注指征和剂量

（一）红细胞输注指征

1. 血流动力学稳定的内科患者

（1）慢性贫血患者：①当血红蛋白（hemoglobin，Hb）＜60g/L时应输注。②Hb＞100g/L时，不宜输注。③Hb在60～100g/L者，应根据患者心肺功能及有无组织缺氧等因素决定是否输注。

（2）急性冠脉综合征患者：当Hb＜80g/L时应考虑输注，输注目标值为Hb 80 ～ 100g/L；Hb＞100g/L，不宜输注。

（3）珠蛋白生成障碍性贫血（地中海贫血）患者：当Hb＜90g/L时应输注，输注目标值为Hb 90 ～ 140g/L。

（4）自身免疫性溶血性贫血患者：应避免或减少输血。但在下列情况应当输注红细胞：①Hb＜40g/L，在安静状态有缺氧症状时。②Hb＞40g/L，合并心功能不全或心绞痛时。③出现溶血危象时。

2. **围术期或者血流动力学不稳定的内科患者**

（1）Hb＜70g/L，血容量基本正常或低血容量已被纠正时应输注。

（2）Hb＞100g/L时不宜输注红细胞。

（3）Hb在70 ～ 100g/L之间，根据患者失血量、失血速度、心肺功能以及有无组织缺氧等因素决定是否输注。

（二）红细胞输注剂量

在无出血或溶血的情况下，每输注1U悬浮红细胞可使体重60kg左右的成年人Hb水平提高约5g/L。婴幼儿每次可输注10～15ml/kg，Hb水平提高20～30g/L。患者处于活动性出血时，红细胞输注剂量取决于失血量、失血速度及组织缺氧情况。

二、血小板输注指征和剂量

（一）血小板输注指征

1. **预防性血小板输注**　是对尚未出血的患者预防性应用血小板，目的是降低血小板计数低下患者出血的风险和出血程度。预防性输注血小板，应慎重选择其适应证，因反复输注血小板可发生同种免疫导致输注无效，也有感染病毒性疾病的风险。

恶性血液病、再生障碍性贫血、大剂量放化疗后、造血干细胞移植后等均可引起血小板计数减少，增加患者出血风险。预防性血小板输注可以减少重要脏器出血的发生率，从而成为血液恶性肿瘤治疗方案的组成部分。

对于有创操作和手术的预防性血小板输注阈值，目前虽然有一些指南和建议，但其证据等级通常较弱且质量较差。

2. **治疗性血小板输注**　用于活动性出血患者的治疗。目前，还没有高等级的证据指导活动性出血时的治疗性血小板输注。对于急性失血患者，应使其血小板计数维持在＞$50×10^9$/L以上。血小板功能障碍的患者（如服用抗血小板药物、体外循环心脏手术）发生出血时，即使血小板计数正常，也应考虑进行血小板输注。免疫性血小板减少症患者由于免疫介导的血小板破坏，输注的血小板只能在体内存活数小时，因此主张在出血时治疗性输注血小板，而不是预防性使用。血栓性血小板减少性紫癜和肝素诱导的血小板减少症患者的血小板输注与动脉血栓形成风险增加有关，因此这类患者的血小板输注仅适用于危及生命或重要脏器的出血。

3. 围术期血小板输注

（1）血小板计数＞$100×10^9$/L，不宜输注。

（2）血小板计数＜$100×10^9$/L，拟实施眼科和神经外科手术，宜输注。

（3）血小板计数＜$80×10^9$/L，拟实施硬膜外腔麻醉，宜输注。

（4）血小板计数＜$50×10^9$/L，拟实施较大手术或有创操作、急性失血时，应当考虑输注。

（5）血小板计数在（50～100）$×10^9$/L，拟施其他手术的患者，应当根据是否有自发性出血来决定是否输注血小板。

（6）疑似血小板功能减退导致出血时，应当及时评价血小板功能，明确血小板功能减退者，输注血小板不受上述计数的限制。

（二）血小板输注剂量

成人1个治疗量可提升血小板计数（20～40）$×10^9$/L。在病情允许时，血小板应尽快输注。

1. 预防性血小板输注　成人为1个治疗量（10～12U浓缩血小板），儿童为5～6ml/kg。

2. 治疗性血小板输注　比预防性输注需要更大剂量和输注频率。大量输血时建议（浓缩）血小板与红细胞比例为1∶1。

三、血浆输注指征和剂量

（一）血浆输注指征

1. 预防或治疗多种凝血因子缺乏引起的出血或出血倾向。

2. 用于大量输血、大面积烧伤、创伤、血浆置换等。

3. 维生素K缺乏或华法林过量时，如患者肝功能正常且治疗时间窗足够的时候，应口服或注射维生素K予以治疗。需要快速纠正华法林抗凝作用（如急诊手术等）、华法林使用过量或使用过程中发生颅内出血等严重出血时，应首选凝血酶原复合物。当无凝血酶原复合物时，可给予FFP输注，通常输注剂量为5～8ml/kg。

4. 在排除低体温、酸中毒等因素的前提下，PT或APTT＞参考值上限1.5倍或国际标准化比值（international normalized ratio，INR）＞1.7，伴出血。

5. 凝血试验结果不易获取时，由临床医师根据患者出血情况决定是否输注血浆。

（二）血浆输注剂量

输注剂量根据临床状况和患者体重决定，通常成人为10～20ml/kg，婴幼儿10～15ml/kg。

四、冷沉淀输注指征和剂量

（一）冷沉淀输注指征

冷沉淀主要含有纤维蛋白原、Ⅷ因子、vWF、ⅩⅢ因子和纤维连接蛋白等成分。主要适用于纤维蛋白原缺乏引起的出血。

1. 血浆纤维蛋白原低于1.0g/L，应当输注。

2. 大出血和大量输血治疗时，患者血浆纤维蛋白原低于1.5g/L时，宜输注。

3. 产科大出血时，血浆纤维蛋白原低于2.0g/L时，宜输注。

4. vWF和XIII因子缺乏导致出血等，应当输注。

（二）冷沉淀输注剂量

输注剂量通常为0.1～0.3U/kg（每单位含纤维蛋白原75～100mg）。解冻后4小时内输注，不能再冻存。

第三节　患者血液管理

近年来，输血理念从以血液成分为中心的经典输血理念转变为以患者为中心的循证输血理念，称为患者血液管理（patient blood management，PBM）。PBM是指基于循证医学和多学科联合的方法，以患者为中心，通过防治贫血、改善止凝血功能、最大限度减少失血，提高机体对贫血的代偿能力和限制性输血等措施，减少或避免异体输血，目的是使患者有更好的临床转归。

2010年5月，世界卫生组织向全体成员国建议：所有手术患者应从手术前开始实施PBM。目前，PBM已在全世界广泛开展，我国也有很多医疗机构开展PBM，并取得良好结果。

PBM是在医疗过程中应用多种内外科技术，优化医疗流程和质量，给患者提供最优治疗方案，从预防输血的高度出发使可能需要输血的患者减少或避免异体输血，达到良好的临床结果。PBM是医院层面的以患者为中心，多学科、多模式、有计划的诊疗方法，已经成为医疗和护理的新模式。所有从事与输血相关工作的人员，都应该参与到PBM项目中来，包括国家和地区的卫生行政管理人员、医疗机构负责人、医务部门、各学科专家、医师、护士、技术人员及其他人员。

一、患者血液管理概述

（一）患者血液管理的由来

20世纪初，随着血型的发现以及交叉配血和血液保存技术的成熟应用，输血迅速成为医学的主要治疗手段。20世纪中叶，输血已被人们普遍接受，甚至被认为是救命的手段，因此拒绝输血（多因宗教原因）会给医疗带来极大的困难。后来临床医师开始与患者合作，在不违背患者宗教信仰和价值观的前提下找到了挽救其生命的措施。其实这些措施中有些早已经在使用，称为血液保护技术。最成功和有说服力的是库里（Cooley）医师和他的同事完成了500余例无输血心脏手术。这一关键临床"创新"促使多种技术联合应用以及多学科联合，无输血医学和无输血手术应运而生。到20世纪90年代中期，全球至少有100多个无输血医学中心。

无输血医学（手术）是指通过药物和技术手段，以及内、外科方法，在不输注异体血的情况下为患者提供治疗，包括外科手术。

尽管无输血医学（手术）起源于宗教原因，但是非宗教信仰者也会面临相似的需求，对于各种医学原因不能接受异体输血的患者，如有同种抗体患者，稀有血型和其他原因不能获得血液的情况。这些患者同样从无输血医学（手术）措施中获益。

随着无输血医学（手术）的实践和发展，人们认识到医疗或手术过程不输血是可行的，并不会导致患者死亡或机体功能受损。而且随着对血液传播疾病的认识，以及不断增加的循证医学研究成果表明，异体输血会增加患者感染等并发症的发生率和住院死亡率，降低患者长期生存率。输血成为患者不良预后的独立危险因素。越来越多的人基于降低患者输血风险和改善其预后的目的选择无输血医学（手术），PBM诞生的土壤已经成熟。

最早关于PBM的正式定义出自美国血液管理促进会，即PBM是适当应用血液成分和减少血液成分输注的措施，最终目的是改善患者转归。随后该学会修改了PBM的定义，弱化输血，而强调预防输血的措施。几乎同时，西澳大利亚和国际患者血液管理基金会也给PBM相似的定义，即PBM是科学应用安全和有效的内外科技术防治贫血和减少失血的措施，目的是改善患者预后。2010年，世界卫生大会全球血液安全论坛给PBM的定义：PBM是以患者为中心，应用循证医学和综合的措施，提高医疗质量，安全合理使用血液，避免不必要输血，目的是改善患者预后。此后，美国血库协会和英国输血和组织移植咨询委员会也给出了类似的PBM定义。尽管不同的国家和学术团体对PBM的定义不完全一致，但PBM的核心要素和目标是一致的。其实质是从预防输血的前提出发，应用安全和有效的内、外科技术，防治患者贫血和减少失血，避免不必要的输血，目的是改善患者预后。

（二）实施患者血液管理的必要性

1. 输血的风险　包括感染性风险和非感染性风险。过去人们更多关注经输血传播的感染性风险。随着血液安全的不断提高，输血相关感染性风险已显著降低，但输血相关的非感染性风险变得尤为突出。其中输血相关的急性肺损伤是美国输血相关死亡的最主要原因，其发病率低（＜1%），但死亡率高（15% ～ 20%）。再就是输血相关循环超负荷，发病率约4%，相关死亡率没有明确定义，但其增加了呼吸机使用时间、重症监护治疗病房（intensive care unit，ICU）停留时间和住院时间。需要注意的是，越来越多的研究报道了输血相关的急性肺损伤和循环超负荷的发生率均被低估。其他输血不良反应还包括发热性输血反应、变态反应、低血压、溶血性输血反应（急性和迟发性）等。罕见的输血不良反应包括输血相关性脓毒症和移植物抗宿主病、输血后紫癜等。现在，输血相关非感染性风险导致的死亡率和医疗花费远远超过感染性风险，需要我们给予足够重视。由于输血风险的客观存在，要求我们尽量避免不必要输血。

2. 血液供应面临的压力　近年来，随着我国人口老龄化进程不断加快，我国医疗卫生体制改革不断深化，医疗技术快速发展，医疗服务总量快速增长，临床用血需求大幅增长，远高于血站同期采供血增长速度。同时，由于适龄献血人群相对减少，无偿献血招募和采集工作面临新的压力，临床用血出现季节性、区域性及偏型性供应紧张情况。

笔记

3. **患者安全和医疗质量的内在需求**　由于异体输血风险的客观存在，循证医学证据表明输血可增加手术患者并发症发生率、短期和长期病死率、术后感染发生率，与患者不良预后存在线性剂量相关性。越来越多的临床输血实践证明，临床上有大量的输血是可以避免的，并且在避免异体输血的同时患者获得了更好的临床结局。输血已经成为外科手术质量控制的指标之一。

PBM通过不断提高和改进医疗质量，联合应用内、外科技术和方法，在实现上述目的同时减少了医疗花费。因此，PBM已经成为患者安全和医疗质量管理的一项重要内容。

二、患者血液管理措施

尽管PBM常常聚焦于围术期，实际上PBM应贯穿整个医疗过程，PBM的实施对象既包括手术患者也包括非手术患者。PBM的具体措施：诊治贫血，减少出血措施，回收式自体输血，提高机体对贫血的耐受能力和限制性输血策略等。

（一）诊治贫血

贫血治疗是PBM的基石。下面简单介绍静脉铁剂和促红细胞生成素（erythropoietin，EPO）在围术期患者中的应用。

1. **静脉铁剂在围术期贫血患者中的应用**　静脉铁剂可以安全、快速地纠正缺铁性贫血。对于口服铁剂无效、胃肠吸收障碍、不能耐受口服铁剂，或使用促红细胞生成素以及需要迅速补充铁剂的患者，静脉铁剂优于口服铁剂。对于预计不能口服铁剂的患者，静脉铁剂是否可以作为一线治疗，需要进一步研究。

（1）静脉铁剂补铁量：所需补铁量（mg）=体重（kg）×（Hb目标值−Hb实际值）（g/L）×0.24＋贮存铁量（500mg）。大部分围术期贫血患者补充1000～1500mg铁是足够的。

（2）静脉铁剂用法：每次100～200mg，每周2～3次。

（3）静脉铁剂的优缺点：主要优点是能够被人体完全吸收，起效快，无胃肠道刺激症状。主要缺点是使用不方便和可能发生严重不良反应，其严重不良反应发生率为38/1 000 000，死亡率为0.4/100 000，均低于输血相关严重不良反应发生率和死亡率。最近的一个Meta分析表明静脉铁剂治疗与口服铁剂、肌注铁剂及安慰剂相比，不增加严重不良反应和感染风险。

（4）静脉铁剂分类：国内的静脉铁剂有两种，分别为蔗糖铁和右旋糖酐铁，两者改善贫血的疗效相似，但不良反应发生率有所不同。铁剂的不良反应有恶心、呕吐、乏力、发热、背部和上腹部疼痛以及低血压。在所有铁剂中，蔗糖铁不良反应发生率最低，相比于右旋糖酐铁，蔗糖铁总体不良反应发生率、严重不良反应发生率、死亡率均明显降低。首次使用蔗糖铁时，先给予小剂量进行测试，成人用20～50mg铁，如使用静脉滴注方法，可先在15分钟内输完试验剂量（相当于20mg铁），如果没有变态反应，再输完余下的剂量。

（5）静脉铁剂疗效：应用静脉铁剂后，约50%患者在第5天血红蛋白开始上升，3周即可达到最大疗效。即使术前应用静脉铁剂时间小于2周，也可减少围术期红细胞需求。在非贫血患者中术前1天甚至手术当天应用静脉铁剂可改善术后血红蛋白恢复。

（6）补铁目标：铁蛋白＞100μg/L。

（7）定期监测：用药期间应定期监测血常规（每周1次）、血清铁蛋白水平（4周后复查），以观察治疗反应。

2. 促红细胞生成素的应用 EPO是自然存在于体内，具有刺激红细胞生成作用的内源性激素。出生前，EPO在肝内合成，出生后几周内主要合成器官为肾，成人肝合成的EPO仅占不到总量的5%。一种重组的具有同样功能的激素可供临床使用，称为重组人促红细胞生成素（recombinant human erythropoietin，rh-EPO）。

EPO主要用于除营养素缺乏、溶血、失血等原因外其他类型贫血。能够显著提高血红蛋白水平、降低异体输血率和输血量。虽然EPO能够降低输血风险，但很少有证据支持EPO能改善患者的其他结局，而且EPO具有潜在的不良反应，如高血压、血栓形成等，故英国血液标准委员会的《术前贫血识别和管理指南》中仅推荐EPO用于需要避免输血（如拒绝输血或患有复杂自身免疫病）的患者。

（1）EPO用法用量：术前常见的用法为EPO 600U/（kg·w），术前7～35天开始，以术前21天开始最多。如果距手术时间在4周以内，可以600U/kg，在术前21天、14天、7天以及手术当天各用1次。若距手术时间较短，可以300U/kg，在术前5～7天至术后3～5天每天应用。

（2）应用EPO需同时联合应用铁剂，在EPO治疗期间可能发生绝对性或功能性缺铁。功能性缺铁时，铁蛋白水平正常，但转铁蛋白饱和度降低，其原因可能是因为不能迅速动员和释放体内的储存铁以满足EPO刺激下骨髓造血加快对铁的需求。因此一般要求在EPO治疗期间应同时联合铁剂以获得最佳疗效，转铁蛋白饱和度≥20%，铁蛋白≥100ng/ml。文献报道的大部分研究联合应用了EPO和铁剂，通常铁剂和EPO同时开始应用，且多数研究认为EPO联合静脉铁剂疗效是最佳的。

（3）应用EPO期间应每周复查血常规，血红蛋白目标值不宜超过120g/L，血细胞比容不宜超过36%，以避免红细胞数量过高。同时应定期进行铁状态评估，包括铁蛋白和转铁蛋白饱和度。

（4）由于EPO有增加血栓形成、促进肿瘤生长和相关死亡的风险。因此建议肿瘤患者如果需在术前应用EPO，应严格掌握适应证，并控制血红蛋白初始值和目标值，Hb初始值≤100g/L，目标值为110～120g/L。对于有高危血栓形成倾向的人群，在应用EPO同时给予预防性抗凝，并且血红蛋白目标值不宜超过120g/L。

（二）减少出血的措施

1. 减少出血的药物治疗

（1）抗纤维蛋白溶解药物（抗纤溶药）：合成抗纤溶药主要为赖氨酸类似物，如氨甲环酸、氨甲苯酸、氨基己酸。

1）作用机制：一方面，竞争性地占据纤溶酶原和纤溶酶的赖氨酸结合位点，减少纤溶酶原-纤溶酶原激活物-纤维蛋白三元复合体的产生，从而抑制纤溶酶降解纤维蛋白原和纤维蛋白单体，起到抗纤溶的作用。另一方面，纤溶酶可作用于血小板糖蛋白Ⅰb，抑制血小板的黏附；纤溶酶水解纤维蛋白的终末产物纤维蛋白（原）降解产物（fibrin/fibrinogen degradation product，FDP）占据血小板纤维蛋白原黏附点（GPⅡb/Ⅲa受体），从而抑制血小板的活化。

2）用法用量：在心血管外科手术患者中预防性应用氨甲环酸可以降低异体输血风险

笔记

38%。氨甲环酸在心血管手术中的最大应用剂量为50～100mg/kg。临床应用中，应综合考虑患者的年龄、肾功能、手术方式和手术时间等。其具体用量尚无定论，目前推荐应用的剂量：低危出血风险手术（单纯的瓣膜成形、瓣膜置换和冠状动脉旁路移植术等）负荷量10mg/kg，维持量1～2mg/（kg·h）；中、高危出血风险手术（如主动脉手术和再次手术等）负荷量30mg/kg，维持量16mg/（kg·h）。须强调的是，体外循环心脏手术必须预防使用抗纤溶药。无论选择何种剂量方案，需要在体外循环开始前达到有效血药浓度。以氨甲环酸为例，至少在体外循环前静脉给药10mg/kg，体外循环中维持有效血药浓度，体外循环结束后可停止给药。

此外，在骨科手术如膝关节置换术，也提倡预防性应用抗纤溶药物。在肝手术或其他出血风险高的临床情况，可预防性应用抗纤溶药物。在严重出血的创伤患者中，损伤3小时内静脉给予氨甲环酸1g可改善生存率。同样，如果在产后出血3小时内静脉给予氨甲环酸1g可降低因出血死亡的风险。但合成抗纤溶药对血管闭塞事件高危患者的安全性仍然未知。

（2）去氨加压素：去氨加压素（desmopressin，DDAVP）是合成的精氨酸升压素类似物，能够提高血浆凝血因子Ⅷ和vWF的水平，增加循环中这些因子的浓度和血小板对内皮细胞的黏附，改善血小板功能。因此，去氨加压素在临床上除了可用于治疗轻度血友病A、血管性血友病等先天性出血性疾病外，还是目前唯一能够治疗体外循环心脏手术后血小板功能异常导致出血的药物。

1）临床应用：国际微创心胸外科学会推荐DDAVP用于术前7天内服用抗血小板药物或体外循环时间大于140分钟的冠状动脉旁路移植术患者。对尿毒症、主动脉瓣狭窄、血管性血友病患者或术前存在血小板功能不全的患者，应用DDAVP也可以减少出血和异体输血。随机双盲对照研究表明，体外循环瓣膜手术应用DDAVP能减少术后早期出血和血浆用量。

2）用药剂量：0.3μg/kg，体重在100kg以下者建议剂量不超过15μg。

3）给药时机及方法：DDAVP静脉注射后1小时起效，作用时间约6小时，因此，建议体外循环心脏手术在停机前1小时左右给药，通常是在复温时。

给药方法：非体外循环中用药，应溶于生理盐水，15～30分钟静脉注射，以免引起严重低血压。由于DDAVP的作用机制是促使体内的vWF和因子Ⅷ前体迅速合成有生物活性的凝血物质，重复给药效果减低。不建议在手术开始或术前给药。

（3）纤维蛋白浓缩剂：纤维蛋白是肝合成的凝血因子Ⅰ，止血过程中纤维蛋白原在凝血酶的作用下变成可溶性纤维蛋白单体，然后经因子ⅩⅢ和Ca^{2+}的作用，可溶性纤维蛋白交联后变成不溶性纤维蛋白，形成稳定的血凝块。因此，纤维蛋白原是凝血酶的底物。其血浆正常浓度为2～4g/L。在围术期，特别是大量出血时，维持纤维蛋白原浓度是凝血管理的首要目标。

1）应用指征：非出血情况下，纤维蛋白原<0.8g/L；在大出血时，纤维蛋白原<1.5g/L，或凝血检测提示功能性纤维蛋白原缺乏时。

2）用法用量：静脉输注1g纤维蛋白原约可提升其血浆浓度0.25g/L，大量出血时建议纤维蛋白原首次剂量为3～4g。

2. 减少出血的非药物方法 除了药物外还有很多方法可以减少失血，统称为减少出血的非药物方法。

（1）出血风险的诊断和评估：可能增加出血的风险因素包括出血史、抗凝药和抗血小板药物用药史。详细的病史和体格检查尤为重要。应重视既往史及家族史中有出血性疾病的患者，并进一步检查，明确原因并找到防治出血的方案。

术前接受华法林抗凝的择期手术患者，停用华法林4～5天，围术期改为低分子量肝素或普通肝素桥接治疗。低分子量肝素在术前18～24小时停用，普通肝素在术前4小时停用或不停用，可通过给予1～2mg维生素K逆转其抗凝作用，凝血酶原复合物可更快速地逆转其抗凝作用。

对无栓塞风险或风险低的择期手术患者，口服抗血小板药阿司匹林术前需停药7天；双嘧达莫抑制腺苷，术前需停药24小时；氯吡格雷、普拉格雷、噻氯匹定抑制腺苷二磷酸，术前分别需停药7天、7～10天、12～14天；静脉抗血小板药阿昔单抗、依替巴肽、替罗非班抑制血小板糖蛋白Ⅱb、Ⅲa，术前分别需停药48～72小时、24小时和24小时。抗血小板药物均无特异拮抗剂，不延长PT和APTT。可通过血小板功能检测（血栓弹力图、血小板图、血小板聚集试验）判断服药后对患者血小板功能的影响和确定最佳手术时机。

（2）局部止血材料：良好的外科技术是止血的决定因素。在此基础上应用局部止血材料压迫或闭合伤口，产生局部凝血作用。氧化纤维素，是纤维素经氧化处理后的可吸收止血材料，具有良好的生物相容性和可降解性，是常用的局部止血材料。这种止血材料依赖于正常的凝血功能。此外，还有纤维蛋白胶、凝血酶、凝胶海绵等，可减少手术出血。局部应用抗纤溶剂如氨甲环酸也有减少术后失血的作用。有些止血材料因含有人凝血酶，存在病毒感染风险。需要说明的是，局部止血材料不能替代外科止血技术。

（3）改进手术方式：外科手术方式是决定围术期失血量最重要的因素，改进手术方式可显著减少失血量。例如，20世纪90年代前，胆囊切除术都是开腹手术，失血量在200～500ml，而经腹腔镜胆囊切除术失血量通常为50ml以下；介入治疗手术，如主动脉腔内修复术治疗降主动脉夹层动脉瘤比传统的降主动脉置换手术显著减少出血和异体输血。微创外科技术的广泛使用使很多手术的失血量都较传统方法明显降低。

（4）控制性低血压技术：指将平均动脉压降至基础值的30%以下，但在具体实施时需根据手术要求和患者心脑血管和全身情况来决定血压降低的程度和持续时间，以免引起心脑等重要脏器灌注不足而导致缺血缺氧并发症。控制性低血压技术可以有效减少术中失血量，为外科提供无血手术野。可通过麻醉技术或联合降压药达到控制性低血压。

（5）减少医源性失血：医源性失血亦是导致贫血的常见原因。有研究发现，每位ICU患者每天因治疗需要平均丢失41ml血液，意味着如果在ICU住院10天，接近丢失2U血液。美国一项研究报道，17 000名急性心肌梗死的患者入院时并无贫血，随着住院期间每天医源性失血近100ml，部分患者发展到中度到重度贫血。因此，应当评价实验室检查的必要性，减少频繁采血导致的医源性失血。可以使用小容量采血试管，减少每次采血量。婴幼儿更需减少血标本采集量和次数。

（6）保持正常体温：机体维持内环境稳定的基本条件之一是正常的体温（中心体温36.5～37.5℃）。手术过程中，由于手术室温度低、输注的液体温度低、暴露的手术切口导致体内热量丧失以及麻醉药抑制体温调节等原因，患者常处于轻度低体温状态（中心体温34.0～36.0℃），可抑制血小板功能，降低凝血因子活性，增加失血。体温低于正常1℃大约增加16%失血和22%输血风险。因此，在较大手术中应连续监测患者体温，并采取积极合理的措施保温，避免低体温。尤其是婴幼儿和老年患者，以及心血管和肝等大手术患者。

（7）床旁检测技术：目前可用的床旁检测技术有血栓弹力图、旋转血栓弹力仪等。血栓弹力图通过微量全血标本，在<30分钟提供从凝血启动到纤维蛋白形成、血小板聚集、纤维蛋白联结、血凝块形成至溶解的连续信息，比常规凝血功能检测的结果更全面。因此，血栓弹力图已经广泛应用于临床，尤其是心血管手术、肝移植、创伤和产科大出血等可能发生严重凝血功能紊乱的情况，可减少围术期异体血输注量和改善患者预后。

（8）目标导向的围术期容量管理：围术期容量管理与患者预后密切相关。因为很难有统一的标准，临床上存在很大的争议。之前的"开放性"液体治疗和"限制性"液体治疗各有利弊，而目标导向的围术期容量管理是根据患者围术期不断变化的血流动力学参数进行个体化的液体治疗，以期达到改善患者预后的目标。应用的参数除心率、血压、尿量、中心静脉压、静脉血氧饱和度等常规检测外，还可以应用经食管超声心动图、肺动脉导管等监测前负荷、心排血量等。现有的研究提示，目标导向的围术期容量管理较传统的补液方法可改善患者预后。

（9）腹主动脉内球囊阻断技术：骨盆、盆腔、骶尾部、脊柱下段和下肢上段等部位手术出血量大且难以控制，经股动脉置入球囊导管的腹主动脉球囊阻断技术可有效减少上述手术的出血。采用该技术完成的300余例骨盆与骶尾部肿瘤手术，手术时间由原来的5～10小时缩短为1～2小时，出血量由原来的5000～15 000ml减少到200～500ml。患者未发生下肢静脉血栓形成及肢体远端缺血性坏死等并发症。随着医学多学科协作的发展，特别是现代化的杂交手术室在满足普通手术的同时，也为介入技术在减少术中出血方面的应用提供舞台，可避免放置球囊后移动患者到手术室过程中造成的球囊位置改变。

腹主动脉内球囊阻断技术可能出现的并发症主要有盆腔及下肢动脉血栓形成和缺血性神经损伤，其他包括穿刺部位血肿、股动脉夹层、假性动脉瘤、邻近器官坏死等。

（三）回收式自体输血

自体输血主要包括储存式、稀释式和回收式自体输血三种。这里主要介绍回收式自体输血。回收式自体输血是自体输血的方法之一，亦称自体血液回收，是指收集患者在手术期间和手术后早期的失血，再输给同一患者。血液回收通常会使用特殊装置处理和清洗血液；不过在特定条件下，未经清洗的过滤血液也可以回输。自体血液回收是一种相对简单且行之有效的血液保护技术，可以有效减少血液丢失，增加患者自体红细胞总量，降低异体红细胞用量。自体血液回收获得的红细胞功能和携氧能力显著优于库存异体红细胞。自体血液回收可收集大量失血，对于意外和大量失血患者是非常有效的血液资源保障措施。适用于急诊手术和择期手术。

1. 非清洗法自体血液回收和清洗法自体血液回收

（1）非清洗法自体血液回收：又称直接血液回收，是指回收血液不做处理或只进行过滤处理后直接回输给患者的方法。

1）优点：使用简便，易于操作，价格低廉，紧急情况下可迅速使用。适用于医疗资源有限的地区或遭遇特大灾难时。尤其适用于在短时间内大量失血的情况，如动脉破裂出血；也适于体腔中有大量血液待收集的情况，如异位妊娠破裂导致的腹腔大量出血，或其他原因导致的胸腔大量出血。非清洗法自体血液回收可通过简单的过滤装置，也可以通过血液回收机回收。

2）缺点：回收的血液中可能掺杂组织碎片、破碎的血细胞或其他可能的污染物质，增加输血后栓塞和感染风险。

（2）清洗法自体血液回收：通过血细胞回收设备回收失血，经过密度梯度离心方法和生理盐水洗涤，除去其中的抗凝药、游离血红蛋白、组织和细胞碎片以及其他微聚体和污染物质等，回收洗涤后的红细胞再回输给患者。是目前普遍应用的自体血回收方法。

1）优点：能够去除活化的凝血因子、游离血红蛋白、细胞碎片、掺杂的组织碎片和液体等，能够明显降低栓塞和感染风险；能连续实施，可回收大量失血；回收的红细胞具有良好携氧功能。

2）缺点：由于清洗法自体血液回收去除了血液中的凝血因子和血小板，回收量大时需要监测机体凝血功能，必要时补充凝血因子和血小板。

2. 术中自体血液回收和术后自体血液回收

（1）术中自体血液回收：在手术过程中收集术野的失血，通过低压吸引器吸引失血，并与抗凝药（肝素盐水）混合，过滤后到达贮血器。通过离心、过滤将红细胞分离。红细胞再经生理盐水清洗后注入储血袋，需要时输注给患者。

术中自体血液回收应当与其他PBM措施协同使用。预计成人手术失血量＞500ml时应当考虑使用。同时还需考虑，患者是否由于凝血性疾病或其他风险而导致出血风险增高；是否需行限期手术而同时存在贫血，没有充足的时间进行积极的术前贫血治疗；或是否由于宗教或其他原因拒绝接受异体输血。如果对失血量的判断存在疑问，则推荐采用性价比高的方式，即"单纯收集"。只有当收集血量超过500ml后才启动后续的清洗过程。

建议术中自体血液回收常规应用于下列手术：心脏手术、大血管手术、大型肝胆手术、大型脊柱手术、关节成形术（特别是髋关节翻修术）、大型泌尿系统手术，胸科、腹部和盆腔创伤手术，产科大量出血手术。

术中自体血液回收没有绝对禁忌证，但当血液采集区域受污染，如肠道内容物污染、感染或肿瘤手术，应根据污染的程度视为相对禁忌证。此时需对血液回收的风险与收益进行权衡，需要术前告知患者及其授权人并签署知情同意书。如果患者有肝素诱导的血小板减少症病史，则禁用肝素抗凝，可用枸橼酸钠代替。如果在术野临时使用可能导致红细胞破坏或者不能够静脉使用的特殊药物，则暂停血液回收，待术野采用生理盐水冲洗后才可继续血液回收。

术中通过血液回收获得的红细胞，室温下应在4小时内输注完毕。此外，回收获得的红细胞应始终放置在患者床旁，不应保存在冰箱里。

对于可能发生手术大出血并发症的医院，血液回收设备应该处于24小时备用状态，确保充足和熟练的技术人员的全天候服务能力。血液回收和回输需要有文书记录。自体血回收的输血袋应有清晰标识，避免差错。

（2）术后自体血液回收：手术后患者仍可能继续出血，临床上通常会放置引流设备（管）把出血引出体外。术后自体血液回收是指收集和回输手术后引流出的血液和/或伤口的血液。

笔记

通常需要收集和处理足够量的血液才有意义。因此，其主要用于创伤、心脏、血管以及复杂骨科等术后失血量较多（≥500ml）的情况。

一项纳入29个研究的关于术后自体血液回收在心脏和骨科手术应用的系统回顾分析表明，术后自体血液回收可减少41%的异体输血。由于心脏术后通过引流收集的血液可能蓄积了脂肪和其他污染成分，必须经过清洗处理才能再次输注。建议对于心脏术后首个6小时内出血速度＞100ml/h的患者，不论是否需要再次行开胸止血手术，均可考虑采取术后自体血液回收。

术后自体血液回收要求在开始收集血液后6小时内回输获得的血液，否则回收血液必须丢弃。术后自体血液回收和回输对患者的风险和收益仍需要进一步研究。

（四）提高机体对贫血的耐受能力

尽管采取了多种措施设法预防贫血、减少出血和血液丢失，仍然会有部分患者会发生贫血。提高机体对贫血的耐受能力可减少或避免异体输血，也是PBM的重要组成部分。对贫血的耐受能力基于患者的血容量状态，个人的生理储备包括心、肺、肾功能以及贫血的动态变化等。患者对贫血的反应取决于其组织能否获得足够的血氧，而对贫血的反应是决定输血最重要的因素。提高患者对贫血的耐受能力的措施包括维持血容量正常、使用合适的升压药、吸氧或机械通气、镇痛和镇静、维持正常体温和治疗感染等。

（五）限制性输血策略

20世纪40年代提出的输血策略是"10/30标准"，即维持Hb不低于100g/L或血细胞比容不低于0.30，这也被认为是"开放性输血策略"。相比之前的没有标准，"10/30标准"是一次巨大的进步，避免了很多无指征的输血，规范了临床输血治疗行为。尽管这一标准是针对实施外科手术的高风险患者提出的，但这一标准被广泛应用于所有可能需要输血的患者，直到现在还有一些外科医师要求围术期维持患者的Hb不低于100g/L。

研究发现，当Hb急性下降到70g/L不会发生认知功能明显损害，降到60g/L时对即刻记忆和延迟记忆无明显影响，降到50g/L时则可逆性损害即刻记忆和延迟记忆。这一研究提示，健康人可耐受Hb水平降低到60～70g/L的急性失血。

限制性输血策略是指Hb＜70g/L或80g/L才输红细胞。对血流动力学稳定的成人住院患者，包括重症患者，红细胞输注阈值为Hb＜70g/L；对心脏手术以及伴有心血管疾病的骨科手术患者，红细胞输注阈值为Hb＜80g/L。限制性输血策略可能不适用于急性冠脉综合征、有出血风险的严重血小板减少的血液病和肿瘤、输血依赖性贫血患者。此外，对急性出血使Hb降低50%以上患者，即便Hb＞80g/L亦应考虑输注红细胞。

一系列研究表明，与开放性输血策略比较，执行Hb＜70g/L或80g/L的限制性输血策略，不增加高龄和患心血管疾病患者的风险，甚至有更好的临床转归。我国《临床输血技术规范》在红细胞输注指南中都提出了限制性输血策略。

参考文献

［1］中华人民共和国国家卫生健康委员会. 全血及成分血质量要求［OL］. http：//www.nhc.gov.cn/wjw/s9493/201207/55380.shtml，2012.［2020-10-09］.

笔记

［2］中华人民共和国国家卫生健康委员会. 全血和成分血使用［OL］. http：//www.nhc.gov.cn/
wjw/s9493/201810/9b96b65aaa824ffcac7d3e023da205ad.shtml，2018.［2020-10-09］.

［3］王政军，周玉龙，周欠欠，等. 全血在应急输血救治中的应用进展［J］. 中国输血杂志，
2019，32（6）：598-602.

［4］中华人民共和国国家卫生健康委员会. 内科输血［OL］. http：//www.nhc.gov.cn/wjw/
s9493/201901/def2474a4e194ea2877acf94f552147c.shtml，2018.［2020-10-12］.

［5］中华人民共和国国家卫生健康委员会. 血站技术操作规程［OL］. http：//www.nhc.gov.cn/
cms-search/downFiles/0aca26a7f7ca45ddbb3df53e2455a9e0.pdf，2019.［2020-10-12］.

第七章 急性冠脉综合征的抗栓策略

急性冠脉综合征（acute coronary syndromes，ACS）指冠状动脉内不稳定的粥样硬化斑块破裂、糜烂或侵蚀继发血栓形成，阻塞血管，导致的心脏急性缺血综合征，包括ST段抬高型心肌梗死（ST-segment elevation myocardial infarction，STEMI）、非ST段抬高型心肌梗死（non-ST-segment elevation myocardial infarction，NSTEMI）和不稳定型心绞痛（unstable angina，UA）。其中，NSTEMI与UA合称非ST段抬高急性冠脉综合征（non-ST-elevation acute coronary syndrome，NSTE-ACS）。ACS可导致心功能不全、恶性心律失常、猝死等恶性心血管事件，抗栓治疗是ACS治疗最重要的环节。

第一节 急性冠脉综合征的病因及危险因素

一、急性冠脉综合征的病因

斑块破裂是导致ACS血栓形成的主要原因，ACS中60%～70%的血栓是由斑块破裂所致。另外，除了斑块破裂，近年来越来越多的研究发现，斑块侵蚀同样可以导致ACS血栓形成，占30%～40%。ACS患者无论从冠脉病变、凝血功能方面均存在血栓形成的高风险。

二、急性冠脉综合征的危险因素

1. **高危冠脉病变（致栓性）** 不论斑块发生破裂还是侵蚀，"易损斑块"在ACS患者中普遍存在。易损斑块的特征：薄纤维帽、富含脂质、炎症细胞浸润、内膜损伤和斑块侵蚀。易损斑块表明血栓性并发症可能性大、进展快。

2. **血液易损性（促凝状态）** 易于形成血栓的要素包括凝血功能改变（或血栓形成）、内皮功能障碍及血流动力学因素，易于形成血栓。

3. **易损患者** 易损患者是以血液、斑块、心肌易损性为基础的易发生ACS的患者。ACS患者本身是"易损患者"的同时，已具有动脉粥样硬化斑块、纤维斑块和表层侵蚀等病理变化，也是"已损患者"。GRACE研究表明，在发病最初6个月，共有1757例ACS患者死亡，其中有1046例（约60%）的死亡发生于住院期间，并且NSTE-ACS、STEMI患者均面临极高的死亡风险。此外，CRUSADE质量改善行动分析了CRUSADE研究中17 926名高危NSTE-ACS患者的院前数据，发现NSTE-ACS患者在住院期间死亡/心肌梗死的发生率较高，其中接受早期介入治疗患者的死亡/心肌梗死发生率为4.7%，非早期介入治疗者的死亡/心肌梗死发生率更高，为8.9%。因此，ACS患者在发病早期即面临死亡威胁，并且在出院后，仍然面临较高、持续的心血管事件和死亡威胁。2007—2010年US ACTION注册研究GWTG共纳入46 199例≥65岁的急性心肌梗死患者，其中STEMI 17 287例、NSTEMI 28 912例。结果显示，出院后NSTEMI和STEMI患者的2年复合心血管终点的累计发生率高达27.9%和21.9%。

因此，ACS早期抗栓治疗意义更大，后期的动态评估易栓风险，有助于决策是否持续抗栓治疗以及抗栓治疗力度。

第二节　抗血小板药物

由于动脉血栓富含血小板，纤维蛋白相对较少，因此抗血小板治疗在动脉血栓栓塞性疾病的预防和治疗中至关重要。

一、血小板在急性冠脉综合征血栓形成过程中的重要作用

血小板经过黏附、激活和聚集3个步骤，促使血栓形成。

1. **血小板黏附**　通过位于血小板表面的血管性血友病因子（von Willebrand factor，vWF）和血小板糖蛋白（platelet glycoprotein，GP）Ⅰb/Ⅴ/Ⅸ受体复合物之间相互作用，以及暴露于血管损伤部位的GPⅥ、GPⅠa和胶原之间相互作用的介导来实现。

2. **血小板激活**　胶原蛋白与GPⅥ的结合可诱导多种活化因子，如腺苷二磷酸（adenosine diphosphate，ADP）、血栓素A_2、血清素、肾上腺素和凝血酶的释放，促进黏附血小板之间的相互作用，以及循环性血小板的进一步激活。

3. **血小板聚集**　活化的GPⅡb/Ⅲa与细胞外配体纤维蛋白原和vWF结合，导致血小板聚集和血栓形成。

二、常用抗血小板药物

20世纪80年代小剂量阿司匹林的应用，证实抗血小板治疗在ACS治疗中的有效性，奠定了抗血小板治疗的基石。此后ADP受体阻滞药噻氯匹定的使用，证实了双联抗血小板治疗（dual antiplatelet therapy，DAPT）的有效性。2001年，氯吡格雷的疗效得到充分证实，很快取代不良反应较多的噻氯匹定进入临床应用，并进入系列双联抗血小板治疗的探索阶段。2007年，普拉格雷以更充分的抗血小板效果，开启了更高效的抗血小板治疗。然而，从阿司匹林到普拉格雷都存在一些明显的不良反应以及疗效个体差异大等不足。2009年，替格瑞洛问世，

以其独特的药理机制，可逆性地与ADP受体结合，起效快，抗血小板作用更充分，同时不增加严重出血风险，成为新型抗血小板药物的代表。

（一）阿司匹林

20世纪80年代，阿司匹林即开始应用于冠心病抗血小板的治疗。2002年，抗栓试验协作组发表的一项荟萃分析，共纳入287项随机临床研究，其中抗血小板治疗安慰剂对照研究共涉及135 000例患者，不同抗血小板方案对照研究共涉及77 000例患者。分析表明，不同剂量的阿司匹林与对照组相比更能减少血管事件风险。这也奠定了阿司匹林抗血小板治疗的地位。研究表明，阿司匹林30～50mg/d的剂量即可使环氧合酶-1完全失活，并抑制血栓素的产生。实际研究中也发现，增加阿司匹林剂量并不能进一步减少血管事件风险，因此在抗血小板治疗中增加阿司匹林的剂量意义并不大，还显著增加出血风险。阿司匹林是抗血小板的基础治疗，我国2016年NSTE-ACS诊断和治疗指南中指出，所有无禁忌证的STEMI患者均应立即口服水溶性阿司匹林或嚼服肠溶阿司匹林300mg（Ⅰ，B），继以75～100mg/d长期维持（Ⅰ，A）。

（二）氯吡格雷

氯吡格雷为ADP P_2Y_{12}受体阻滞药，竞争性与受体不可逆结合后，抑制血小板活化。2001年，CURE研究开启了对于ACS患者应用阿司匹林与氯吡格雷的双联抗血小板治疗时代。CURE研究是一项随机、双盲、安慰剂对照研究，证实了NSTE-ACS患者中DAPT优效于单用阿司匹林。研究纳入12 562例急性发作24小时内的NSTE-ACS患者，随机分组后分别给予阿司匹林＋氯吡格雷（300mg负荷剂量，继以75mg/d维持）或阿司匹林单药治疗3～12个月。氯吡格雷＋阿司匹林组心血管死亡、非致死性心肌梗死或脑卒中等主要终点的累积风险比（hazard ratio，HR）较安慰剂＋阿司匹林组降低了20%。然而，出血并发症发生率也显著升高。

氯吡格雷的疗效存在个体差异。2005年，《循环》（*Circulation*）杂志发表的一项研究，入选1001例计划行经皮冠状动脉介入治疗（percutaneous coronary intervention，PCI）的患者，给予氯吡格雷600mg负荷剂量，评估5μmol/L ADP诱导的血小板聚集率。结果显示，服药后2小时药物作用达到峰值，平均最大血小板聚集率降至最低，但在不同个体中，检测到的ADP诱导的血小板聚集率在2小时内都相当分散，说明氯吡格雷个体疗效差异很大。2005年，《美国心脏病学会杂志》（*Journal of the American college of Cardiology*，*JACC*）发表的一项研究，入选554例受试者，评估不同个体对氯吡格雷的治疗反应（5μmol/L ADP诱导的血小板聚集），结果显示，血小板聚集率自基线的平均改变为41.9%，且变化范围相当大，在-32%～94%。

国内外多项研究提示，氯吡格雷治疗后血小板残余高反应性（high residual platelet reactivity，HRPR）的发生率较高。欧美人群数据显示，使用不同检测方法测定血小板反应性，HRPR的发生率在32%～54%；而亚洲人群数据显示，HRPR的发生率在48%～84%。还有研究发现，存在HRPR的患者，心血管获益显著降低。2011年，《美国医学会杂志》（*Journal of the American Medical Association*，*JAMA*）上发表了一项前瞻性、观察性、单中心队列研究（RECLOSE 2-ACS），共纳入1789例行PCI治疗的ACS患者，观察给予负荷剂量氯吡格雷后

HRPR和介入术后远期事件（两组均在325mg/d阿司匹林基础上，使用首次氯吡格雷负荷剂量600mg，150～300mg/d氯吡格雷维持6个月）。研究发现，1620天后的主要终点和心血管死亡累计发生率，HRPR组显著高于低反应性组。

（三）替格瑞洛

同样为P_2Y_{12}受体阻滞药，替格瑞洛的药理特性与氯吡格雷有很多不同之处。首先，氯吡格雷与受体为不可逆结合，彻底抑制血小板作用，只有新生的血小板出现才能恢复血液中血小板的凝血功能。而替格瑞洛与受体为可逆性结合，并依赖血药浓度，当血药浓度比较低的时候，与P_2Y_{12}受体解离，血小板会很快恢复活性。其次，氯吡格雷属于前体药物，需要经肠道吸收，以及肝代谢，细胞色素P450氧化才能产生活性代谢产物发挥抗血小板作用，这也是疗效存在个体差异的主要原因；而替格瑞洛为活性物质，肠道吸收后即可发挥抗血小板作用，无须肝代谢激活，因此起效更迅速。因此不难理解，负荷剂量的氯吡格雷的起效时间为2～6小时，而替格瑞洛仅需30分钟。最后，在临床获益方面，替格瑞洛也更有优势。PLATO研究是一项国际、多中心、随机、双盲对照临床试验，旨在对比替格瑞洛与氯吡格雷治疗ACS的有效性和安全性。主要终点事件为心血管死亡、心肌梗死和脑卒中的复合终点。主要安全性终点：大出血，定义为致命性出血、颅内出血、心包内出血伴随心脏压塞、低血容量性休克、严重低血压需要加压或手术；其他大出血包括导致严重致残性出血，如眼内出血导致视力永久性丧失。该研究纳入43个国家、862个中心，18 624例ACS患者，所有患者均接受阿司匹林治疗，其中9333例接受替格瑞洛（180mg负荷剂量，继以90mg每天2次，维持1年）治疗，9291例接受氯吡格雷（300～600mg负荷剂量，继以75mg/d维持剂量），平均随访12个月。结果，替格瑞洛组比氯吡格雷组的主要终点事件发生率相对降低16%（9.8% vs 11.7%，HR 0.84，$P < 0.001$）；心肌梗死发生率降低（5.8% vs 6.9%，$P = 0.005$）；心血管死亡率降低（4.0% vs 5.1%，$P = 0.001$）；全因死亡率降低（4.5% vs 5.9%，$P < 0.001$）。这意味着替格瑞洛每治疗1000例ACS患者12个月，即可减少14例死亡、11例心肌梗死和19例心血管死亡、心肌梗死或脑卒中。同时，该研究的安全终点结果显示，替格瑞洛相比氯吡格雷，大出血风险并未增加，两组研究定义的大出血发生率分别为11.6%和11.2%（$P = 0.43$）。

（四）普拉格雷

普拉格雷经肠道吸收后先通过酯酶的作用迅速水解为中间代谢产物，再经过CYP450氧化产生其活性代谢产物。负荷剂量的普拉格雷起效时间为30分钟，而负荷剂量的氯吡格雷需要2～6小时。普拉格雷具有可预测的CYP450代谢，较氯吡格雷起效更快、抗血小板疗效更强。TRITON-TIMI 38研究是一项随机、双盲、双模拟、平行对照试验，在30个国家的707个中心进行，纳入13 608例PCI术后中高危ACS患者，联合阿司匹林，比较普拉格雷与氯吡格雷用于拟行PCI的ACS患者的疗效和安全性。主要终点事件是复合心血管事件，包括心血管性死亡、非致死性心肌梗死或非致死性脑卒中，随访持续到15个月。研究结果表明，普拉格雷组的主要终点事件发生率显著低于氯吡格雷组，尤其心肌梗死发生率显著降低。但是出血风险增加，特别是致死性出血风险显著增加。

（五）血小板糖蛋白Ⅱb/Ⅲa受体阻滞药

GPⅡb/Ⅲa受体与纤维蛋白原结合是血小板聚集的最终环节。GPⅡb/Ⅲa受体阻滞药具有很强的血小板抑制效果，可有效地预防血小板介导的血栓形成。《血小板糖蛋白Ⅱb/Ⅲa受体拮抗剂在冠状动脉粥样硬化性心脏病治疗的中国专家共识（2016）》指出，多项研究证实在ACS及PCI患者中应用GPⅡb/Ⅲa受体阻滞药（替罗非班和依替巴肽）能降低患者血栓风险，改善预后；随着新型抗血小板及抗凝药物的兴起，其与其他类型抗栓药物的联用效果，以及是否增加出血风险等临床情况仍需要进一步探讨。临床应用时应结合个体情况权衡利弊，充分评估出血和血栓风险等，以期达到最佳临床效果。由于GPⅡb/Ⅲa受体阻滞药用于NSTEMI患者无确切获益，且增加出血风险，《2014 ESC/EACTS心肌血运重建指南》指出：NSTE-ACS患者不推荐使用GPⅡb/Ⅲa受体阻滞药预治疗（Ⅲ，A），当需要紧急救助或存在血栓并发症时，可考虑使用GPⅡb/Ⅲa受体阻滞药（Ⅱa，C）。对于STEMI患者，荟萃分析结果显示GPⅡb/Ⅲa受体阻滞药未能降低30天死亡或再梗死的发生率，却增加主要出血风险。因此，2015年《ESC急性冠脉综合征诊疗指南》对GPⅡb/Ⅲa受体阻滞药的推荐从Ⅰ类降低为Ⅱa类，且仅推荐用于PCI存在需要急救的情况或血栓并发症时，不推荐冠脉解剖不明确的患者使用GPⅡb/Ⅲa受体阻滞药。

综上所述，现有抗血小板药物主要针对血小板活化和聚集靶点。针对活化靶点，阿司匹林治疗是基石；P_2Y_{12}受体阻滞药氯吡格雷奠定了双联抗血小板治疗的策略，新型P_2Y_{12}受体阻滞药替格瑞洛、普拉格雷无禁忌证情况下优先推荐。针对聚集靶点，由于GPⅡb/Ⅲa受体阻滞药获益不确切、出血风险高，指南不推荐常规使用。

第三节　急性冠脉综合征抗血小板治疗方案

一、我国急性冠脉综合征双联抗血小板治疗指南推荐方案

《中国血栓性疾病防治指南》（2018版）指出，对于所有无禁忌证的STEMI患者均推荐尽早开始阿司匹林治疗，首剂200～300mg，维持量75～100mg/d，长期服用（Ⅰ，A）。所有无禁忌证的患者推荐在阿司匹林基础上合用一种P_2Y_{12}受体阻滞药（Ⅰ，A），可选择替格瑞洛（负荷量180mg，维持量90mg，2次/天）或氯吡格雷（负荷量600mg，维持量75mg/d）（Ⅰ，B）。推荐在首次医疗接触时即给予P_2Y_{12}受体阻滞药（Ⅰ，B）。长期口服氯吡格雷者推荐再次给予P_2Y_{12}受体阻滞药负荷量治疗（Ⅰ，B）。

对于NSTEMI患者，以往未接受治疗者，推荐尽早开始阿司匹林200～300mg嚼服，维持量75～100mg/d长期服用（Ⅰ，A）。无论何种治疗策略，确诊后推荐尽早在阿司匹林基础上使用一种P_2Y_{12}受体阻滞药（Ⅰ，A）：替格瑞洛（负荷量180mg，维持量90mg，2次/天）或氯吡格雷（负荷量300～600mg，维持量75mg/d）（Ⅰ，B）。P_2Y_{12}受体阻滞药的选择应权衡缺血和出血风险（Ⅰ，A）。关于GPⅡb/Ⅲa受体阻滞药，不推荐在冠状动脉解剖不明确的

情况下常规使用（Ⅰ，A），仅在PCI术中出现血栓并发症等紧急情况时建议使用（Ⅱa，C）。

二、急性冠脉综合征抗血小板治疗升级方案

即便应用了正规的药物及血运重建治疗，心肌梗死患者1年内主要心脏不良事件（major adverse cardiac event，MACE）发生率仍有18.3%，无事件者之后3年内MACE发生率为20%，心肌梗死合并高危因素的患者预后更差。因此，如何优化DAPT治疗的探索一直在进行中。

（一）加大抗血小板药物剂量

CURRENT OASIS-7研究采用2×2析因设计，25 086位PCI治疗的ACS患者被随机分为双倍剂量氯吡格雷组（第1天给予负荷剂量的氯吡格雷600mg，之后的6天剂量改为150mg/d，6天过后剂量再次改为75mg/d维持治疗），或者标准剂量氯吡格雷组（负荷剂量的氯吡格雷300mg，继之改为维持剂量75mg/d），两组分别联合高剂量（300～325mg/d）和低剂量（75～100mg/d）的阿司匹林。主要终点：30天时的心血管源性死亡、心肌梗死或脑卒中组成的复合终点。研究结果显示：主要终点事件发生率，双倍剂量氯吡格雷组为4.2%，标准剂量氯吡格雷组为4.4%［HR 0.94；95%置信区间（confidence interval，CI）0.83～1.06；$P=0.30$］，两组间无统计学差异。在应用氯吡格雷治疗同时，联用高剂量或低剂量的阿司匹林，30天时主要终点事件发生率（4.2% vs 4.4%，HR 0.97；95%CI 0.86～1.09；$P=0.61$）和主要出血事件发生率（2.3% vs 2.3%，HR 0.99，95%CI 0.84～1.17，$P=0.90$）均无统计学差异。可见双倍剂量氯吡格雷与标准剂量相比，未能进一步降低终点事件发生率。高剂量的阿司匹林相比低剂量组的获益也未见增加。与此同时，该研究还发现，氯吡格雷加倍剂量会显著增加出血的发生率。

（二）延长双联抗血小板治疗时间

DAPT研究为一项国际性多中心、随机、安慰剂对照双盲研究，旨在探讨PCI术后延长DAPT治疗的风险和获益。该研究入选了9961名PCI术后完成了标准DAPT治疗12个月的患者，随机分为继续DAPT治疗18个月和单用阿司匹林抗血小板治疗组。研究发现，延长DAPT治疗18个月组与对照组比较明显降低患者支架内血栓（HR 0.29，95%CI 0.17～0.48）、主要不良心脑血管事件（HR 0.71，95%CI 0.59～0.85）和心肌梗死（HR 0.47，95%CI 0.37～0.61）风险，但是出血风险明显增加（HR 1.61，95%CI 1.21～2.16）。因此，对于缺血事件高危，而出血风险低危患者，延长DAPT可能使这部分患者获得更大获益。

三、急性冠脉综合征抗血小板治疗降级方案

ACS患者抗血小板治疗不足会引起缺血和出血风险并存，平衡缺血与出血的风险是获益的关键。血栓形成风险在围术期和ACS急性期最高，然后会逐渐降低并呈相对稳定状态，而出血风险并不会降低，平衡两者非常重要且具有现实的临床意义。对于出血高危的ACS患者，在短期强化抗血小板治疗后，将治疗强度降低，称为抗血小板治疗降级。

治疗降级有以下三种方式：第一，从强效P_2Y_{12}受体阻滞药调整为氯吡格雷；第二，将强

效的P_2Y_{12}受体阻滞药减量；第三，将DAPT改为单药。

（一）从强效P_2Y_{12}受体阻滞药调整为氯吡格雷

TOPIC研究为单中心、随机对照临床研究，对646例接受PCI的ACS患者应用强效P_2Y_{12}受体阻滞药（普拉格雷或替格瑞洛）加阿司匹林1个月后，改用氯吡格雷加阿司匹林，观察有效性和安全性的终点。与未转换组比较，转换组的欧美出血学术研究会（Bleeding Academic Research Consortium，BARC）分级标准≥2型的出血发生率明显降低，但是两组TIMI分级的严重出血发生率没有差异；两组缺血终点事件发生率没有差异。该研究为临床提供了一种新的抗血小板治疗策略的可能，然而研究的局限性是样本量比较小且是单中心研究。值得注意的是，TOPIC研究预设亚组分析发现，对于那些HRPR患者调整为氯吡格雷后其缺血性事件还是有所增加。

事实上，治疗降级时将强效的P_2Y_{12}受体阻滞药更换为氯吡格雷存在不少缺陷。首先，并不能肯定更换为氯吡格雷一定能减低出血风险；其次，由于个体差异，不能确定氯吡格雷是否能充分有效抗血小板；最后，更换时可能出现抗血小板治疗的真空期。而直接将强效的P_2Y_{12}受体阻滞药减量是更为简便的方法，也有一些研究证据支持。

（二）将强效的P_2Y_{12}受体阻滞药减量

ELECTRA研究对心肌梗死后1个月的患者进行药代动力学和药效学评价，结果同样表明低剂量替格瑞洛能够提供与标准剂量替格瑞洛相似的抗血小板作用。HOST-REDUCE-POLYTECHACS研究证实了降低普拉格雷剂量的优势，既能够保证疗效又能提高安全性。该研究是一项随机、平行分组、开放标签、多中心、非劣效性试验，纳入2338例接受PCI治疗的ACS患者，术后每天服用阿司匹林（100mg）和普拉格雷（10mg）治疗，1个月时随机分为降阶组或标准双抗组。降阶组普拉格雷改为5mg/d，标准双抗组继续原方案用药。降阶组BARC分级≥2级出血的风险较低；两组缺血事件风险无显著差异。

（三）将DAPT治疗改为单药

抗血小板药物使用的种类越多出血风险越大，DAPT时间越长出血风险也会增加。目前有不少研究将DAPT疗程缩短调整为单药治疗。

GLOBAL LEADERS研究为一项开放标签随机试验，共纳入15 968例PCI置入支架的患者，其中47%为ACS，53%为稳定性冠心病。治疗组患者接受1个月阿司匹林联合替格瑞洛治疗，继以23个月替格瑞洛单药治疗。对照组中，ACS者应用替格瑞洛联合阿司匹林治疗12个月，继以阿司匹林单药治疗12个月；稳定性冠心病患者应用氯吡格雷联合阿司匹林治疗12个月，继以阿司匹林单药治疗12个月。研究主要终点为24个月内的全因死亡及非致死性、新发Q波心肌梗死的复合事件。安全性终点为研究者报告的BARC 3级或5级出血。从主要终点来看，研究并未达到预期目的。与对照组相比，虽然试验组2年主要终点事件发生率有降低趋势（3.81% *vs* 4.37%），绝对风险降低0.56%，相对风险降低13%（RR 0.87，95%CI 0.75～1.01），但未得出优效性结论（$P=0.073$）。同时，在安全性方面，两种治疗策略也没有显著差别，试验组与对照组BARC 3级或5级出血发生率分别为2.04%、2.12%（RR 0.97，95% CI 0.78～1.20，$P=0.77$）。然而，界标分析表明，在1年随访时，试验组主要终点事件发生率低于对照组

（1.95% vs 2.47%，RR 0.79，95%CI 0.64 ～ 0.98），差异达到了统计学显著意义（P = 0.028）。但在12 ～ 24个月随访期间，两组的主要终点事件发生率则非常接近（1.86% vs 1.90%，P = NS），提示替格瑞洛单药治疗的获益主要体现在PCI术后第一年内。

TWILIGHT研究是一项随机、双盲、安慰剂对照试验，评估了多达9000例置入至少一枚药物洗脱支架的高危缺血患者，比较替格瑞洛单药治疗与DAPT的疗效和安全性。所有入组患者在成功PCI后接受开放标签低剂量阿司匹林（每天81 ～ 100mg）联合替格瑞洛（90mg每天2次）治疗3个月。然后将无事件的患者双盲随机分配至低剂量阿司匹林组和安慰剂组，并继续使用开放标签替格瑞洛治疗12个月。结果提示，替格瑞洛＋安慰剂组的主要终点（BARC 2级、3级或5级临床相关出血事件）发生率显著低于替格瑞洛＋阿司匹林组（4.0% vs 7.1%，HR 0.56，95%CI 0.45 ～ 0.68，P < 0.001），替格瑞洛＋安慰剂组、替格瑞洛＋阿司匹林组BARC 3级或5级出血事件发生风险分别为1.0%和2.0%（HR 0.49，95%CI 0.33 ～ 0.74）。在缺血性终点方面，替格瑞洛联合安慰剂组的全因死亡、非致命性心肌梗死或非致命性脑卒中复合事件终点与替格瑞洛＋阿司匹林组无统计学差异，两组心血管事件的发生率均为3.9%（HR 0.99，95%CI 0.78 ～ 1.25，非劣效性P < 0.001）。

（四）特殊人群的抗血小板治疗方案

基于循证探讨，《急性冠脉综合征特殊人群抗血小板治疗中国专家建议》为12类特殊人群抗血小板治疗提供个体化指导意见。

1. **出血高危** 溶栓，近期消化道出血，口服抗凝药物，血小板计数低，缺铁性贫血患者。应适当缩短DAPT时间，避免作用强的抗血小板药物及多药联用。

2. **血栓高危** 肺血栓栓塞症、痛风及高尿酸患者应适当延长DAPT，合理联用口服抗凝药。

3. **出血、血栓均高危** 高龄，脑血管疾病，肾功能不全，冠状动脉旁路移植术（coronary artery bypass graft，CABG）及非心脏手术围术期，糖尿病患者。需要充分评估，个体化治疗方案。持续的DAPT治疗有利于减少缺血同时伴随出血风险增加，因此有必要将这一风险与潜在获益进行比较。

总之，对于PCI术后DAPT时间不能一概而论，需要权衡患者缺血及出血风险，延长DAPT治疗减少患者缺血风险，缩短DAPT治疗减少患者出血风险。加强抗血小板治疗和延长DAPT时必须结合患者的临床、实验室检查、解剖和遗传等因素，权衡缺血风险降低与出血风险增加情况，综合考虑治疗的获益－风险比及患者意愿，进行个体化选择。

第四节　抗凝治疗

一、溶栓药物治疗

尽管直接PCI比溶栓更为有效和安全，但临床实践中，各种原因导致的PCI实施时间延迟大大降低了直接PCI的优势，各国指南均推荐溶栓治疗是STMEI血运重建的重要选择之一。

对发病3小时内的患者，溶栓治疗的即刻疗效与直接PCI基本相似，有条件时可在救护车上开始溶栓治疗。《中国急性ST段抬高型心肌梗死诊断和治疗指南》（2015版）建议溶栓治疗用于发病12小时以内，预期首次医疗接触至PCI时间延迟大于120分钟，无溶栓禁忌证的患者。溶栓药物首选特异性纤溶酶原激活物。

一项Meta分析汇总6项随机试验进行分析，结果显示溶栓后早期实施PCI的患者30天病死率与直接PCI的患者无差异，溶栓后早期常规PCI的患者1年主要不良心脏、脑血管事件发生率的减少有优于直接PCI的趋势。因此，对无禁忌证的STEMI患者尽早溶栓并进行早期PCI治疗是可行的，尤其适用于无直接PCI治疗条件的患者。溶栓后早期实施冠状动脉造影的时间宜在3～24小时。

溶栓药物治疗应在有效的抗凝/抗血小板治疗基础上进行。肝素化是STEMI基本的、重要的、关键性治疗，也是初始治疗。目前我国《急性ST段抬高型心肌梗死溶栓治疗的合理用药指南（第二版）》推荐溶栓前应用普通肝素，给予负荷量50～70U/kg（4000U）静推，溶栓后12U/（kg·h）（最大1000U/h）持续静脉泵入48小时；依据APTT调整普通肝素剂量，维持APTT于50～70秒；48小时后根据情况逐渐减量，换用低分子量肝素。

二、补救性经皮冠状动脉介入治疗时的抗凝治疗

《急性ST段抬高型心肌梗死溶栓治疗的合理用药指南（第二版）》指出，溶栓后3～24小时内进行冠脉造影，依据造影结果决定是否PCI治疗，术中可继续静脉应用普通肝素，根据激活全血凝固时间（activated clotting time of whole blood，ACT）结果及GP Ⅱ b/ Ⅲ a受体阻滞药使用情况调整剂量（Ⅰ，C）；对已使用过低分子量肝素（依诺肝素）而需要PCI的患者，若最后一次皮下注射在8小时之内，PCI前可不追加剂量，若最后一次皮下注射在8～12小时，则应静脉注射依诺肝素0.3mg/kg（Ⅰ，B）。

三、药物保守治疗时的抗凝治疗

对于未接受再灌注治疗的患者，推荐接受以下胃肠外抗凝药物治疗：依诺肝素、磺达肝癸钠或普通肝素。依诺肝素30mg静脉推注，15分钟后予1mg/kg皮下注射，1次/12小时，≤8天，首两剂总剂量≤100mg，根据年龄和肾功能调整剂量。磺达肝癸钠2.5mg静脉推注，继以2.5mg皮下注射，1次/天，持续≤8天。普通肝素60U/kg弹丸注射（≤4000U），继以12U/（kg·h）（≤1000U/h）维持静脉滴注24～48小时，监测APTT保持在基线值的1.5～2.0倍。

四、经皮冠状动脉介入治疗后的抗凝治疗

一项Cochrane荟萃分析纳入了23项随机和非随机研究，30 966例患者，包括10 243例STEMI行PCI的患者、8750例行溶栓后PCI治疗的患者和11 973例NSTEMI或稳定型心绞痛择期PCI的患者，接受依诺肝素（$n=13\,943$）与普通肝素（$n=17\,023$）治疗，对比依诺肝素和普通

肝素在PCI期间报告的死亡率（疗效终点）和大出血（安全性终点）发生率。结果显示：STEMI直接PCI术后继续抗凝治疗未能显著减少主要缺血事件发生率，但显著增加大出血发生率。

2017年欧洲心脏病学会（European Society of Cardiology，ESC）STEMI指南PCI抗凝治疗推荐，除非患者存在单独的全量抗凝适应证，如由于房颤、机械瓣膜或左心室血栓，或因延长卧床时间需要预防深静脉血栓形成，直接PCI术后不适用常规抗凝治疗。

在NSTE-ACS患者PCI术后继续肠外抗凝治疗对临床结局的影响方面，一项队列研究纳入2010—2014年来自中国5家临床中心的8197例NSTE-ACS接受PCI治疗的患者，主要终点为院内全因死亡，主要安全性终点为院内主要出血（BARC 3～5级）。结果显示，PCI术后抗凝治疗未能减少死亡和心肌梗死发生率（$P > 0.05$），但显著增加了主要出血风险（$P < 0.001$）。《2018年ESC/EACTS血运重建指南》指出，NSTE-ACS行PCI后应立即考虑停止肠外抗凝治疗。

五、比伐卢定

比伐卢定是凝血酶直接拮抗剂，是以水蛭素结构为基础的由20个氨基酸组成的单链多肽，可与凝血酶活性位点和底物识别位点可逆性结合。2007年发表的ACUITY研究、2008年发表的HORIZONS-AMI研究以及2015年由韩雅玲院士牵头的BRIGHT研究均显示，比伐卢定可以替代普通肝素联用GP Ⅱb/Ⅲa受体阻滞药，显著减少出血发生率，且缺血性事件发生率无差异。然而，也有研究发现比伐卢定的疗效不如肝素。HEAT-PPCI研究和EUROMAX研究显示，比伐卢定会增加急性支架内血栓形成的风险。因此，目前指南推荐对于STEMI行直接PCI的患者，应用比伐卢定0.75mg/kg静推，继以1.75mg/（kg·h）静脉泵入，持续至术后4小时。

综上所述，STEMI患者药物溶栓治疗仍具有重要意义。普通肝素仍是ACS抗栓治疗中的重要抗凝药物，包括STEMI溶栓前肝素化及急诊PCI术中。低分子量肝素可以用于急诊PCI术中，但应尽量避免与普通肝素混合使用。比伐卢定、Ⅹa因子拮抗剂需依据临床情况合理使用。ACS患者行成功的PCI术后并不需要常规抗凝药物治疗。

第五节　急性冠脉综合征抗栓治疗优化策略

2020年ESC NSTE-ACS治疗指南更新，指出缺血和出血并发症决定了NSTE-ACS患者的结局和总体死亡风险。因此，应该在平衡缺血风险和出血风险的基础上优化选择，细化抗栓策略。

对于计划行PCI治疗的NSTE-ACS患者，使用P_2Y_{12}受体阻滞药时应优先考虑普拉格雷。相比替格瑞洛或氯吡格雷，普拉格雷的潜在获益可能与改善内皮功能相关。在使用替格瑞洛或普拉格雷发挥强效抗血小板作用的前提下，不推荐将GP Ⅱb/Ⅲa受体阻滞药作为常规应用。

普通肝素仍是进行PCI时抗凝药物的首选，对于一些特定的患者，由于比伐卢定的半衰期较短，可考虑用比伐卢定替代普通肝素。指南推荐无论置入何种类型支架，NSTE-ACS患者PCI术后的DAPT方案应为一种强效P_2Y_{12}受体阻滞药联合阿司匹林应用12个月，除非患者存在禁忌证。在某些特殊临床情况中，DAPT的疗程可以缩短、延长或更改方案。

随着2012年WOEST研究、2016年PIONEER AF-PCI研究、2017年RE-DUAL PCI™研究、2019年AUGUSTUS研究及ENTRUST-AF PCI研究结果的陆续发表，对于PCI合并非瓣膜性房颤患者的抗凝治疗，从安全性（出血风险降低）出发，已有证据更支持使用新型口服抗凝药（new oral anti-coagulant，NOAC）而非维生素K拮抗剂。2020年发布的《冠心病合并心房颤动患者抗栓管理中国专家共识》建议，将由预防脑卒中推荐剂量的NOAC和单联抗血小板（P$_2$Y$_{12}$受体阻滞药）治疗组成的双联抗栓治疗（dual anti-thrombotic therapy，DAT）作为术后12个月的默认治疗策略。三联抗栓治疗（triad anti-thrombotic therapy，TAT）可维持至术后1周，而对支架内血栓高危、出血低危患者最多1个月。如出血高危，抗血小板治疗时间可缩短至3～6个月。长期抗栓治疗建议单用口服抗凝药（oral anti-coagulant，OAC）。可采用SYNTAX、SYNTAX Ⅱ或GRACE评分，对PCI合并房颤患者进行缺血事件风险评估。SYNTAX和GRACE评分对于冠状动脉支架置入合并房颤患者的冠状动脉事件和死亡风险均有预测价值。

第六节　双联抗血小板及抗凝治疗期间的出血管理

ESC指南推荐对于抗栓治疗期间有出血表现的患者，依据出血程度进行相应处理。

一、轻微出血

轻微出血指任何无须药物干预或进一步评估的出血，如皮肤淤血或瘀斑、患者自行处理的鼻出血、非常小的结膜出血。处理建议：可以继续DAPT，可以继续OAC或隔次用药，与患者讨论并告诉患者药物依从性的重要意义，了解出血的其他原因，实施可能的预防策略。

二、小出血

小出血指任何需要医疗照顾但无须住院的出血，如无法自我解决的鼻出血、中度结膜出血、无明显失血的泌尿生殖道出血或上/下消化道出血、轻微咯血。处理建议：可继续DAPT治疗，降级治疗；缩短DAPT疗程或换用低强度P$_2$Y$_{12}$受体阻滞药，尤其再次发生出血时，除非血栓风险极高危，需考虑停用口服抗凝药或使用逆转剂控制出血。如果有临床指征1周内再启动治疗。考虑维生素K拮抗剂至目标INR值2.0～2.5，接受TAT者考虑改为DAT治疗，优选氯吡格雷＋OAC。使用DAT者，考虑停用抗血小板治疗。识别与出血相关的合并症和并发症（如痔疮、肿瘤、消化性溃疡等），并进行相应的治疗，如使用质子泵抑制剂，并告知患者药物依从性的重要意义。

三、中度出血

中度出血指任何导致血红蛋白丢失＞30g/L和/或需要住院、血流动力学稳定、不会快速进展的出血，如泌尿生殖道出血或上/下消化道出血失血显著，需要输血。处理建议：使用单一抗血小板治疗（single anti-platelet therapy，SAPT），优选P_2Y_{12}受体阻滞药，尤其是上消化出血患者。认为安全后尽快恢复DAPT，考虑缩短DAPT疗程或换用低强度P_2Y_{12}受体阻滞药，尤其再次发生出血时。TAT治疗者考虑减为DAT治疗，优选氯吡格雷＋OAC。发生胃肠道出血时考虑静脉滴注质子泵抑制剂，识别与出血相关的合并症和并发症，并积极治疗，告诉患者药物依从性的重要意义。

四、严重出血

严重出血是指任何严重的活动性出血致患者生命立即处于危险中，如严重泌尿生殖系统、呼吸道或上/下消化道出血。处理建议：停用DAPT，继续SAPT，优选P_2Y_{12}受体阻滞药。持续出血或无法治疗时，尤其在上消化道出血，考虑停用所有抗栓药物。一旦出血停止，再次评估需要DAPT还是SAPT治疗，优选P_2Y_{12}受体阻滞药。再次启动DAPT后，考虑缩短DAPT疗程或换用低强度P_2Y_{12}受体阻滞药（如从替格瑞洛/普拉格雷换为氯吡格雷），尤其再次发生出血时。除非血栓风险巨大（如二尖瓣机械性心脏瓣膜、心脏辅助装置），应考虑停用OAC或使用OAC逆转剂直至出血控制。如果有临床指征1周内再启动治疗，考虑维生素K拮抗剂至目标INR值2.0～2.5。接受TAT治疗者考虑改为氯吡格雷＋OAC双联治疗。患者使用DAT治疗时，如果认为安全可考虑停用抗血小板治疗。发生胃肠道出血时，考虑静脉滴注质子泵抑制剂；血红蛋白＜78g/L时，考虑输注红细胞、输注血小板；如果可能，紧急手术或内镜治疗出血源。

五、危及生命的出血

危及生命的出血是指严重的活动性出血致患者生命立即处于危险中，如大量明显泌尿生殖系统、呼吸道或上/下消化道出血，活动性颅内、脊髓或眼内出血，或导致血流动力学不稳定的任何出血。处理建议：立即停用所有抗栓药物；一旦出血停止，再次评估需要DAPT还是SAPT，SAPT优选P_2Y_{12}受体阻滞药，尤其在上消化道出血的患者中；停用OAC或使用OAC逆转剂；低血压时给予补液，不管血红蛋白值是多少，考虑红细胞输注；必要时血小板输注；发生胃肠道出血时，考虑静脉滴注质子泵抑制剂，如果可能，紧急手术或内镜治疗出血源。

总之，ASC主要病理机制是斑块破裂血栓形成，抗栓治疗对ASC患者至关重要。阿司匹林是抗血小板治疗的基础，阿司匹林联用P_2Y_{12}受体阻滞药的双联抗血小板治疗是ACS重要的抗栓策略之一。ACS治疗中也要合理应用抗凝药物，依据指南，结合临床实际，充分评估出血风险和血栓风险，合理应用ACS抗栓治疗策略。在抗栓治疗同时需密切观察随访患者情况，积极处理出血和血栓情况。对于ACS患者的抗栓治疗，我们追求的是"如何在风险的基础上，让获益最大化"。

参考文献

[1] COLLET J P，THIELE H，BARBATO E，et al. 2020 ESC Guidelines for the management

笔记

of acute coronary syndromes in patients presenting without persistent ST-segment elevation［J］. Eur Heart J，2021，42（14）：1289-1367.

［2］国家卫生计生委合理用药专家委员会，中国药师协会. 急性ST段抬高型心肌梗死溶栓治疗的合理用药指南（第2版）［J］. 中国医学前沿杂志（电子版），2019，11（1）：40-65.

［3］IBANEZ B，JAMES S，AGEWALL S，et al. 2017 ESC Guidelines for the management of acute myocardial infarction in patients presenting with ST-segment elevation：The Task Force for the management of acute myocardial infarction in patients presenting with ST-segment elevation of the European Society of Cardiology（ESC）［J］. Eur Heart J，2018，39（2）：119-177.

［4］中华医学会心血管病学分会动脉粥样硬化与冠心病学组，中华医学会心血管病学分会介入心脏病学组，中国医师协会心血管内科医师分会血栓防治专业委员会，等. 冠心病双联抗血小板治疗中国专家共识［J］. 中华心血管病杂志，2021，49（5）：23.

［5］《中国血栓性疾病防治指南》专家委员会. 中国血栓性疾病防治指南［J］. 中华医学杂志，2018，98（36）：2861-2888.

第八章 心房颤动患者血栓栓塞/脑卒中防治策略

心房颤动（atrial fibrillation，AF）简称房颤，是一种高发疾病。据统计，2016年全球有4360万患者罹患房颤，其中男性患者更多见。不同地区的患病率及发病率具有差异性，亚洲人群房颤患病率及发病率均较北美或欧洲地区低。中国房颤患者共约800万人，男性患病率为1.4%，女性患病率为0.7%。

房颤相关并发症较多（表8-1），医疗负担较重。脑卒中是房颤主要的危害之一。与非房颤患者相比，房颤患者脑卒中的发生风险增高5倍，由房颤导致的脑卒中占所有脑卒中的15%～20%。2001—2012年，中国房颤患病率增长19倍（从0.01/100人增长至0.20/100人），房颤相关脑卒中患病率增长12倍（从0.00/1000人增长至0.13/1000人）。从机制来看，房颤患者心房血流减慢易产生涡流，进而在心房内形成静脉样血栓，血栓脱落随血流到脑部形成缺血性脑卒中。目前的研究认为，持续性房颤与永久性房颤发生脑卒中和死亡的风险高于阵发性房颤。

房颤分为瓣膜性房颤和非瓣膜性房颤。瓣膜性房颤是中、重度二尖瓣狭窄或机械人工瓣膜的房颤，而非瓣膜性房颤是排除中、重度二尖瓣狭窄以及机械人工瓣膜的房颤。

表8-1 房颤相关并发症

房颤相关并发症	在房颤患者中的发生率	机制
死亡	较正常人增加1.5～3.5倍死亡风险	过高的致死率与心力衰竭和脑卒中等并发症有关
脑卒中	20%～30%缺血性脑卒中与房颤相关，10%是隐源性脑卒中	心源性血栓；与合并动脉粥样硬化有关
左室收缩功能不全/心力衰竭	20%～30%房颤患者出现左心功能不全	心室率过快、不规律的心室收缩
认知功能减退/血管性痴呆	较正常人增加40%～60%的风险	脑白质病变、炎症、灌注不足；微栓塞
抑郁	16%～20%（甚至有自杀倾向）	严重的症状及生活质量下降；药物的不良反应

一、房颤患者栓塞/出血的危险因素

1. 房颤患者栓塞的危险因素 20世纪90年代末期，研究者们基于小规模队列研究发

笔记

明了CHADS₂评分法。CHADS₂评分法根据患者是否有近期心衰（cardiac failure，1分）、高血压（hypertension，1分）、年龄≥75岁（age，1分）、糖尿病（diabetes，1分）和血栓栓塞病史（脑卒中、短暂性脑缺血发作或非中枢性血栓栓塞）（stroke，2分）来确定房颤患者的危险分层。CHADS₂评分0分为脑卒中低危风险，1分为脑卒中中危风险，≥2分为脑卒中高危风险。2006年美国心脏病学会（American College of Cardiology，ACC）、美国心脏协会（American Heart Association，AHA）和欧洲心脏病学会（European Society of Cardiology，ESC）指南推荐CHADS₂评分用于房颤患者脑卒中危险分层。CHADS₂评分相对简单，但在中低危患者中的预测价值较低。

CHA₂DS₂-VASc评分是在CHADS₂评分基础上，将年龄≥75的评分由1分增加至2分，并增加了血管疾病、年龄65～74岁和性别（女性）3个危险因素，最高积分为9分（表8-2）。CHA₂DS₂-VASc评分进一步提高了在中低风险患者中的预测价值，自2010年ESC指南提出后得到了广泛应用。由于房颤患者的血栓栓塞风险是不断变化的，对于起始脑卒中风险较低的房颤患者，应在风险评估后的4～6个月进行脑卒中风险的再评估。值得注意的是，女性额外增加的风险主要来自≥2分非性别相关的脑卒中危险因素，提示女性是房颤患者栓塞风险的修正因素，而非独立的危险因素。近年来，研究者们关注的房颤患者脑卒中的新危险因素见表8-3。

表8-2　房颤患者脑卒中风险CHA₂DS₂-VASc评分

	危险因素	评分
C	充血性心力衰竭：临床心力衰竭；中重度左室功能障碍的客观证据；肥厚型心肌病	1
H	高血压：需要药物治疗的高血压	1
A	年龄≥75岁	2
D	糖尿病：需要口服降糖药和/或胰岛素控制；空腹血糖＞7.0mmol/L	1
S	脑卒中/短暂性脑缺血发作/血栓栓塞病史	2
V	血管疾病：造影证实的明确的冠心病、陈旧性心肌梗死、外周动脉疾病、主动脉斑块	1
A	年龄65～74岁	1
Sc	性别（女性）：女性是栓塞风险修正因素而非危险因素	1
	总积分	10

表8-3　房颤患者脑卒中新危险因素

研究最广泛的危险因素	其他临床危险因素	影像学异常	血/尿生物标志物异常
脑卒中/TIA/体循栓塞、高血压、年龄、结构性心脏病、糖尿病、瓣膜疾病、慢性心力衰竭/左室功能不全、性别（女性）	肾功能不全、阻塞性睡眠呼吸暂停、肥厚型心肌病、脑/心脏淀粉样变、高脂血症、吸烟、代谢综合征、恶性疾病	①超声心动图：示左心房扩张、左房自发显影或左房血栓、左心耳低流速、主动脉复杂斑块。②头颅影像学：示小血管病	cTnT、cTnI、BNP、半胱氨酸、蛋白酶抑制剂C、蛋白尿、Ccr/eGFR、CRP、IL-6、GDF-15、vWF、D-dimer

TIA：短暂性脑缺血发作；cTNT：肌钙蛋白T；cTNI：肌钙蛋白I；BNP：脑钠肽；Ccr：肌酐清除率；eGFR：肾小球滤过率；CRP：C反应蛋白；IL-6：白介素-6；GDF-15：生长分化因子-15；vWF：血管性血友病因子；D-dimer：D-二聚体。

2. 房颤患者出血的危险因素 在抗凝治疗前应对房颤患者的出血风险进行评估，目前临床上广泛使用的评估房颤患者抗凝出血风险的评分为HAS-BLED评分（表8-4），评分≤2分为出血低风险，评分≥3分提示出血高风险，但非抗凝治疗的禁忌。除HAS-BLED评分外，评估房颤患者出血风险的评分系统还有ORBIT评分、ATRIA评分、ABC评分。

纠正出血危险因素是减少抗凝出血事件的关键，对所有行抗凝治疗的房颤患者，应进行出血危险因素评估并识别和纠正可逆的出血危险因素。为深入评估及纠正出血危险因素，基于以上出血风险评分系统，将危险因素归类为可纠正的危险因素、潜在可纠正的危险因素、不可纠正的危险因素（表8-5）。对比房颤患者的血栓栓塞危险分层及抗凝患者出血风险评分可以发现，出血和血栓栓塞的危险因素具有很多重合，如老年人和血栓栓塞病史既是脑卒中的危险因素，也是出血的危险因素。出血风险越高的患者发生血栓栓塞的风险越高，其接受抗凝治疗的临床净获益更大。因此，只要患者具备抗凝治疗的适应证仍应进行抗凝治疗，不应将出血风险高视为抗凝的禁忌证，而应该更审慎地评估获益-风险比，注意筛查并纠正增加出血风险的可逆因素。对出血风险高而脑卒中风险较低的患者，应慎重选择抗栓治疗的方式和强度，并应考虑患者的意愿。

存在活动性出血时，需停用抗凝药直至出血原因被纠正。然而，大多数小出血是暂时的，被归类为滋扰性出血（如鼻出血，可做病因治疗实施鼻内动脉灼烧）。滋扰性出血在房颤抗凝患者中很常见，约占20%。研究表明，滋扰性出血与脑卒中/体循环栓塞以及大出血风险无关。因此，在接受口服抗凝治疗的患者中，滋扰性出血的发生不应影响抗凝治疗策略。当滋扰性出血频繁发生，影响患者的生活质量时，需要再谨慎评价药物治疗或药物剂量。暂时性的小出血可尝试换药治疗。

表8-4 房颤患者抗凝出血风险HAS-BLED评分

	危险因素	评分
H	不可控制的高血压：收缩压>160mmHg	1分
A	肾功能或肝功能异常：透析，肾移植，血清肌酐>200mmol/L；肝硬化，胆红素>正常值上限2倍，AST/ALT/ALP>正常值上限3倍	各1分
S	脑卒中：有缺血性脑卒中或出血性脑卒中[a]病史	1分
B	出血史或出血倾向：既往有大出血或贫血或严重的血小板减少	1分
L	INR不稳定[b]：接受VKA治疗的TTR<60%	1分
E	老年人：年龄>65岁	1分
D	药物或过量饮酒：联用抗血小板药物或NSAIDs，和/或每周过量饮酒[c]	各1分
总分最高值		9分

ALP：碱性磷酸酶；ALT：丙氨酸转氨酶；AST：天冬氨酸转氨酶；INR：国际标准化比值；VKA：维生素K拮抗剂；TTR：治疗范围内的时间；NSAIDs：非甾体抗炎药。

a.在"B"标准下，出血性脑卒中也将获得1分。

b.仅在患者接受VKA治疗时相关。

c.酒精过量或滥用是指酒精摄入量很高（如每周>4标准饮/周），临床医师认为这会对健康或出血风险造成影响。

笔记

笔记

表8-5　出血危险因素

分类	危险因素
可纠正的危险因素	高血压（特别是收缩压＞160mmHg）[a, b, c]；INR不稳定或维生素K拮抗剂治疗的患者达到治疗范围的时间＜60%；药物诱发性出血，如抗血小板药物和非甾体抗炎药[a, d]；过量饮酒（≥8标准饮/周）[a, b]
潜在可纠正的危险因素	贫血[b, c, d]；肾功能受损[a, b, c, d]；肝功能受损[a, b]；血小板计数或功能下降[b]
不可纠正的危险因素	年龄[b, c, d]；大出血病史[a, b, c, d]；脑卒中病史[a, b]；依赖透析的肾脏病或肾移植[a, c]；肝硬化[a]；恶性肿瘤[b]；遗传因素[b]；基于生物标志物的出血危险因素；高敏肌钙蛋白[e]；生长分化因子-15[e]；血清肌酐/估计的肌酐清除率[e]

a、b、c、d、e分别代表来自HAS-BLED评分、HEMORR2HAGES评分、ATRIA评分、ORBIT评分、ABC出血评分的评分项目。

二、房颤患者栓塞/脑卒中的防治策略

目前，各指南均推荐口服抗凝治疗预防房颤患者血栓栓塞或脑卒中。《2016年ESC/EACTS房颤管理指南》提出：所有CHA_2DS_2-VASc评分≥2分的男性或≥3分的女性非瓣膜性房颤患者，推荐口服抗凝治疗以预防血栓栓塞（Ⅰ，A）；CHA_2DS_2-VASc评分为1分的男性或评分为2分的女性房颤患者，应考虑口服抗凝治疗以预防血栓栓塞（Ⅱa，B）；无论脑卒中风险如何，不推荐抗血小板单药治疗用于非瓣膜性房颤患者的脑卒中预防（Ⅲ，A）。2021年我国发布的《心房颤动：目前的认识和治疗建议》中也给出了类似的推荐。多项临床研究表明，房颤患者接受抗血小板药物治疗在脑卒中预防方面并无获益，有效性远不如口服抗凝治疗，在减少心血管死亡、症状性脑卒中或TIA复合终点的有效性方面也不如华法林。

三、房颤患者预防栓塞/脑卒中的抗凝药物选择

1. 房颤患者预防栓塞/脑卒中的抗凝药物　华法林是预防房颤患者血栓栓塞事件的经典抗凝药物，是研究证据最充分、使用最普遍的口服抗凝药物。新型口服抗凝药（new oral anti-coagulant，NOAC）包括直接凝血酶抑制剂达比加群酯以及Ⅹa因子抑制剂利伐沙班、阿哌沙班与艾多沙班。

（1）华法林：是一种维生素K拮抗剂，间接通过拮抗维生素K多靶点抑制肝合成凝血因子Ⅱ、Ⅶ、Ⅸ、Ⅹ，同时抑制了天然抗凝蛋白（蛋白C和蛋白S）。华法林于20世纪40年代首次在临床上使用，是历史上最早使用的药物之一。1954年，华法林被美国食品药品监督管理局（Food and Drug Administration，FDA）正式批准使用。华法林应用领域广泛，目前临床上被用于静脉血栓栓塞症（venous thromboembolism，VTE）的预防与治疗、人工心脏瓣膜置换术后血栓的预防以及房颤患者预防脑卒中。

华法林在房颤患者脑卒中一级与二级预防中的作用已得到多项临床研究肯定。一项纳入了6项随机对照研究的荟萃分析显示，与安慰剂相比，华法林可使房颤患者脑卒中的相对危险度降低64%，全因死亡率降低26%。虽然华法林的抗凝效果确切，但该药也存在一些局限性，

如不同个体的有效剂量变异幅度较大；有效治疗窗较窄；抗凝作用易受多种食物和药物的影响；用药过程中需频繁监测凝血功能及INR。

（2）新型口服抗凝药：NOAC通过单靶点直接抑制凝血因子从而降低出血风险（图8-1），包括直接凝血酶抑制剂（如达比加群酯）与Ⅹa因子抑制剂（如利伐沙班、阿哌沙班、艾多沙班），二者在抗凝机制上略有差别（表8-6）。NOAC具有稳定的剂量相关性抗凝作用，受食物和其他药物的影响小，应用过程中无须常规监测凝血功能，便于患者长期治疗。

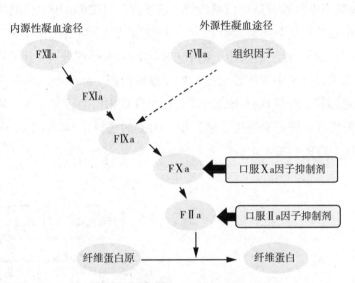

图8-1　NOAC通过单靶点直接抑制凝血因子

表8-6　Ⅹa因子抑制剂与直接凝血酶抑制剂抗凝机制的比较

Ⅹa因子抑制剂抗凝机制	直接凝血酶抑制剂抗凝机制
凝血瀑布的关键环节	凝血瀑布最后共同通路
抑制凝血酶的生成	阻断凝血酶激活
保留了止血机制	阻断接触激活
	阻断血小板激活

　　大量研究表明，NOAC在房颤患者预防脑卒中或体循环栓塞中的疗效非劣效于华法林。RE-LY研究提示，口服低剂量达比加群酯（110mg，2次/天）预防房颤患者血栓栓塞事件的有效性与华法林相似，并可降低大出血的发生率、明显降低颅内出血的发生率；而大剂量达比加群酯（150mg，2次/天）与华法林相比，可进一步降低脑卒中和体循环栓塞事件，大出血的发生率与华法林相近。ROCKET-AF研究发现，利伐沙班（20mg，1次/天）在预防非瓣膜病房颤患者的血栓栓塞事件方面非劣效于华法林，且具有更好的安全性。AVERROES研究表明，对于不适于华法林治疗的房颤患者，应用阿哌沙班（5mg，2次/天）较阿司匹林可更有效地预防脑卒中与体循环栓塞事件，且不增加严重出血的风险。ARISTOTLE研究发现，与调整剂量的华法林相比，阿哌沙班能够更为有效地降低脑卒中和体循环栓塞发生率，并降低出血事件的风险和全因死亡率。ENGAGE AF研究提示，两种剂量的艾多沙班（60mg或30mg，1次/天）预防房颤患者脑卒中和体循环栓塞的疗效不劣于华法林，大出血和心血管死

笔记

亡率均低于华法林。对比较NOAC和华法林的4个主要随机对照研究（RE-LY、ROCKET AF、ARISTOTLE、ENGAGE AF）进行荟萃分析，发现NOAC（达比加群酯150mg，2次/天；利伐沙班20mg，1次/天；阿哌沙班5mg，2次/天；艾多沙班60mg，1次/天）与华法林相比可以明显降低脑卒中和体循环栓塞事件，降低出血性脑卒中风险、全因死亡率及颅内出血风险。基于大型终点试验的阳性结果，欧洲指南已表示在房颤患者的脑卒中预防方面倾向于优先应用NOAC而不是华法林，尤其是新开始抗凝治疗的患者。

2. **房颤患者脑卒中危险分层与抗凝治疗"三步法"** 2020年ESC房颤管理指南中，总结了房颤患者脑卒中危险分层和抗凝治疗的"三步法"（图8-2）。第一步，识别不需要栓塞/脑卒中预防性治疗的低危患者。第二步，所有CHA_2DS_2-VASc评分≥1分（男性）或2分（女性）的患者，考虑进行脑卒中预防性治疗，如口服抗凝药（oral anti-coagulant，OAC），识别可纠正的出血风险因素，计算HAS-BLED评分；当HAS-BLED评分≥3分时，识别可纠正的出血风险因素，为患者安排定期随访。第三步，OAC的选择，推荐NOAC作为一线治疗措施或选择使用华法林（TTR≥70%）。

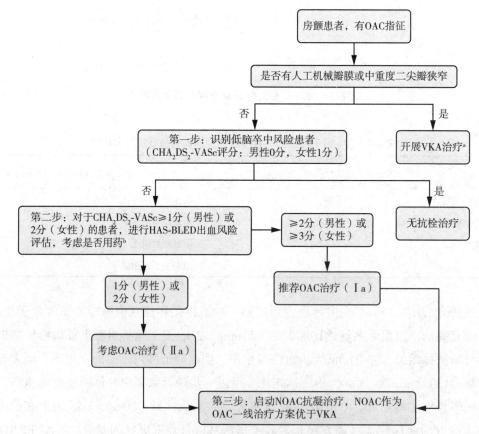

图8-2 房颤患者脑卒中风险分层和抗凝治疗的"三步法"

a. TTR足够高时，才可开展VKA治疗；VKA治疗的目标INR范围取决于瓣膜损伤情况或瓣膜类型。

b. 当HAS-BLED评分≥3分，识别可纠正的出血风险因素，为患者安排定期随访；高出血风险不应作为停止OAC的原因。

四、新型口服抗凝药的适应证及特殊情况的应用

1. NOAC的适应证 NOAC被批准用于非瓣膜性房颤患者的脑卒中预防（表8-7）。非瓣膜性房颤是指伴有心脏人工机械瓣膜或中-重度二尖瓣狭窄（通常为风湿性心脏病起源）以外的房颤。在房颤人群中比较NOAC与华法林的所有Ⅲ期临床研究，均未纳入人工机械瓣膜或中-重度二尖瓣狭窄患者。为避免混淆，2016年ESC房颤指南已经摒弃了"非瓣膜性"这一名词，而是具体指出合并哪种基础瓣膜性心脏病。2018年《欧洲心律学会房颤患者NOAC实践指导》中提出了一个评价瓣膜的欧洲心律学会（European Heart Rhythm Association，EHRA）分类，这个新提出的分类更具实用性并且可以帮助区分房颤患者口服抗凝药的类型：EHRA 1型是指需要华法林治疗的瓣膜性心脏病的房颤患者，包括风湿性二尖瓣中重度狭窄和人工机械瓣置换术后的患者；EHRA 2型是指可以用华法林或NOAC进行血栓栓塞预防的瓣膜性心脏病患者，包括几乎所有其他自体瓣膜狭窄和瓣膜关闭不全，以及二尖瓣修复、生物瓣置换术后、经皮主动脉瓣膜介入（transcatheter aortic valve implantation，TAVI）术后的患者。

表8-7 非瓣膜性房颤患者选择NOAC抗凝治疗的适用性

临床状况	NOAC治疗的适用性
人工机械瓣膜	禁忌
中重度二尖瓣狭窄（通常为风湿性心脏病来源）	禁忌
轻中度其他自体瓣膜疾病（如轻中度主动脉瓣狭窄或反流、退行性二尖瓣反流等）	NOAC研究中纳入了此类患者
严重主动脉瓣狭窄	数据有限（RE-LY研究排除了此类患者），这类患者大部分会进行干预治疗
生物瓣（术后＞3个月）	不建议用于因风湿性二尖瓣狭窄而手术的患者；可以接受用于因退行性二尖瓣反流或主动脉瓣病变而手术的患者
二尖瓣修复（术后＞3个月）	一些NOAC研究中纳入了此类患者
PTAV和TAVI	没有前瞻性研究数据，可能需要联合单个或双联抗血小板治疗
肥厚型心肌病	数据少，但是这类患者可能适合NOAC

PTAV：经皮主动脉瓣成形术；TAVI：经导管主动脉瓣植入术。

2. NOAC在特殊情况下的应用

（1）房颤复律患者的抗凝治疗：房颤持续时间＜48小时的患者，不需要常规经食管超声（trans-esophageal echocardiography，TEE）检查，预先抗凝可直接复律。复律后仍需要4周的抗凝，4周之后是否需要长期服用抗凝药物需要根据CHA_2DS_2-VASc风险评分决定（图8-3）。围复律期可以应用肝素、低分子量肝素或因子Ⅹa抑制剂、直接凝血酶抑制剂抗凝。

当房颤持续时间不明或≥48小时时，心脏复律前抗凝治疗3周，复律后仍需要抗凝治疗4周，4周之后是否需要长期抗凝治疗需要根据CHA_2DS_2-VASc风险评分决定。需要早期复律时，

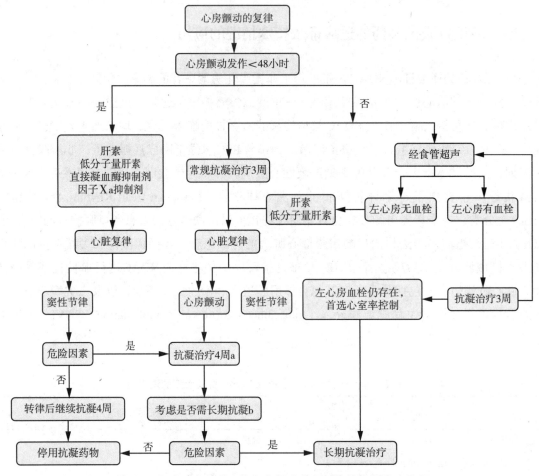

图8-3 血流动力学稳定的心房颤动患者复律的抗凝治疗流程

a. 如无栓塞危险因素，在心脏复律后继续抗凝4周。

b. 如存在脑卒中危险因素或已有血栓存在，建议长期抗凝。

经TEE排除左心房血栓后，可行即刻电复律。如果TEE检查证实有血栓，应再进行3～4周抗凝之后，经TEE复查，确保血栓消失后行电复律。若仍存在血栓，不建议复律。

2020年ESC房颤指南指出，对于接受复律的房颤患者，NOAC较华法林具有相似的有效性和安全性。对于有脑卒中风险的患者，无论复律方法、采用节律控制或心室率控制、房颤是否为首次发作，均建议长期持续口服抗凝治疗。

（2）房颤合并肝病患者的抗凝治疗：晚期肝病与出血风险增加有关，同时晚期肝病本身也是一种促血栓形成因素。此外，严重的肝病可影响肝清除和药物代谢，且肝酶和转运蛋白功能的改变可能改变药物反应并促进药物诱导性肝损伤。肝病患者因自身INR升高及难以选择合适的华法林用药剂量，因此，华法林在晚期肝病和凝血功能障碍患者中的应用十分困难。

NOAC在肝病患者中的应用见表8-8。严重活动性肝病被房颤患者的NOAC确证试验排除在外，包括肝硬化、持续性（间隔≥1周重复检测确诊）肝酶或胆红素升高（如丙氨酸转氨酶或天冬氨酸转氨酶≥正常值上限2倍，或总胆红素≥正常值上限1.5倍）的患者。利伐沙班禁用于Child-Pugh B级的房颤患者，达比加群酯、阿哌沙班、艾多沙班可慎用于Child-Pugh B级的患者。所有NOAC均禁用于Child-Pugh C级的房颤患者。

表8-8　NOAC在肝病患者中的应用

Child-Pugh分级	达比加群酯	阿哌沙班	艾多沙班	利伐沙班
A	无须减量	无须减量	无须减量	无须减量
B	慎用	慎用	慎用	禁用
C	禁用	禁用	禁用	禁用

笔记

（3）房颤合并慢性肾脏病患者的抗凝治疗：慢性肾脏病（chronic kidney disease，CKD）是房颤患者血栓和出血的独立危险因素，房颤合并CKD患者的抗凝治疗兼具重要性和挑战性。

1）口服抗凝药物在肌肝清除率（creatinine clearance rate，CCR）30～49ml/min患者中的应用：对于房颤合并轻中度CKD的患者，华法林降低脑卒中和死亡率的获益是肯定的。与华法林相比，NOAC关键试验的各亚组分析显示，所有4种NOAC在轻中度CKD和非CKD患者中的有效性和安全性是一致的。

2）口服抗凝药物在CCR 15～29ml/min患者中的应用：华法林治疗可显著降低CKD患者的脑卒中或血栓栓塞风险，但也显著增加出血风险。华法林未在此类患者中进行过前瞻性随机对照研究。需仔细评估华法林治疗带来的净临床效应。由于所有NOAC确证试验基本上都排除了CCR＜30ml/min（除外少数CCR 25～30ml/min者应用阿哌沙班）的患者，所以尚缺乏关于房颤合并严重CKD或者肾脏替代治疗患者应用NOAC预防脑卒中的随机对照研究数据。然而在欧洲，利伐沙班、阿哌沙班、艾多沙班（不包括达比加群酯）被批准可减量用于CCR为15～29ml/min的患者。基于药代动力学模拟计算，美国已批准低剂量达比加群酯每次75mg，每天2次，用于CCR为15～29ml/min的患者。针对这些难治性患者的治疗，迫切需要进一步随机试验的数据。

3）口服抗凝药物在CCR＜15ml/min或透析患者中的应用：华法林在此类患者中的应用也缺乏强有力的证据，华法林可降低脑卒中和血栓栓塞的发生率，但出血风险明显增加。唯一一项评估净获益的注册研究发现，依赖透析的患者应用华法林治疗总体死亡率无变化。所以此类患者抗凝决策仍是多学科、高度个体化治疗方案，并需遵从患者的个人意愿。NOAC在终末期肾病和透析患者中应用的有效性和安全性尚不清楚，目前正在进行研究。在缺乏硬终点的情况下，严重肾功能不全（CCR＜15ml/min）及透析患者应尽量避免常规使用NOAC。NOAC需要根据肌酐清除率调整剂量（表8-9）。

表8-9　根据肾功能调整NOAC剂量

CCR/（ml·min^{-1}）	达比加群酯	利伐沙班	艾多沙班	阿哌沙班
≥95	150mg，日2次	20mg	60mg	5mg或2.5mg，日2次
50～94	150mg或 110mg，日2次	15mg	30mg	
40～49				
30～39				
15～29	禁用	15mg	30mg	2.5mg，日2次
＜15或透析	禁用	禁用	禁用	禁用

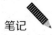
笔记

房颤合并CKD的患者在使用NOAC抗凝时的注意事项：①评估并监测CKD患者的脑卒中和出血风险。②长期服用NOAC者应严密监测肾功能，至少1年评估1次肾功能。③NOAC是轻中度CKD的合理选择。CKD 3期以上的患者，达比加群酯不作为首选。④在接受透析的患者中缺乏NOAC的临床证据和经验，故不建议使用。

（4）房颤合并急性冠脉综合征（acute coronary syndrome，ACS）/经皮冠脉介入术（percutaneous coronary intervention，PCI）患者的抗栓方案：ACS患者中房颤的发生率为2%～23%，而房颤本身可能与罹患心肌梗死的相关风险增加有关，房颤患者中有10%～15%接受了PCI治疗的冠心病患者。与不合并房颤的ACS患者相比，合并房颤的ACS患者更容易出现不良结局。

ACS/PCI合并房颤，CHA_2DS_2-VASc评分≥2分的患者，需要抗凝联合抗血小板治疗。在考虑联合抗栓治疗策略和持续时间时，应仔细权衡缺血和出血的风险。总体而言，研究证据表明口服抗凝药（尤其是NOAC）联合一种P_2Y_{12}受体阻滞药的双联抗栓方案发生大出血的比例，明显低于口服抗凝药（尤其是NOAC）联合阿司匹林及一种P_2Y_{12}受体阻滞药的三联抗栓治疗方案，且不增加血栓事件。对于部分近期发生ACS或接受PCI合并房颤的患者，尤其是缺血事件风险较高的患者，需要至少进行短暂的三联治疗1周至1个月（图8-4）。

1）抗凝药物的选择：如无禁忌证，大多数PCI术后合并房颤患者应首选NOAC，而非VKA。对于PCI术前使用VKA的患者，术后可继续使用VKA，前提是患者INR控制良好，且无血栓栓塞/出血并发症；合并中重度二尖瓣狭窄或人工机械心脏瓣膜的患者选择VKA；合并严重肾功能不全的患者（透析或肌酐清除率＜15ml/min），现阶段仍首选VKA；INR目标值为治疗范围下限（2.0～2.5）。具有抗凝指征的房颤患者如无禁忌证，应终身持续抗凝治疗。稳定型冠心病合并房颤患者根据CHA_2DS_2-VASc评分，如具有抗凝指征，推荐脑卒中预防剂量

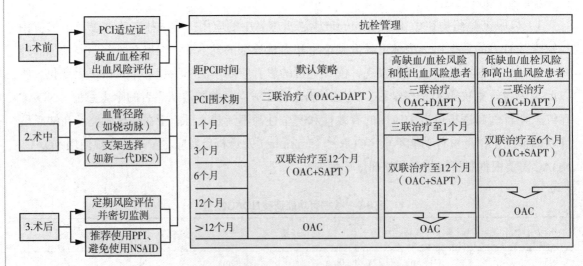

图8-4　房颤合并ACS/PCI患者的抗栓治疗

1. OAC：如果无禁忌证，首选NOAC，而非VKA。

2. SAPT：首选P_2Y_{12}受体拮抗剂，而非阿司匹林。

3. P_2Y_{12}受体拮抗剂首选氯吡格雷，高缺血和低出血风险患者可考虑替格瑞洛；避免使用普拉格雷高缺血风险和低出血风险患者，在12个月后考虑SAPT联合OAC。

4. DAPT：双联抗血小板治疗；DES：药物洗脱支架；NSAID：非甾体抗炎药；OAC：口服抗凝药；PPI：质子泵抑制药；SAPT：单一抗血小板治疗；VKA：维生素K拮抗剂。

的口服抗凝药单药治疗。

2）抗血小板药物的选择：对于考虑采用双联抗血小板治疗的患者，PCI围术期需加用阿司匹林（三联治疗）直至出院；对于高缺血/血栓栓塞风险和低出血风险的患者，出院后阿司匹林可继续使用至术后1个月，但很少超过1个月。大多数双联抗血小板治疗的患者应考虑在1年时停用抗血小板治疗；低缺血/血栓栓塞风险和高出血风险的患者可在PCI术后6个月停用抗血小板治疗；高缺血/血栓栓塞风险和低出血风险的患者，1年后继续双联抗血小板治疗可能是合理的。1年后抗血小板药物的选择由治疗医师决定（阿司匹林或氯吡格雷），建议继续服用之前的抗血小板药物，而不是换药。

五、房颤患者抗凝治疗出血事件的管理

1. **出血事件评估**　一般评估包括评估出血部位、出血发作的严重程度、最后一次服用OAC和其他抗凝药物的时间，以及其他影响出血风险的因素，如CKD、酗酒和合并用药。实验室检查包括血红蛋白、血细胞比容、血小板计数、肾功能；对于使用VKA的患者，应包括凝血酶原时间（prothrombin time，PT）、活化部分凝血活酶时间（activated partial thromboplastin time，APTT）和INR。常规凝血功能测试和血浆NOAC水平检测都是评估NOAC相关出血的重要方法。药物校准的稀释凝血酶时间或蛇静脉酶凝血时间（针对达比加群酯）、抗Ｘa抗体活性（针对抗Ｘa因子治疗的患者）可用于检测抗凝药的血药浓度。特定的检测方法可以对抗凝药的血浆水平进行定量。

2. **轻度出血事件的处理**　通常可以通过延迟摄入或暂停一次NOAC摄入来控制微量出血。少量出血可能需要更积极的治疗，重点是治疗出血的原因（如质子泵抑制剂治疗胃溃疡、抗生素治疗尿路感染等）。鼻出血和牙龈出血可以用局部抗纤维蛋白溶解剂治疗。反复发作的无原因的少量出血事件，在保持有效的脑卒中预防的同时，可考虑换用可能具有不同出血风险的替代NOAC。怀疑或明确的隐匿性出血，应启动各项检查，找出原因，并启动治疗。

3. **中度出血事件的处理**　可能需要输血和补液。应立即进行针对出血原因的诊断和干预措施（如胃镜检查）。如果近期（2～4小时）摄入过NOAC，可服用活性炭和/或洗胃减少进一步的暴露。透析可清除达比加群酯，但对其他NOAC无效。

4. **重度或危及生命的出血事件的处理**　在接受VKA治疗的患者中，可以输注新鲜冰冻血浆和凝血酶原复合物浓缩物。在接受NOAC治疗的患者中，如果无法获得特定的拮抗剂，可以考虑使用凝血酶原复合物浓缩物。此外，还可以考虑使用NOAC拮抗剂逆转抗凝效应。

房颤患者抗凝治疗过程中出现活动性出血的处理流程见图8-5。

六、NOAC拮抗剂的应用进展

近年来，NOAC拮抗剂的研究取得了突破性的进展。2015年10月，美国FDA批准依达赛珠单抗作为达比加群酯的拮抗剂，2015年11月依达赛珠单抗获得欧洲药品管理局（European

笔记

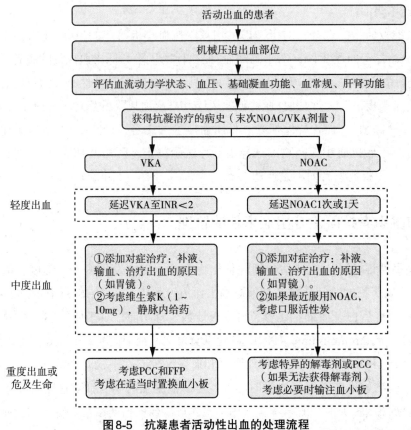

图8-5 抗凝患者活动性出血的处理流程

FFP：新鲜冰冻血浆；PCC：凝血酶原复合物浓缩物。

Medicines Agency，EMA）批准，2018年6月获得国家市场督管理总局（China Food and Drug Administration，CFDA）的审批。Andexanet alfa在2018年5月获批为Ⅹa因子抑制剂的拮抗药物。Ciraparantag也有望成为非特异性的NOAC拮抗剂。

依达赛珠单抗是达比加群酯的特异性拮抗剂，是一种人源化单克隆抗体的抗原结合（Fab）片段。将结合达比加群酯的半抗原以及相应的载体蛋白经过小鼠免疫，从而生成达比加群酯的抗体。单克隆抗体的Fab片段被保留，鼠蛋白序列被人蛋白序列所替代；再通过去除能和人免疫系统直接发生作用的Fc片段避免非特异性的结合。依达赛珠单抗的结构可完全嵌合包裹达比加群，可与游离达比加群酯、已结合凝血酶的达比加群酯及达比加群的代谢产物发生特异性结合形成复合物，使达比加群酯无法再与凝血酶结合，从而达到逆转达比加群酯抗凝的作用，而且并不干扰凝血级联反应。依达赛珠单抗与达比加群酯的亲和力是达比加群酯与凝血酶亲和力的350倍。静脉注射的依达赛珠单抗最终经肾排泄，部分分解为氨基酸被重吸收。目前暂未观察到肾功能受损、肝功能受损对依达赛珠单抗药代动力学影响，无须调整剂量。根据现有的临床研究表明，依达赛珠单抗输注后迅速发挥作用，可即刻降低达比加群酯的血浆浓度，从输注结束至出血停止的中位时间为2.5小时。目前，依达赛珠单抗主要应用于一些紧急的临床情况，包括急诊外科手术/紧急操作中的应用以及在出血患者中的应用。

参考文献

［1］HINDRICKS G，POTPARA T，DAGRES N，et al. 2020 ESC Guidelines for the diagnosis

笔记

and management of atrial fibrillation developed in collaboration with the European Association of Cardio-Thoracic Surgery（EACTS）［J］. Eur Heart J, 2020, 42（5）: 373-498.

［2］KIRCHHOF P, BENUSSI S, KOTECHA D, et al. 2016 ESC Guidelines for the management of atrial fibrillation developed in collaboration with EACTS［J］. Eur Heart J, 2016, 37（38）: 2893-2962.

［3］HEIDBUCHEL H, VERHAMME P, ALINGS M, et al. Updated European Heart Rhythm Association Practical Guide on the use of non-vitamin K antagonist anticoagulants in patients with non-valvular atrial fibrillation［J］. Europace, 2015, 17（10）: 1467-1507.

［4］黄从新，张澍，黄德嘉，等. 心房颤动：目前的认识和治疗建议（2018）［J］. 中华心律失常学杂志，2018，22（4）: 279-346.

［5］中华心血管病杂志血栓循证工作组. 非瓣膜病心房颤动患者应用新型口服抗凝药物中国专家建议［J］. 中华心血管病杂志，2014，42（5）: 362-369.

第九章 下肢深静脉血栓形成的诊治

深静脉血栓形成（deep venous thrombosis，DVT）是血栓栓塞性疾病的一种，指血液在深静脉内不正常凝结引起的静脉回流障碍性疾病，多发生于下肢，也可见于颈静脉、锁骨下静脉、肠系膜上静脉等，血栓脱落可引起肺血栓栓塞症（pulmonary thromboembolism，PTE）。DVT是当前最难治疗而又可能威胁生命的一种常见疾病，在人群中平均发病率为0.15%。5%的人在一生中可能罹患DVT。约10%有症状DVT患者并发症状性PTE，近端DVT未经治疗导致症状性PTE者有26%～50%，PTE中10%为致死性，23%在未确诊前已死亡。DVT首次发作2年后，其栓塞后综合征（post-embolization syndrome，PES）发病率高达20%～50%。首次发作PTE 2年后，有4%发展为慢性血栓栓塞性肺动脉高压，且10年内VTE的复发率可达50%。

一、病理生理学

（一）动脉血栓形成与深静脉血栓形成的区别

动脉血栓形成与深静脉血栓形成的区别见表9-1。

表9-1 动脉血栓形成与深静脉血栓形成的区别

	动脉血栓形成	深静脉血栓形成
形成机制	受损动脉的高剪切应力所致；破裂的动脉粥样硬化斑块上叠加形成；引发血小板聚集和纤维蛋白形成	在低剪切应力条件下形成；很少在明显的血管破裂处发生，多数情况发生在手术创伤后或继发于留置静脉管道后；通常与血液淤滞有关，并在小腿深静脉瓣的瓣尖或肌肉静脉窦中形成
主要成分	纤维蛋白及血小板；富含血小板	纤维蛋白及纤维蛋白网中的红细胞；血小板相对较少
颜色	发白	发红
后果	急性心肌梗死；缺血性脑卒中；肢体坏疽	急性肺栓塞；栓塞后综合征

（二）高危因素

由鲁道夫·魏尔肖（Rudolf Virchow）提出的血栓形成三大要素，包括血液高凝状态、血管内皮损伤、静脉血流淤滞。

笔记

1. **血液高凝状态** 常见于以下情况：患有恶性肿瘤，妊娠期及围产期，采用雌激素疗法，创伤或下肢、骨盆或腹部的手术，炎性肠病，肾病综合征，梅毒，易栓症等。

2. **血管内皮损伤** 包括创伤或手术，静脉穿刺，化学损伤，瓣膜疾病或瓣膜置换，动脉粥样硬化，静脉置管。

3. **静脉血流淤滞** 包括以下情况：制动、瘫痪、静脉瓣膜功能不全、静脉曲张、由肥胖或肿瘤引起的静脉压迫等。

二、流行病学

1. **发病率** DVT在人群中的平均发病率为0.15%，5%的人在一生中将罹患DVT。其中，上肢深静脉血栓形成占全部深静脉血栓形成的1%～4%。

2. **复发情况** 早期复发的累计比例2周时为2.0%，3个月时为6.4%，6个月时为8%。晚期复发（6个月后，多数在停用抗凝治疗后）的累计比例1年时为13%，5年时为23%，10年时为30%。活动期肿瘤和抗凝治疗未快速达标是复发风险增高的独立预测因素。有静脉血栓栓塞（venous thromboembolism，VTE）复发史的患者更易反复发作，无明显诱因的VTE较有暂时性危险因素的VTE更易复发。

3. **死亡率** 30天全因死亡率为9%～11%，3个月全因死亡率为8.6%～17%；肺血栓栓塞症7天内的复发致死率明显高于单纯DVT。

4. **常见手术的DVT发病率** DVT是外科手术术后的常见并发症，各类手术术后DVT的发病率见表9-2。

表9-2 常见手术的DVT发病率

手术种类	DVT发病率/%	手术种类	DVT发病率/%
普通外科手术	15～40	肺切除术	26～60
神经外科手术	15～40	冠脉旁路移植术	17～45
胫骨骨折	20～70	大创伤	40～70
髋部或膝关节手术	40～60	胸腹联合伤	50～60
脊髓损伤	60～80	心肺移植	12～27

三、临床表现

（一）下肢深静脉血栓形成

常表现为患肢水肿、疼痛及浅静脉曲张。这种典型"三联"症状一般见于疾病较轻的阶段，随着病情的加重会出现股青肿、股白肿，属于疾病的严重表现，需要紧急处理，目前临床上已较少见。疾病晚期会有足靴区的慢性湿疹、色素沉着，甚至淤积性溃疡等后遗症表现。

1. **各型表现**

（1）周围型：又称小腿肌肉静脉丛血栓形成，血栓局限，多数症状较轻，但小栓子脱落

笔记

可引起轻度肺动脉栓塞，临床上常被忽视。20%肌间静脉血栓可能蔓延为近端静脉血栓。主要表现为小腿疼痛和轻度水肿，活动受限。足背屈时牵拉腓肠肌引起疼痛（Homan征阳性）及腓肠肌压疼（Neuhof征阳性）。

（2）中央型：又称髂股静脉血栓形成，左侧多见。表现为臀部以下水肿，下肢、腹股沟及患侧腹壁浅静脉怒张，皮肤温度升高，深静脉走行压痛，血栓脱落可导致肺动脉栓塞，威胁生命。

（3）混合型：全下肢深静脉及肌肉静脉丛内均有血栓形成，可以由中央型或周围型扩展而来，临床表现不易与中央型鉴别。

（4）特殊类型：科克特（Cockett）综合征，又称May-Thurner综合征、髂静脉压迫综合征。发病的解剖基础为左侧髂静脉位于右侧髂总动脉后方，可被挤压于右侧髂总动脉和第5腰椎之间。有研究显示，髂总静脉异常占人群的15%～20%，只有明显压迫才会出现症状。Cockett综合征是继发下肢静脉曲张、深静脉瓣膜关闭不全和深静脉血栓形成的主要原因之一，其临床表现缺乏特异性。体检一般不能发现，较为特异性的体征为左侧腹股沟区或耻骨上浅静脉增多、怒张、曲张。治疗可以采用PTAV或支架治疗。

2. 栓塞后综合征　多发生在DVT后数月至数年，主要表现为下肢慢性水肿、疼痛，肌肉疲劳（静脉性跛行）、静脉曲张、色素沉着、皮下组织纤维化，重者形成局部溃疡。

（二）上肢深静脉血栓形成

原发性上肢深静脉血栓占20%～25%，多无诱因，但可伴易栓症、胸廓下口综合征或与运动相关；继发性上肢深静脉血栓占75%～80%，多因置入中心静脉导管、起搏器或恶性肿瘤诱发。累及锁骨下静脉、腋静脉与肱静脉，表现为患肢水肿、疼痛或皮肤变色，可伴有侧支静脉扩张（臂、颈、胸等部位）。肺血栓栓塞症见于1/3的上肢深静脉血栓患者中，后遗症为臂部PES，复发率为2.0%（1年）、4.2%（2年）、7.7%（5年）。

四、临床分期

1. **栓前期**　Caprini风险评估存在深静脉血栓风险者。
2. **实验室期**　彩超结果为阴性，但D-二聚体值经动态观察，持续高于正常值三倍以上。
3. **影像学期**　超声结果为阳性者。
4. **肺栓塞期**　肺动脉造影CT结果为阳性者。
5. **栓后期**　深静脉血栓经治疗稳定后。
6. **后遗症期**　栓后继发性深静脉瓣膜功能不全。

五、诊断

关于DVT的诊断，目前主要是依靠临床症状和辅助检查。下肢DVT诊断的临床特征评分表——Wells评分系统（表9-3），对DVT临床可能性评估进行了量化。而辅助检查主要靠D-二聚体检测、静脉超声、静脉造影、CT静脉成像和MRI静脉成像等。

1. 临床可能性评估——Wells评分系统　在DVT诊断流程中，常用来评估DVT的诊断概率，根据评分总分有以下可能：低度≤0分；中度1～2分；高度≥3分。若双侧下肢均有症状，以症状严重的一侧为准（表9-3）。

表9-3　Wells评分系统

临床特征	评分
活动期癌症（在过去6个月内接受抗癌治疗或目前接受姑息治疗）	1
下肢麻痹、瘫痪或最近下肢石膏固定	1
最近至少3天卧床不起，或最近12周接受需全麻或局麻的大手术	1
沿深静脉走行的疼痛	1
全腿水肿	1
患侧小腿水肿，较对侧粗3cm以上	1
患肢凹陷性水肿	1
浅静脉侧支循环（非曲张性）	1
既往有深静脉血栓形成史	1
可做出排除DVT的诊断	-2

2. 静脉超声　是DVT的常用影像学检查方法，已基本取代静脉造影，无创、无放射、可重复性好、费用低。超声可区分非血管组织病理改变，腹股沟水肿、腘窝囊肿、脓肿、血肿。

DVT的超声诊断标准：静脉加压B超扫描（最为常用的客观标准），进行腔内超声，多普勒评估血流特征及管腔色彩充盈。

如为阴性结果，7～14天后重复静脉超声，血栓并发症可降为1%。重复超声检查有助于鉴别出高风险的DVT患者，但是大部分的重复静脉超声结果也为阴性，在一定程度上造成时间和经济上的浪费。

3. 静脉造影　是以往DVT诊断的金标准，现已被无创检查所替代。特异度约95%。缺点：费用高、不方便、有创。目前临床主要作为静脉超声不能明确诊断时的备选方法。

4. 磁共振静脉成像　磁共振静脉成像（magnetic resonance venography，MRV）效果接近并部分优于静脉造影，灵敏度和特异度分别为100%和96%（100%）。其灵敏度依赖于血栓位置（对近端DVT更加灵敏），髂股段DVT灵敏度为100%、股腘段DVT灵敏度为97%、小腿部DVT灵敏度为83%～92%。MRV可监测腹股沟韧带近端血栓，弥补超声的不足，协助评价盆腔及中心静脉的血栓。

5. CT静脉成像　CT静脉成像（computed tomography venography，CTV）是诊断肺血栓栓塞症的有效方法。对肠系膜静脉血栓形成的诊断有意义；对盆腔和大腿静脉血栓形成的灵敏度为98%～100%，特异度为94%～100%；在小腿静脉血栓形成中的应用少有研究。CT静脉成像的缺点为无法提供血流信号信息。

6. D-二聚体检查　D-二聚体是纤溶酶降解交联纤维蛋白的产物，可反映血管内纤维蛋白水平，对血栓栓塞很灵敏。D-二聚体诊断DVT的灵敏度高（97%），但特异度不高（35%）。D-二聚体在弥散性血管内凝血、恶性肿瘤、术后、先兆子痫、感染和外伤患者中也可升高，

笔记

且特异度随年龄增加而降低。D-二聚体结合静脉超声是诊断急性DVT的最佳组合（表9-4）。

表9-4　D-二聚体与静脉超声诊断急性DVT的特点

辅助检查	特点
静脉超声	对中央型DVT特异度高，但对于肢体远端的周围型DVT的特异度却不到50%
D-二聚体	对急性DVT的敏感度高；对诊断DVT特异度差
静脉超声联合D-二聚体（首选方法）	充分利用超声对中央型DVT的特异度，又能利用D-二聚体对高凝状态的高敏感度，减少超声对于周围型DVT和目前无明确血栓但处于高凝状态的高危患者的诊断盲区，提高门诊有症状患者的诊断效率

下列情况不推荐使用D-二聚体排除诊断VTE。

（1）已使用抗凝药物治疗，如华法林或低分子量肝素，因为使用抗凝药物会使血浆D-二聚体水平下降。

（2）D-二聚体水平升高与血栓负荷大小成正比，所以下肢肌间静脉血栓形成和远端肺动脉血栓栓塞症的患者，D-二聚体水平可不升高。

（3）D-二聚体检测仅适用于急性静脉血栓栓塞症的患者，如果血栓发生超过2周，D-二聚体可出现假阴性结果。

（4）炎症、感染或外科手术会使D-二聚体水平升高，所以外科术后合并或不合并感染的患者，如果怀疑静脉血栓栓塞症应直接行影像学检查。

门诊急性DVT可疑患者的标准化评估流程见图9-1。

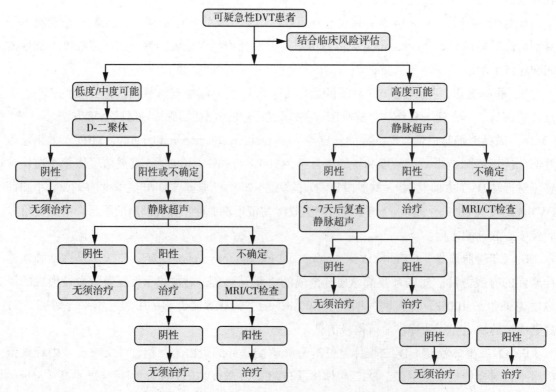

图9-1　门诊急性DVT可疑患者的标准化评估流程

六、预防

1. **基础预防** 对患者进行预防静脉血栓知识教育；改善生活方式；戒烟酒，控制血糖、血脂；卧床时抬高患肢；尽早下床活动；鼓励患者多做踝关节、腓肠肌和股四头肌活动或被动运动；规范下肢止血带的应用；手术操作应轻巧，避免静脉内膜损伤；术中和术后补液，避免脱水而增加血液黏度。

2. **物理预防** 如使用压缩弹力袜、间歇充气加压、足部加压装置。此方法安全，不增加出血风险。有凝血功能异常及有高危出血风险患者（如脊髓损伤、颅脑外伤、妇产科患者和有内脏器官出血风险的患者）的首选。此方法效果等同于低分子量肝素，且不需监测。

间歇充气加压禁忌证：充血性心力衰竭，肺水肿，肾源性水肿；肺栓塞，下肢新发DVT；不稳定严重高血压（180/110mmHg以上）；腿部局部异常：皮炎、坏疽、近期植皮、畸形；静脉癌；安装有人工心脏。

3. **药物预防** 针对血栓的不同组成成分，如抗血栓药物分为以下3种。①抗血小板药：抑制血小板。②抗凝药：抑制凝血。③纤维蛋白溶解剂：诱导纤维蛋白降解。

（1）抗动脉血栓形成药物选择：血小板是动脉血栓的主要成分，因此抑制或治疗动脉血栓形成主要使用抗血小板药物，在急性动脉血栓形成的情况下还可以应用抗凝血药和纤维蛋白溶解剂。

（2）抗静脉血栓形成药物的选择：静脉血栓的血小板含量有限，纤维蛋白是静脉血栓的主要成分，因此抗血小板药就不及抗凝药有效，抗凝药是预防和治疗静脉血栓形成的主要药物。

（3）常用药物：普通肝素，低分子量肝素（常用），口服维生素K拮抗剂，阿司匹林（不推荐）；新的抗凝药，如Xa因子抑制剂利伐沙班、直接凝血酶抑制剂（达比加群酯）和新型口服抗凝药等。

（4）预防性抗凝治疗：40%的DVT与PTE事件发生在术后21天以上，因此有必要延长出院后的预防性抗凝治疗时间或常规的围术期使用。

1）禁忌证：有潜在的出血危险，如血友病、血小板减少症、活动性出血、肝素过敏、急性感染性心内膜炎，脊髓损伤、颅脑外伤、大手术等24小时内为抗凝药物禁用期。

2）慎用及注意事项：产科慎用（美国胸科医师学会指南中有提及，但争议很大），肾功能不全者慎用低分子量肝素，神经阻滞麻醉或使用镇痛药时慎用，肝肾功能衰竭患者慎用。

4. **风险评估量表** 见表9-5、9-6。根据风险评分选择适当的预防措施。

笔记

表9-5 外科血栓风险评估量表（caprini评分）

A1 每个危险因素1分	B 每个危险因素2分
□ 年龄40～59岁	□ 年龄60～74岁
□ 计划小手术	□ 大手术（＜60分钟）[a]
□ 近期大手术	□ 腹腔镜手术（＞60分钟）[a]
□ 肥胖（体重指数＞25）	□ 关节镜手术（＞60分钟）[a]
□ 卧床的内科患者	□ 既往恶性肿瘤
□ 炎症性肠病史	□ 肥胖（体重指数＞40）
□ 下肢水肿	**C 每个危险因素3分**
□ 静脉曲张	□ 年龄≥75岁
□ 严重的肺部疾病，含肺炎（1个月内）	□ 大手术持续2～3小时[a]
□ 肺功能异常（慢性阻塞性肺疾病）	□ 肥胖（体重指数＞50）
□ 急性心肌梗死（1个月内）	□ 浅静脉、深静脉血栓形成或肺栓塞病史
□ 充血性心力衰竭（1个月内）	□ 血栓家族史
□ 败血症（1个月内）	□ 现患恶性肿瘤或化疗
□ 输血（1个月内）	□ 肝素引起的血小板减少
□ 下肢石膏或肢具固定	□ 未列出的先天或后天血栓形成
□ 中心静脉置管	□ 抗心磷脂抗体阳性
□ 其他危险因素	□ 凝血酶原20210A阳性
	□ 因子V Leiden阳性
	□ 狼疮抗凝物阳性
	□ 血清同型半胱氨酸升高
A2 仅针对女性（每项1分）	**D 每个危险因素5分**
□ 口服避孕药或激素替代治疗	□ 脑卒中（1个月内）
□ 妊娠期或产后（1个月）	□ 急性脊髓损伤（瘫痪）（1个月内）
□ 原因不明的死胎史	□ 选择性下肢关节置换
复发性自然流产（≥3次）	□ 髋关节、骨盆或下肢骨折
由于毒血症或发育受限原因早产	□ 多发性创伤（1个月内）
	□ 大手术（超过3小时）[a]

危险因素总分：

　　每个危险因素的权重取决于引起血栓事件的可能性，如癌症的评分是3分，卧床的评分是1分，前者比后者更易引起血栓。

　　a.只能选择1个手术因素。

表9-6 外科血栓风险预防方案（基于caprini评分）

危险因素总分	风险等级	DVT发生风险	预防措施
0～1分	低危	＜10%	尽早活动，物理预防（　　）
2分	中危	10%～20%	抗凝同意书，药物预防或物理预防（　　）
3～4分	高危	20%～40%	抗凝同意书，药物预防或物理预防（　　）
≥5分	极高危	40%～80%，死亡率1%～5%	抗凝同意书，药物预防或物理预防（　　）

七、治疗

（一）急性下肢DVT的初期治疗

对于此类患者需制动（卧床休息）并抬高患肢。及时使用低分子量肝素或普通肝素，必要时可采用全身的溶栓治疗或局部的导管溶栓治疗。目前，经外科静脉血栓切除术/支架置入术已较少应用。

（二）急性下肢DVT的长期治疗

常用的抗凝药物包括直接口服抗凝药、华法林、低分子量肝素。对于不同的患者，采取的抗凝药种类不同。对于非肿瘤患者，2016年美国胸科医师学会（American College of Chest Physicians，ACCP）指南推荐，长期抗凝使用直接口服抗凝药达比加群酯、利伐沙班等优于VKA（ⅡB）；对于同时存在下肢DVT或PTE患者，如果合并恶性肿瘤或肿瘤相关血栓形成，长期抗凝推荐使用低分子量肝素，优于VKA（ⅡC）。关于抗凝治疗的时间，对于原因可去除的如手术或制动等，建议使用3个月的抗凝治疗（ⅠB）；对于无明显诱因的特发性DVT，低中度出血风险者建议长期抗凝治疗，高出血风险者建议进行3个月抗凝治疗。癌症患者也需长期抗凝治疗。

（三）清除血栓

实际上，抗凝药物治疗效果是有限的。抗凝药物无纤溶活性，通过内源性的纤溶蛋白阻止血栓进一步形成，纤溶发生缓慢且不完全。据统计，仅10%～50%患者发生血栓溶解，完全溶解者<5%，单独使用抗凝药物治疗1年的通畅率仅为24%，50%的患者在急性DVT发生2年内出现PTS。越来越多的随机对照试验证明，经导管溶栓或机械血栓清除术均明显优于单纯抗凝治疗，能够消除管腔阻塞，保存静脉瓣膜功能，降低静脉压。

欧洲血管外科学会（European Society for Vascular Surgery，ESVS）发表的《ESVS 2021年静脉血栓管理临床实践指南》中提出，对于特定的有症状的髂股深静脉血栓形成，早期的血栓清除策略可以优先考虑（Ⅱa，A）。目前血栓清除手段大致分为经导管溶栓、支架置入、机械性血栓清除术、静脉血栓切除术、下腔静脉滤器等。

1. 药物溶栓治疗　是利用溶栓药物激活体内纤溶酶原，使之变成有活性的纤溶酶，促进血栓的溶解，达到清除新鲜血栓的一种治疗方法。药物溶栓治疗从作用范围上可分为全身性药物溶栓、经导管溶栓（catheter-directed thrombolysis，CDT）。

（1）全身性药物溶栓：从静脉注入溶栓药物的溶栓方法，但此方法由于溶栓剂量大、治疗时间长，有较高的出血风险。

（2）经导管溶栓：通过介入导管到达血栓部位，进行局部的药物溶栓，具有针对性强、用药量小、出血风险小等优点。

1）适应证：①广泛的下肢近段急性深静脉血栓形成。②下腔静脉髂股静脉血栓形成与股腘静脉血栓形成。③发病≤14天。④健康状况良好（20～70岁）。⑤肢体有良好的功能状态。

⑥患者预期生存期≥1年。⑦没有严重的出血危险。⑧标准低分子量肝素LMWH治疗失败。⑨无溶栓禁忌证。⑩医疗机构具备适合的专业设备与适合的专业人员。

2）禁忌证：①无症状的DVT。②孤立于腘静脉及其以下的深静脉血栓患者。③慢性深静脉血栓形成或慢性血栓急性再发患者。④妊娠：最近流产或妊娠。⑤难以控制的高血压（收缩压＞160mmHg，舒张压＞110mmHg）。⑥6周内存在过严重局部重要脏器病变（严重的脑梗死、颅内血管意外、细菌性心内膜炎证实有心内膜赘生物或血栓附着者、复合性损伤累及重要脏器者、有重大手术史。⑦3个月内有颅脑出血、消化道出血的重大活动性出血的患者。⑧贫血与血液学疾病患者。⑨肾、肝功能衰竭。⑩大手术（10天内）。⑪肿瘤转移到脑或脊髓。

3）溶栓入路：最常用的入路为腘静脉，适用于血栓局限于股浅静脉及以上的中央型髂股静脉DVT。小隐静脉与大隐静脉适用于中央型和混合型下肢DVT。

4）CDT方案：①溶栓导管插过血栓头端，选择合适侧孔长度段，可完全置于血栓内。初始20分钟内，注入尿激酶（UK）25万单位，导管末端连接微量推注泵，每小时进药4～10万单位。目前，关于UK的使用剂量及持续时间意见不一，但总体UK剂量应小于125万单位/天，总剂量小于350万单位。②每6～12小时测定血浆纤维蛋白原浓度，每12～24小时复查静脉造影，调整导管的灌注段。当动态血浆纤维蛋白原＜1.00g/L，前后两次造影提示溶栓无进展或有临床出血征象时，是停止溶栓的指征。

5）注意事项：①尿激酶必须与血栓有充分的接触时间与浓度。②明确病变部位和范围与血管本身情况。③需要根据靶血管的直径及长度选择合适的管径与工作距离的溶栓导管。④选择合适的穿刺部位。⑤软直头导丝尽量开辟血栓性隧道。⑥操作轻柔，避免假腔形成等损伤。⑦给药方式选择脉冲灌注后持续泵药。⑧联合解痉和抗凝治疗。

6）急性DVT经导管溶栓的转归：大部分患者在接受CDT治疗后，血栓可以有效地溶解，少部分患者会出现栓塞后综合征。溶栓也可能出现相应的并发症，5%～11%的患者会出现局部或全身的出血现象，其发生率与溶栓药物的剂量、使用时间有关。其中，颅内出血发生率小于1%，后腹膜出血发生率约为1%，骨骼肌、泌尿生殖系统及消化道出血发生率大于3%，肺血栓栓塞症发生率接近1%。总的CDT相关的死亡率在0～0.4%。

2. 机械性血栓清除术　常与药物溶栓治疗联用，与单独的药物溶栓治疗相比，能够更加快速地清除血栓。

（1）超声加速溶栓治疗：采用EKOS EndoWave系统，溶栓时间为22小时，完全溶解率可达70%，总体溶解率达91%，可以有效地减少治疗时间和溶栓药物的使用剂量。

（2）分段药物机械溶栓治疗：通过Trellis导管（双气囊导管）实现，导管插入静脉血栓段后，近端气囊置于血栓上缘，气囊膨胀时，溶栓剂注入被隔离的血栓段，导管呈1500rpm螺旋旋转15～20分钟，吸走液化的血栓。之后，重复血栓段静脉造影评估效果，必要时，辅以血栓切除术、超声加速溶栓、球囊血管成形术等。

3. 静脉血栓切除术

（1）识别广泛静脉血栓栓塞过程的病因：①对血栓形成倾向进行评估。②对胸、腹和盆腔进行快速CT扫描。

（2）明确血栓的整个范围：①静脉超声检查。②对侧髂腔静脉造影、磁共振静脉造影

（magnetic resonance venogram，MRV）或螺旋CT。

（3）预防肺动脉栓塞：①抗凝治疗。②腔静脉滤器（如果是非闭塞性腔静脉凝块）。③血栓切除过程中的腔静脉球囊闭塞。④血栓切除过程中的呼气末正压。

（4）执行完整的血栓切除术：髂股（腔静脉）血栓切除术或腹股沟下静脉血栓切除术（如有需要）。

（5）保持血栓切除术后髂股静脉系统的静脉流入和流出通畅：腹股沟下静脉血栓切除术（如有需要）、校正髂静脉狭窄（如果存在这种情况）。

（6）预防复发性血栓：①动静脉瘘。②连续抗凝治疗。③导管导向的术后抗凝疗法（如果需要进行腹股沟下静脉血栓切除术）。④其他口服抗凝药。

4. 置入下腔静脉滤器

（1）滤器分类：可分为永久性滤器、临时性滤器、可转换性滤器及选择性可回收滤器。其中，临时性滤器与留置导管相连，可在血栓脱落风险下降后取出，此处不再过多介绍。

1）永久性滤器：常用的永久性滤器如下。①Birds nest（Cook）滤器：由不锈钢丝构成的多层网状过滤系统，可经颈、股静脉置入，固定效果好，可用于直径40mm的腔静脉。②Greenfield（Boston）滤器：经典之处在于其伞形（圆锥形）结构。目前除鸟巢外的所有滤器均是圆锥形结构。即使锥体上端总长度70%被充填，仍能维持50%以上开放的截面。保证了腔静脉的回流。③Simon（Bard）滤器：适用于腔静脉直径小于28mm者。在狭窄的血管中，可调整成蜘蛛状来捕捉血栓，可由颈、股和肘静脉输入，但经股与经颈和经肘前静脉置入的滤器不可混用。④Traperse滤器：梭形、镍钛材质，经颈内/股静脉置入；适用下腔直径≤30mm；输送鞘直径：6F。⑤VenaTech LP（Bbraun）滤器：柱状支撑伞形、钴铬镍钼铁材质，经颈内/股静脉置入；适用下腔直径≤35mm；输送鞘直径：9F。

2）可回收滤器：常用的可回收滤器如下。①OptEase（Cordis）滤器：为可取出的梭形、镍钛滤器。推荐最长回收时间为12天。经颈内/股/肘前静脉置入，适用于下腔直径≤30mm，输送鞘直径6F；经股静脉取出，回收鞘直径10F。②Option（Micro Medical）滤器：为可取出的伞形、镍钛滤器。推荐最长回收时间175天。经颈内/股静脉置入，适用下腔直径≤30mm，输送鞘直径5F；经颈内静脉取出；回收鞘直径8F。③Aegisy TM滤器：为可取出的梭形、镍钛滤器。推荐最长回收时间12～14天。经颈内/股静脉置入，适用下腔直径18～32mm，输送鞘直径6F；经股静脉取出，回收鞘直径10F。④Celect（Cook）滤器：为可取出的伞形、钴铬滤器；推荐最长回收时间420天。经颈内/股静脉置入，适用下腔直径15～30mm，输送鞘直径7F；经颈内静脉取出，回收鞘直径8F/10F双鞘。⑤Tulip（Cook）滤器：由钴、镍、铬及其他金属组成的合金制成；设计者推荐在放置后12天内回收。目前，回收期限可适当放宽。几项研究证明，滤器置入超出1年也有较高的回收成功率。⑥Delani（Bard）滤器：具有超长的取出时间窗，平均回收时间201天，最长回收时间窗736天。⑦G2（Bard）滤器：由镍钛合金材料制成，所应用的下腔静脉直径应＜28mm，回收时经颈静脉途径，用专用的锥形回收系统进行回收。

3）可转换性滤器：目前最长转换时间动物实验为6个月，临床推荐时间为14天。常用的可转换性滤器为VenaTech Convertible滤器，FDA推荐的转换时间为15～391天，是植入管理最简便的可选择滤器，可为所有VTE滤器植入适应证患者提供更具灵活性的永久保护，以及更加安全的临时保护。

（2）下腔静脉滤器使用方法：置入位置一般选择肾下下腔静脉，置入时需要有精确的静脉解剖定位评估和透视引导，目前也有采用腹部多普勒超声引导下的滤器置入（图9-2）。

（3）滤器的回收：在回收时选择PTE、并发症发生率低的时机回收。通常Tulip（Cook）滤器为20天；OptEase（Cordis）滤器为14天内；Recovery G-2平均14天，最长300天；Celet（Cook）滤器为52周以内。

（4）滤器置入的适应证、禁忌证和并发症

1）适应证：下腔静脉滤器置入的适应证至今仍有争论，但滤器可以降低肺血栓栓塞症发生率已得到公认。推荐尽量选用临时性滤器及可取出滤器，以降低由于滤器长期置入而导致的相关并发症。①基于循证医学指南的适应证：有药物抗凝禁忌证的VTE；有药物抗凝并发症的VTE；药物抗凝治疗同时PTE复发；药物抗凝治疗无效的VTE。②相对扩大的适应证：使用抗凝药物依从性差；髂静脉血栓漂浮；肾细胞癌沿深静脉扩散；静脉溶栓/血栓清除术；有VTE和心肺功能受限的记录；有高风险抗凝并发症的VTE；复发性PTE伴肺动脉高压；有VTE史的癌症、烧伤、妊娠期、高位手术患者等。

2）禁忌证：慢性腔静脉闭塞；腔静脉畸形；无法通过腔静脉；腔静脉受压；腔静脉中无

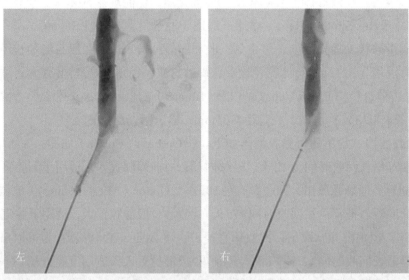

左　　　　　　　　　　右

A.透视引导下

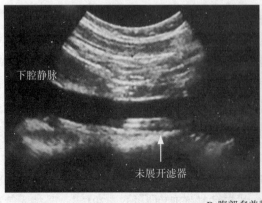
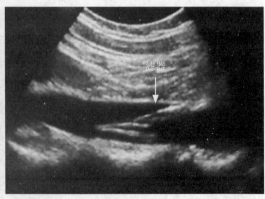

下腔静脉　　　　　　　　　　　　　　滤器

未展开滤器

B.腹部多普勒超声引导下

图9-2　滤器置入

可放置的位置。

3）并发症：PTE（2%～5%）、致死性PTE（0.7%）、死亡（0.12%）、静脉通路血栓（2%～8%）、滤器移动（3%～69%）、静脉穿透（9%～24%）等。

八、并发症的预防和治疗

肿瘤患者容易并发VTE，一旦发生VTE将明显影响预后，因此肿瘤患者预防VTE的发生至关重要。

1. 肿瘤相关VTE的预防

（1）住院患者：建议对所有诊断为活动性肿瘤或疑诊肿瘤且没有抗凝禁忌证的住院患者，进行预防性抗凝治疗；若存在抗凝禁忌，且无机械性预防禁忌证（如外周动脉疾病、开放性伤口、充血性心力衰竭、急性浅表静脉炎或DVT等）者，可行机械性预防。

（2）门诊患者：建议对VTE风险较高的外科肿瘤手术患者，进行术后4周的抗凝治疗以预防血栓栓塞事件。VTE风险较高的外科肿瘤患者的特征：行消化道恶性肿瘤手术、有VTE病史、麻醉时间≥2小时、终末期疾病、围术期卧床3天或更长时间，以及年龄≥60岁。手术后4周抗凝预防，可减少50%以上血栓栓塞事件。

对于VTE高风险的门诊肿瘤化疗患者（Khorana评分≥3分，见表9-7），可以考虑进行VTE预防。对起始化疗、Khorana评分≥2分、无药物间相互作用且无出血高风险的门诊肿瘤患者，建议采用利伐沙班作为血栓一级预防。

表9-7　VTE的Khorana评分

项目	危险评分
胃癌或胰腺癌	2
肺、淋巴、妇科、膀胱或睾丸肿瘤	1
血小板计数≥350×10⁹/L	1
血红蛋白＜100g/L	1
白细胞计数＞11×10⁹/L	1
BMI≥35	1

0分，低危；1～2分，中危；≥3分，高危。

2. 肿瘤相关VTE的治疗

抗凝治疗为VTE治疗的基础。在诊断为VTE后，无抗凝禁忌证的情况下应立即进行抗凝治疗。常用药物包括肠外抗凝药：普通肝素、低分子量肝素、磺达肝癸钠；口服抗凝药物：华法林以及新型口服抗凝药。肿瘤合并急性PTE患者，前6个月应考虑给予经体重校正的LMWH皮下注射，优于华法林，未合并胃肠道肿瘤的患者，依度沙班和利伐沙班可作为皮下注射LMWH的替代药物。肿瘤合并急性PTE患者，在前6个月抗凝之后可考虑无限期抗凝或直至肿瘤治愈，对于合并肿瘤的偶发PTE患者，如果血栓累及肺段、多个近端分支、多个亚段或单个亚段分支且合并DVT，应考虑给予与症状性PTE相同的处理策略。

（1）DVT的治疗：肿瘤相关性DVT患者无抗凝治疗禁忌证，应在确诊DVT后立即启动抗凝治疗。必要时使用溶栓药物可促进血栓溶解，有助于减少长期并发症。溶栓药物包括尿激酶、链激酶，以及新型重组组织型纤溶酶原激活物如阿替普酶、瑞替普酶和替奈普酶。需要注意溶栓药物有增加出血并发症的可能性。

对于有抗凝治疗绝对禁忌证的急性近端下肢DVT患者，应考虑置入下腔静脉滤器。由于滤器长期置入可导致下腔静脉阻塞和较高的DVT复发率等并发症，为减少这些远期并发症，建议首选可回收或临时滤器，待发生DVT的风险或抗凝禁忌证解除后取出滤器。

（2）急性PTE的治疗：无抗凝治疗禁忌证的患者，一旦确诊急性PTE，应立即启动抗凝治疗。在PTE伴有低血压或血流动力学不稳定，且无高出血风险者推荐使用系统性溶栓治疗。

溶栓绝对禁忌证：结构性颅内疾病、出血性脑卒中病史、3个月内缺血性脑卒中、活动性出血、近期脑或脊髓手术、近期头部骨折性外伤或头部损伤、出血倾向（自发性出血）。溶栓相对禁忌证：年龄＞75岁、收缩压＞180mmHg、舒张压＞110mmHg、近期非颅内出血、近期侵入性操作、近期手术、3个月或以上缺血性脑卒中、口服抗凝药物（如华法林）、创伤性心肺复苏、心包炎或心包积液、糖尿病视网膜病变、妊娠。

对于有溶栓禁忌证的急性PTE患者或系统性溶栓后血流动力学不稳定的患者，可考虑使用经皮肺动脉导管取栓、碎栓术或外科手术取栓术。肿瘤相关急性PTE的危险分层及治疗策略遵循相关指南。

综上所述，急性深静脉血栓形成是一种潜在威胁生命的常见疾病，症状和体征无特异性，治疗不当会导致明显后遗症，影响生活质量。其预防以深静脉血栓预防为主，减少围术期危险因素，并予以个性化的物理预防及药物预防。

参考文献

［1］VRINTS C J M. Deep venous thrombosis and endothelial dysfunction in cancer: prevention and early initiated rehabilitation should be integral to a cardio-oncology programme ［J］. Eur J Prev Cardiol, 2022, 29（8）: 1244-7.

［2］DUFFETT L. Deep Venous Thrombosis ［J/OL］. Ann Intern Med, 2022, 175（9）: 129-144. doi: 10.7326/AITC202209200.Epub 2022 Sep 13.PMID: 36095313.

［3］STEIN P D, MATTA F, HUGHES M J. In-Hospital Risks and Management of Deep Venous Thrombosis According to Location of the Thrombus ［J］. Am J Med, 2021, 134（7）: 877-81.

［4］PARKER R I. Catheter-Associated Deep Venous Thrombosis Prevention: Which Path to Choose? ［J］. Crit Care Med, 2021, 49（3）: 537-40.

［5］GROTH S S, RIPLEY R T, CARROTT P W, et al. Commentary: Focused attention on proactive identification of deep venous thrombosis after pleurectomy/decortication for malignant pleural mesothelioma ［J］. J Thorac Cardiovasc Surg, 2020, 160（4）: 1075-6.

［6］NATHAN A S, GIRI J. Reexamining the Open-Vein Hypothesis for Acute Deep Venous Thrombosis ［J］. Circulation, 2019, 139（9）: 1174-6.

第十章 肺血栓栓塞症的临床诊治现状

　　肺血栓栓塞症（pulmonary thromboembolism，PTE）在全球范围内都是一种高致残率、高致死率、高误诊率的常见病，也是住院患者的常见并发症。因其发病隐匿且症状无特异性，常常被忽视，是住院患者非预期死亡和围术期死亡的重要原因，也是导致医疗费用增加、住院时间延长，医疗纠纷的主要原因。据2004年欧盟六国的资料统计，有317 000人因静脉血栓栓塞（venous thromboembolism，VTE）死亡，其中34%为突发致命性肺血栓栓塞症，只有7%的人在死前被确诊。因此，如何做到早期识别与诊断、及时有效的救治、规范的随访与管理，从而降低PTE患者死亡率和复发率、改善预后，是我国乃至全球共同面临的重大健康问题。

　　2018年，《中华医学杂志》刊出了由中华医学会呼吸病学分会肺栓塞与肺血管病学组联合中国医师协会呼吸医师分会肺栓塞与肺血管病工作委员会共同制定的《肺血栓栓塞症诊治与预防指南》，首次将欧美指南［主要参考欧洲心脏病学会（European Society of Cardiology，ESC）和欧洲呼吸学会（European Respiratory Society，ERS）发布的《ESC/ERS急性肺栓塞诊断与治疗指南（2014版）》］的格式和表述方法，并与中国临床实际情况结合起来，提出符合中国医师临床实践的诊断流程：疑诊、确诊、求因、危险分层，即急性肺血栓栓塞症诊断四部曲。在2019年的欧洲心脏病学会年会上，《ESC/ERS急性肺栓塞诊断与管理指南》（2019版）正式发布。

第一节 概 述

一、肺栓塞概念的提出

　　魏尔肖（Virchow）在19世纪50年代首次对肺栓塞进行描述，但由于该病不具有特异的临床表现以及受限于当时的影像设备，临床医师一直难以及时做出正确诊断。到20世纪初，随着影像技术的发展，肺栓塞的诊断方式发生了变化，X线片、血管造影、肺通气/灌注显像以及体层影像技术（如CT、肺血管造影、MRI等）等的发展，不断为临床医师提供更加精确的诊断信息。

二、肺血栓栓塞症的定义

肺血栓栓塞症是指来自静脉系统或右心的血栓阻塞肺动脉或其分支造成肺循环功能障碍，即通常所指的急性肺栓塞，是高致残率、高致死率、高误诊率的常见病，也是住院患者的常见并发症。

该病预后差，7天全因死亡率为1.9%～2.9%，30天全因死亡率为4.9%～6.6%。肺血栓栓塞症和深静脉血栓形成（deep venous thrombosis，DVT）具有相同的易患因素，两者合称静脉血栓栓塞，是静脉血栓栓塞在不同部位、不同阶段的两种临床表现形式。

三、肺血栓栓塞症的危险因素

肺血栓栓塞症的常见危险因素分为遗传性和获得性。①遗传性危险因素：包括抗凝血酶、蛋白S、蛋白P等凝血物质缺乏。②获得性危险因素：包括疾病和药物等引起的血液高凝状态，手术、外伤等引起的血管内皮损伤，长期静坐或卧床引起的静脉血流淤滞。

四、肺血栓栓塞症导致循环衰竭的关键要素

肺血栓栓塞症发生后，会导致右心室后负荷增加，右心室随之扩张，右心室壁的张力增加。右心室张力增加激活了神经内分泌系统，机体分泌的激素引起心肌炎症，从而导致右心室心肌细胞耗氧量增加，进一步发生右心室心肌细胞缺氧，导致心肌损伤，受损的右心室收缩功能下降、右心排血量减少。右心排血量的下降直接引起左心室前负荷减少和心排血量的减少，最终导致右心室冠状动脉灌注不足和右心室缺血，形成恶性循环，直至患者死亡。

第二节 肺血栓栓塞症的诊断

PTE发生时由于血栓堵塞肺血管床的大小、程度、速度，以及患者的基础心肺功能状态不同，使得临床表现呈多样性、复杂性，从没有或极少的临床症状到急性右心衰竭所致心源性休克甚至猝死，因此，极易造成误诊或漏诊。近年随着对VTE认识的提高，增强CT肺动脉造影（computed tomographic pulmonary angiography，CTPA）的广泛使用，以及出于医学和法律方面的考虑，使得临床医师对PTE进行了过度检查，其目的是排除任何出现胸部症状患者的PTE诊断，而不是确认高度疑诊患者的PTE诊断，因此，导致成本－效益失衡。最近，北美一些研究显示，疑诊PTE的检出率已低至5%，这一数字与20世纪80年代早期报道的约50%形成了鲜明对比。对疑诊PTE患者的规范管理，遵循更安全、更容易使用和标准化的管理流程以提高诊断准确性，避免过度使用PTE的确诊检查给患者造成额外的伤害至关重要。

笔记

一、临床患病风险的评估

尽管PTE患者的临床症状、体征以及常规检查缺乏特异度和灵敏度，但临床上联合运用某些变量综合判断，可以对PTE患病风险进行客观评估，从而减少CTPA检查。因此，《ESC/ERS急性肺栓塞诊断与管理指南》（2019版）强调接诊医师应进行PTE患病风险评估。目前，指南推荐的PTE临床患病风险评估方法为简化的Wells评分法（表10-1）和修订的Geneva评分法（表10-2）。

表10-1　简化的Wells评分法

	评分		评分
PTE或DVT病史	1	咯血	1
4周内制动或手术	1	DVT症状或体征	1
活动性肿瘤	1	其他鉴别诊断的可能性低于PTE	1
心率≥100次/分	1		

1. 临床可能性可分为低度可能和高度可能。低度可能为0～1分；高度可能为≥2分。
2. DVT：深静脉血栓形成。

表10-2　修订的Geneva评分

	评分		评分
PTE或DVT病史	1	咯血	1
1个月内手术或骨折	1	单侧下肢疼痛	1
活动性肿瘤	1	下肢深静脉触痛及单侧下肢水肿	1
心率		年龄＞65岁	1
75～94次/分	1		
≥95次/分	2		

临床可能性可分为低度可能和高度可能。低度可能为0～2分；高度可能为≥3分。

二、排除诊断的方法

1. **YEARS评分法**　新指南对疑诊PTE的患者推荐使用YEARS评分法排除PTE诊断。YEARS评分根据三个临床指标（深静脉血栓形成征象、咯血和PTE的可能性很大）联合D-二聚体水平进行判断。排除PTE诊断不需要进行CTPA检查的标准：三项指标阴性＋D-二聚体水平＜1000ng/ml或有至少1项指标阴性＋D-二聚体＜500ng/ml。

使用该方法，48%的患者避免了CTPA检查，而采用Wells评分法和固定的D-二聚体临界值500ng/ml，只有34%的患者获益。

2. **急诊室PTE排除标准**　对于急诊室就诊的PTE低度可能的患者，新指南给出PTE排除标准（pulmonary embolism rule-out criteria，PERC）：年龄＜50岁；脉搏＜100次/分；动脉血氧饱和度（oxygen saturation in arterial blood，SaO_2）＞94%；没有单侧下肢水肿；没有咯血；

近期无外伤或手术史；既往没有VTE病史；不使用口服激素。如患者符合上述8种情况，可安全排除PTE诊断，从而避免过度使用PTE的诊断检查。但这一标准尚不能推广到急诊之外的患者。

三、辅助检查

1. **D-二聚体**　主要用于血流动力学稳定，中、低可能性PTE患者的排除诊断。由于D-二聚体水平随着年龄增长而自然增加，且升高常见于肿瘤、严重感染或炎症、出血、创伤、手术、妊娠期或住院患者等多种情况，因此不能用于PTE的确诊。

在急诊室，酶联免疫吸附试验（enzyme-linked immunoadsordent assay，ELISA）阴性的D-二聚体结果联合PTE患病风险评估，能排除30%疑似PTE的患者，从而避免继续检查。D-二聚体诊断的特异度随年龄的升高而逐渐下降，因此，年龄＞50岁的患者，建议应用年龄调整的D-二聚体临界值（即年龄×10mg/L）以提高诊断的特异度；年龄＞80岁的患者，疑似PTE的D-二聚体特异度降低约10%。而根据年龄校正的D-二聚体临界值能够提高老年人D-二聚体的检测效能，减少CTPA的使用，同时灵敏度不受影响。

2. **心电图**　大多数患者表现为非特异性的心电图异常，主要提示右心负荷增加。较为多见的异常表现有：$V_1 \sim V_4$ T波改变和ST段异常，部分患者可出现$S_1Q_{III}T_{III}$征（即Ⅰ导联S波加深，Ⅲ导联出现Q/q波及T波倒置）。其他心电图改变包括完全或不完全右束支传导阻滞、肺性P波、电轴右偏、顺时针转位等。心电图改变受基础心肺疾病的影响，与既往心电图对比以及动态观察更有意义。心电图表现有助于预测急性PTE不良预后。与不良预后相关的表现包括窦性心动过速、新发的心房颤动、新发的完全或不完全性右束支传导阻滞、$S_1Q_{III}T_{III}$征、$V_1 \sim V_4$ T波倒置或ST段异常等。

3. **超声**　心脏超声不能作为疑诊PTE的常规确诊检查方法，但在PTE的鉴别诊断、危险分层、指导治疗、疗效评估以及预后分析等方面非常有用。对于疑诊高危PTE患者，特别是既往无基础心肺疾病者，若床旁经胸超声心动图检查发现右心室负荷增加和/或肺动脉或右心腔内血栓证据，经支持治疗血流动力学仍然不能稳定，无条件或不适合行CTPA检查，在排除其他疾病可能性后，可依据超声结果进行溶栓治疗。

一些特殊情况，不能接受CTPA检查的非高危患者，可以行肢体加压超声检查，如发现深静脉血栓形成的证据，则VTE诊断成立，可启动抗凝治疗。

4. **用于确诊PTE的影像学检查**　PTE的确诊检查包括CTPA、核素肺通气/灌注（ventilation/perfusion，V/Q）显像、磁共振肺动脉造影、经导管肺动脉造影等。由于CTPA可及性高，在大多数的中心可随时做，且同时显示肺血管内、肺血管外以及肺血管壁的病变，具有重要的诊断和鉴别诊断价值，因此，目前在国内外作为PTE确诊的首选方法。如果存在CTPA检查的局限或禁忌，建议根据患者情况选择其他影像学检查，如V/Q显像［包括平面显像和体层显像（SPECT）］、磁共振肺动脉造影。V/Q显像辐射剂量低，示踪剂使用少，较少引起变态反应。因此，V/Q显像可优先应用于PTE临床可能性低、年轻（尤其是女性）、妊娠期、对对比剂过敏、严重的肾功能不全等患者。由于肺动脉壁、肺动脉腔内和腔外病变都可以引起肺动脉狭窄或闭塞，导致V/Q显像的灌注稀疏或缺损，因此，存在基础心肺疾病的患者容易出现假阳性。此时，如结合胸部低剂量CT平扫可有效鉴别引起肺灌注或通气受损的其他因素（如肺部炎症、肺部肿瘤、慢性阻塞性肺疾病等），减少假阳性率。相反，如果肺动脉狭窄的程度不重，没有明显的血流受阻，V/Q显像呈现的肺灌注可能"正常"，如急性PTE，短时间内脱落的血栓漂浮在血管腔内，有可能呈现假阴性，造成漏诊。每种检查方法的优势、缺点/局限性以及辐射问题见表10-3。PTE的放射学诊断相关内容详见第十一章。

表10-3 《ESC/ERS急性肺栓塞诊断与管理指南》（2019版）PTE的影像学检查方法

检查方法	优势	缺点/局限性	辐射问题
CTPA	·在大多数中心随时可做 ·准确性高 ·在前瞻性研究中得到很强的验证 ·不确定率低（3% ~ 5%） ·可以提供排除PTE诊断的依据 ·数据采集时间短	·有辐射 ·含碘对比剂 ·碘过敏和甲亢患者使用受限 ·妊娠期和哺乳期女性存在风险 ·严重肾衰竭患者禁用 ·容易获得，存在过度使用的倾向 ·CTPA诊断亚段PTE的临床意义尚不清楚	·辐射量3 ~ 10mSv ·年轻女性乳腺组织的辐射暴露是有意义的，有增加乳腺癌终身风险的可能
平面V/Q显像	·几乎没有禁忌证 ·相对便宜 ·有强的前瞻性研究验证	·并不是所有中心都有 ·解读者之间有差异 ·结果报告为PTE的概率 ·50%的患者不确定 ·如果排除PTE，不能提供其他诊断	·辐射量较CTPA低，有效剂量＜2mSv
V/Q SPECT	·几乎没有禁忌证 ·诊断不确定率＜3% ·根据现有数据，准确度高 ·二进制解释	·技术的可变性 ·诊断标准的可变性 ·如果排除PTE，不能提供替代诊断 ·没有前瞻性的研究验证其结果	·辐射量较CTPA低，有效剂量＜2mSv
肺动脉造影	·PTE诊断的金标准	·有创性检查 ·并非所有中心都能开展	·辐射量最高，有效剂量10 ~ 20mSv

CTPA：CT肺动脉造影；V/Q显像：肺通气/灌注显像；SPECT：单光子发射计算机体层成像。

四、诊断策略

PTE的诊断和管理指南主要基于"疑诊、确诊、求因和危险分层"的策略。经过临床可能性评估后，对疑似肺血栓栓塞症的患者，依据血流动力学特点进入下一步的诊断流程（图10-1至图10-3）。

五、疾病严重程度和早期死亡风险评估

急性PTE发生时，压力负荷增加引起的急性右心衰竭是导致重症PTE患者死亡的主要原因。血流动力学不稳定提示患者短期内（院内或30天内）死亡率高。《中国肺血栓栓塞症诊治与预防指南》（2018版）推荐了PTE的危险分层方法（表10-4），完善了血流动力学不稳定PTE，即高危PTE的三种临床表现形式，包括需心肺复苏的心搏骤停、休克以及持续性低血

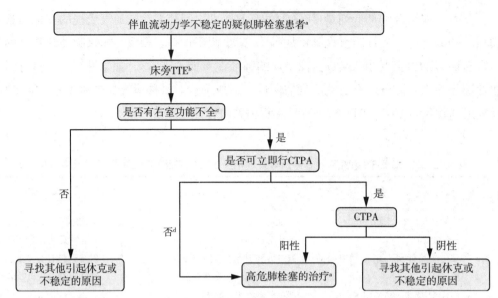

图 10-1 《ESC/ERS急性肺栓塞诊断与管理指南》（2019版）可疑高危肺栓塞诊断流程

a.血流动力学不稳定的定义如下。①心搏骤停：需要心肺复苏。②梗阻性休克：收缩压＜90mmHg或容量充足的情况下，需要缩血管药物维持收缩压≥90mmHg和外周器官低灌注（意识状态异常改变、皮肤湿冷、少尿/无尿，血清乳酸水平增高）。③持续性低血压：收缩压＜90mmHg或收缩压下降幅度≥40mmHg，持续时间超过15分钟，除外新发心律失常、低血容量或败血症。具有以上一项临床表现即提示高危肺栓塞。

b.辅助床旁影像学检查可包括经食管超声心动图检查，可能发现肺动脉及其主要分支的栓子；双侧静脉加压超声成像，可能确诊深静脉血栓形成，从而确诊静脉血栓栓塞。

c.在可疑高危 PTE 的紧急情况下，主要是指右心室舒张末内径/左心室舒张末内径＞1；右心室功能障碍的超声心动图结果和相应的临界值见图10-2。

d.包括患者病情危重，仅允许进行床旁诊断检查的情况。在这种情况下，右心室功能障碍的超声心动图结果证实了高危PTE，建议进行紧急再灌注治疗。

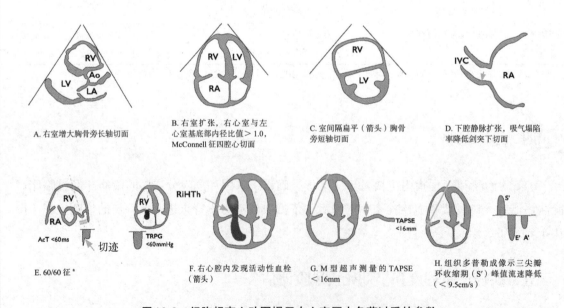

图 10-2 经胸超声心动图提示右心室压力负荷过重的参数

A′：组织多普勒成像测得的三尖瓣环舒张末期（心房收缩时）峰值速度；AcT：右心室流出道多普勒加速时间；Ao：主动脉；E′：组织多普勒成像测得的三尖瓣环舒张早期峰值速度；IVC：下腔静脉；LA：左心房；LV：左心室；RA：右心房；RiHTh：右心血栓；RV：右心室；S′：组织多普勒成像测得的三尖瓣环收缩期峰值速度；TAPSE：三尖瓣环收缩期位移；TRPG：三尖瓣收缩期峰值压力阶差。

a.肺动脉射血加速时间＜60ms，三尖瓣收缩期峰值压力阶差轻度升高（＜60mmHg）伴有收缩中期切迹。

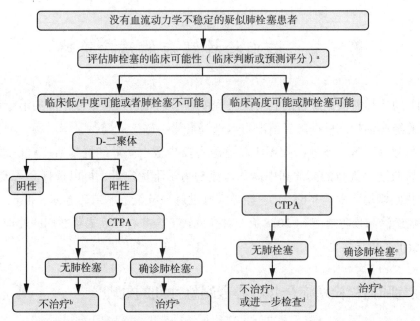

图 10-3　《ESC/ERS 急性肺栓塞诊断与管理指南》（2019 版）可疑非高危肺栓塞诊断流程

a.两种替代分类方案可用于临床患病风险评估，即三级方案（临床患病风险定义为低、中或高）或两级方案（不太可能发生 PTE 或可能发生 PTE）。当使用中度灵敏的检测方法时，D- 二聚体测定应仅限于临床患病风险较低或 PTE 可能性较小的患者，由于较高的灵敏度和阴性预测值，高度灵敏的检测方法也可用于临床概率中等的 PTE 患者。须注意，在住院患者中发生的疑似 PTE，血浆 D- 二聚体测定的作用有限。

b.治疗指 PTE 的抗凝治疗。

c.如果 CTPA 显示节段性或更近端水平的 PTE，则认为 CTPA 可诊断 PTE。

d.如果临床患病风险较高的患者 CTPA 结果为阴性，在停止 PTE 特异性治疗前可考虑采取进一步影像学检查。

压。同时强调，对于血流动力学稳定的急性 PTE 患者也应进行进一步的风险评估，推荐使用简化的肺栓塞严重程度指数（pulmonary embolism severity index-short form，sPESI）（表 10-5）。

表 10-4　《中国肺血栓栓塞症诊治与预防指南》（2018 版）推荐的危险分层

危险分层	休克或低血压	影像学 （右心功能不全）	实验室指标 （心脏生物学标志物升高）
高危	+	+	+/-
中高危	-	+	+
中低危	-	+/-	-/+
低危	-	-	-

表 10-5　简化的肺栓塞严重程度指数（sPESI）

sPESI 评分项目	计分	sPESI 评分项目	计分
年龄＞80 岁	1	心率≥110 次/分	1
恶性肿瘤	1	收缩压＜100mmHg	1
慢性心肺疾病 （慢性心力衰竭）	1	动脉血氧饱和度＜90%	1

1.　≥1 分为中危；0 分为低危；若 sPESI ＝ 0 分但伴有 RVD 和/或心脏生物学标志物升高，则为中危。

2.　0 分：30 天死亡率为 1.0%（95%CI 为 0 ～ 2.1%）；≥1 分：30 天死亡率为 10.9%（95%CI 为 8.5% ～ 13.2%）。

第三节　肺血栓栓塞症的治疗策略

急性PTE的治疗需依据患者的病情严重程度和早期死亡风险采取不同的治疗策略。抗凝治疗是PTE的经典治疗，根据患者情况可以选择肝素、磺达肝癸钠、华法林、利伐沙班、达比加群酯、阿哌沙班等。溶栓治疗用于高危患者及少数中高危经抗凝治疗病情恶化的患者。存在溶栓禁忌或溶栓失败的高危和中高危血流动力学不稳定者，可以选择介入或手术治疗，如外科肺动脉血栓切除术（Ⅱb，C）、经导管肺动脉血栓清除术或碎栓术（Ⅱb，B）。《中国肺血栓栓塞症诊治与预防指南》（2018版）对高危PTE合并右心衰竭急性期的处理，以及低危PTE的管理给出了指导意见。

一、高危肺血栓栓塞症合并右心衰竭急性期的处理

高危PTE合并右心衰竭急性期的处理方案见表10-6。

表10-6　高危PTE合并右心衰竭急性期的处理方案

	处理方案	益处及适用人群	风险
优化容量管理	谨慎扩容，使用生理盐水或林格液，15～30分钟内≤500ml	可用于中心静脉压正常或偏低的患者（如继发于低血容量）	扩容有可能使右心室过度增大，降低左、右心室运动协调性，降低心排血量
使用缩血管药和正性肌力药物	使用去甲肾上腺素，0.2～1.0μg/（kg·min）	增加右心室收缩力，提高外周血压，促进左心室、右心室同步运动，改善右心室冠状动脉灌注	心室过度收缩可恶化组织灌注
	多巴酚丁胺，2～20μg/（kg·min）	增加右心室收缩力，降低心室充盈压	若不联用其他缩血管药，有可能加重低血压，也可能导致或加重心律失常
机械辅助	静脉-动脉体外膜氧合/体外生命支持	联合呼吸机，可提供快速的短期支持	长期应用（＞5天）会出现并发症，如出血、感染；如未同时进行外科血栓清除术，临床获益有限；往往需要经验丰富的团队共同完成

二、低危肺血栓栓塞症的处理

对于低危PTE患者，建议根据患者的具体情况进行分类管理。如患者符合以下3项情况，应考虑早期出院，在家接受抗凝治疗。

1. 早期PTE相关死亡或严重并发症的风险较低。
2. 不存在需要住院的严重合并症或病情加重。

笔记

3．预期患者依从性好或其照护人员能指导、帮助其遵从医嘱，且居住地附近有较好的医疗保健系统和社会基础设施能提供适当的门诊检查和抗凝治疗。

三、抗凝治疗

《ESC/ERS急性肺栓塞诊断与管理指南》（2019版）抗凝治疗建议见表10-7。

表10-7　ESC/ERS急性肺栓塞诊断与管理指南》（2019版）抗凝治疗建议

疾病情况	抗凝治疗建议	证据级别
急性期	开始口服抗凝治疗的PTE患者，若适合服用NOAC（阿哌沙班、达比加群酯、依度沙班或利伐沙班），推荐使用NOAC进行抗凝治疗	I
	建议医院根据自己现有的专业技术和医疗设备资源建立多学科团队，管理高危及特定情况下的中危PTE患者	Ⅱa
	对于难治性循环衰竭或心搏骤停的患者，可以考虑ECMO与手术取栓或与经导管介入治疗联合应用	Ⅱb
长期治疗以及预防复发	对于抗磷脂综合征患者，推荐服用VKA无限期治疗	I
	对于PTE事件，没有可识别危险因素的患者，应考虑延长抗凝治疗	Ⅱa
	对于危险因素持续存在的患者（除抗磷脂综合征外），应考虑延长抗凝治疗	Ⅱa
	对于PTE事件，具有轻微暂时性/可逆性危险因素的患者，应该考虑延长抗凝治疗	Ⅱa
	服药6个月之后，建议将阿哌沙班和利伐沙班减量	Ⅱa
癌症合并PTE	除胃肠道肿瘤患者，建议将依度沙班或利伐沙班作为LMWH的替代方案	Ⅱa
妊娠合并PTE	若妊娠期及分娩期女性出现不明原因的血流动力学不稳定或呼吸功能恶化以及弥散性血管内凝血，应考虑羊水栓塞	Ⅱa
	高危PTE妊娠期女性，应考虑溶栓或者外科手术取栓	Ⅱa
	不推荐妊娠期和哺乳期女性服用NOAC	Ⅲ
PTE事件后治疗以及长期转归	推荐急性PTE抗凝治疗3～6个月后进行常规临床评估	I
	推荐在急性PTE后采用综合的治疗模式，以确保从住院治疗到门诊治疗的最佳转变	I
	急性PTE抗凝治疗3个月后，存在V/Q显像不匹配，且有症状的患者，结合超声心动图、脑钠肽和/或心肺运动试验结果，建议转诊到肺动脉高压/CTEPH专业中心进一步评估	I

NOAC：新型口服抗凝药；ECMO：体外膜氧合；VKA：维生素K拮抗剂；LMWH：低分子量肝素。

参考文献

［1］KONSTANTINIDES S V，MEYER G，BECATTINI C，et al．2019 ESC Guidelines for the diagnosis and management of acute pulmonary embolism developed in collaboration with the European Respiratory Society（ERS）［J］．Eur Heart J，2020，41（4）：543-603．

［2］中华医学会呼吸病学分会肺栓塞与肺血管病学组，中国医师协会呼吸医师分会肺栓塞与肺血管病工作委员会，全国肺栓塞与肺血管病防治协作组．肺血栓栓塞症诊治与预防指南［J］．中华医学杂志，2018，98（14）：1060-1087．

笔记

［3］SANTOS AR，FREITAS P，FERREIRA J，et al. Risk stratification in normotensive acute pulmonary embolism patients：focus on the intermediate-high risk subgroup［J/OL］. Eur Heart J Acute Cardiovasc Care，2020，9（4）：279-285. doi：10.1177/2048872619846506.

第十一章 肺血栓栓塞症的放射学诊断

肺血栓栓塞症的放射学诊断经过了很长的发展历程，1940年，胸部X线片被应用于肺血栓栓塞症的临床诊断，其典型征象为受累肺野血流显著减少，出现楔形阴影区，中央肺动脉突出。只有少数患者表现出典型征象，因此其诊断效能较低。

1965年，肺通气/灌注单光子发射计算机体层摄影（ventilation/perfusion single-photon emission computed tomography，V/Q SPECT）和快速换片血管造影（cut film angiography，CFA）开始被临床用于肺血栓栓塞症的诊断。1990年，磁共振成像（magnetic resonance imaging，MRI）和数字减影血管造影（digital subtraction angiography，DSA）开始用于诊断肺血栓栓塞症。MRI发展出了更加快速的序列，可以得到高空间分辨率的3D血管图像，还可以测定左右心室的功能。DSA检查更容易获得、检查时间更短、使用的对比剂更少、数字减影，并且可以获得电影图像，成为当时诊断肺血栓栓塞症的金标准。1992年，CT血管造影（CT angiography，CTA）成为肺栓塞的首选检查方法，对中央型肺血栓栓塞症诊断的灵敏度和特异度分别为100%和96%。

目前用于确诊肺血栓栓塞症的放射性检查主要包括CT血管造影、核素肺通气/灌注（ventilation/perfusion，V/Q）显像、磁共振肺动脉造影（magnetic resonance pulmonary arteriography，MRPA）、经导管肺动脉造影等。其中，CT既能够满足临床诊断所需，又是一种很好的疗效评价手段。

第一节 肺血栓栓塞症的CT诊断和临床应用

一、肺血栓栓塞症的CT检查方法

1. **适应证** ①临床表现怀疑肺血栓栓塞症。②D-二聚体升高怀疑肺血栓栓塞症。③肺动脉高压原因待查。

2. **禁忌证** ①对比剂过敏。②肾功能不全。③甲亢、妊娠等。因肺血栓栓塞症为危及生命的急症，因此无绝对禁忌证，均需要根据临床情况，衡量患者行CT检查的风险-获益比。

3. **临床常规扫描模式** 包括肺部CT平扫和肺动脉增强CT扫描。

（1）肺部CT平扫（高分辨率CT）：薄层图像层厚为0.625mm，分辨率为0.25mm，用来观察肺实质，如肺小叶结构、肺小叶间隔、小叶支气管等。

笔记

（2）肺动脉增强CT扫描：分为肺动脉期和主动脉期两个时相。①肺动脉期：观察肺动脉管壁和管腔的情况，右心大小及房室腔情况和右室壁。②主动脉期：测量右心室内径/左心室内径（RVD/LVD）、肺动脉主干内径/升主动脉内径（PA/AO），观察体肺侧支形成情况。

4. **双能扫描模式** 采用双球管、双能量成像技术，通常使用最低电压（80kV）和最高电压（140kV）进行双能量减影，达到最大能量分离，最大限度区分不同物质。通过对碘的特异性识别，对肺实质灌注情况进行分析，评价肺实质有无缺血。

二、肺血栓栓塞症的CT诊断标准

1. **直接征象（图11-1）** ①血管内不规则充盈缺损。②血管完全阻塞。③外周血管缺支，呈截断现象。肺血栓栓塞症时，栓塞远端肺动脉管腔无萎缩。根据血栓病变堵塞的部位和性质，可出现"polo征""轨道征""马鞍征"等表现。

2. **间接征象（图11-2）** ①右心房、右心室增大，肺动脉主干增宽。②肺梗死。③胸腔积液。

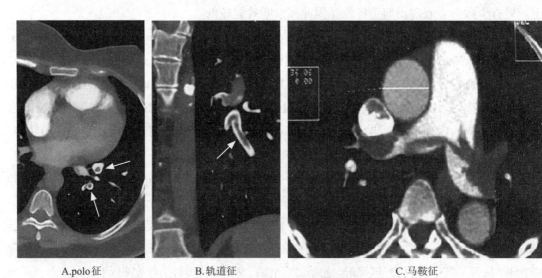

A.polo征   B.轨道征   C.马鞍征

图11-1　肺血栓栓塞症的直接CT征象

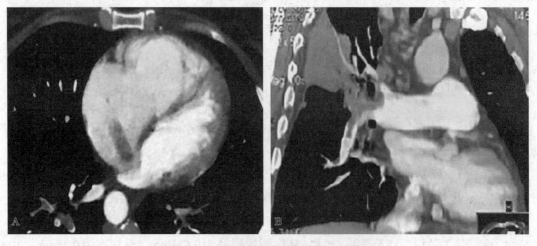

图11-2　肺血栓栓塞症的间接CT征象

A.右心增大，右室壁无增厚；B.胸膜下肺组织楔形实变影。

笔记

三、肺血栓栓塞症的CT临床应用

1. **CT在评价肺血栓栓塞症右心功能不全中的应用**　高危肺血栓栓塞症的3种临床表现形式：需要心肺复苏的心搏骤停、休克、持续性低血压。肺血栓栓塞症发生时，右心压力负荷增加引起急性右心衰竭是导致重症肺栓塞患者死亡的重要原因。CT可以在四腔心层面发现右心室的扩张，在肺栓塞患者中提示右心功能不全（图11-3、彩图1）。

2. **CT在评价肺血栓栓塞症疗效中的应用**

（1）CT可用于评估外科手术取栓前后右心径线大小变化（图11-4）。

（2）CT可用于评价溶栓前后病灶吸收情况（图11-5）。

3. **CT在肺血栓栓塞症血栓负荷程度定量评价上的应用**　国际上一直在探索以CTPA图像

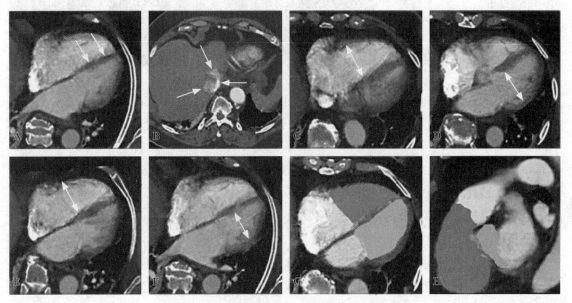

图 11-3　肺血栓栓塞症患者右心功能不全的CT表现

　A. 室间隔变得平直；B. 对比剂反流至下腔静脉和近端肝静脉；C～F. RVD/LVD接近1；G～H. 右心室容积/左心室容积（RVV/LVV）＝1.62。

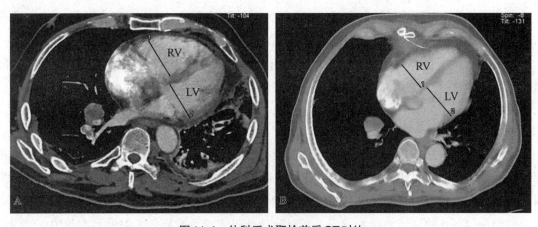

图 11-4　外科手术取栓前后CT对比

　A. 取栓前RVD/LVD＝1.08，右室直径明显增大；B. 取栓后RVD/LVD＝0.83。

笔记

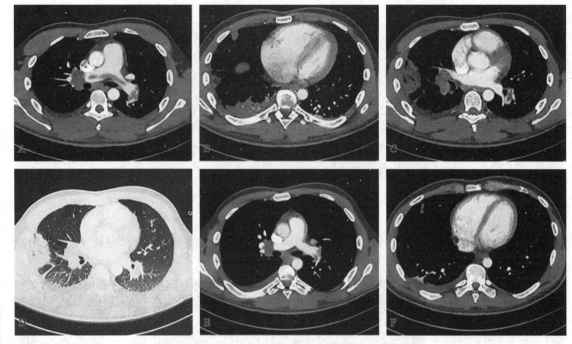

图 11-5　溶栓治疗前后病灶吸收情况 CT 对比

A ～ D. 溶栓前可见肺动脉主干增宽，肺动脉内充盈缺损影，右心室内径明显增大，右肺出现梗死灶；E ～ F. 溶栓后肺动脉主干宽度缩小，肺动脉内的充盈缺损影消失，右心室内径较溶栓前减小，右肺梗死灶消失。

为基础评价 PTE 的血栓负荷量，但由于肺动脉解剖复杂，在临床工作中很难对其进行真正的定量评价，因此目前常采用半定量方法，包括 Qanadli 栓塞指数、Mastora 栓塞指数和肺动脉阻塞指数。根据受累肺动脉的不同部位和支数，以及管腔狭窄程度的不同，来量化肺动脉阻塞的严重程度。

（1）Qanadli 栓塞指数：该指数与肺动脉造影 Miller 指数［包括肺动脉阻塞评价（客观分数）和肺周围组织灌注的减少评价（主观评估）］间具有良好的相关性（$r = 0.867$，$P < 0.0001$），但与右心功能呈弱相关。

$$Qanadli 栓塞指数 = \frac{\sum(n*d)}{40} \times 100\%$$

式中，n 表示充盈缺损的肺段数，d 表示肺动脉狭窄程度（1分，部分阻塞；2分，完全阻塞）。

（2）Mastora 栓塞指数：根据肺动脉位置分为纵隔肺动脉（5支）、肺叶动脉（6支）及肺段动脉（20支），管腔阻塞程度采用5级分法，最高分数为155分。

$$Mastora 栓塞指数 = \sum 阻塞分数 /155 \times 100\%$$

（3）肺动脉阻塞指数：是一种半定量的观察指标，常用于评估病情的严重程度。一项国际单中心的研究探讨了肺动脉阻塞指数评估风险分层的能力，分析了30例 PTE 患者的临床资料，根据指南对其进行分类，以及使用 CTA 测定肺动脉阻塞指数和心血管参数。根据患者不同的危险分层，比较两者之间的差异，探讨肺动脉阻塞指数对高危人群的预测价值。结果提示，肺动脉阻塞指数对高危患者有很强的预测作用，以肺动脉栓塞指数＞52.5%为最佳临界值诊断肺血栓栓塞症高危患者的灵敏度为100%，特异度为81%。

第二节 肺血栓栓塞症的其他放射学诊断

1. **磁共振肺动脉造影** 对显示中央型慢性肺动脉血栓栓塞症有重要价值，一般不用于急性肺血栓栓塞症的诊断。

2. **超声心动图** 一般用于评价右心功能或肺动脉主干，对细小分支的肺血栓栓塞症评价作用受限。

3. **肺动脉造影** 为诊断肺动脉高压的金标准，在动脉栓塞方面，除用于诊断之外还有治疗作用，对患者病情评估、疗效随访存在重要的价值（图11-6）。

4. SPECT-CT 核医学利用通气及灌注不匹配的现象来诊断肺血栓栓塞症（图11-7）。

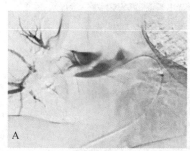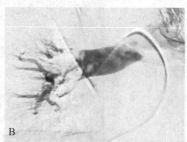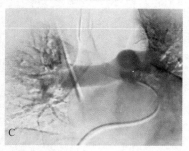

图11-6 肺动脉造影显示溶栓后右肺动脉血栓溶解

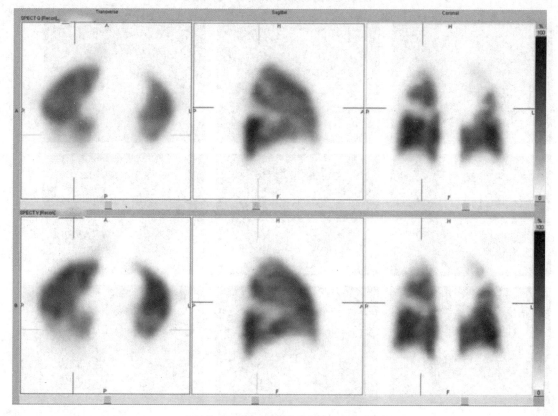

图11-7 肺血栓栓塞症SPECT表现

笔记

5. PET-CT 利用肺动脉内的代谢情况来反映病变的组织特性及活性程度，同时对肺动脉恶性肿瘤及肺血栓栓塞症进行鉴别诊断。恶性肿瘤的代谢程度远高于肺血栓栓塞症的代谢程度，标准摄取值（standard uptake value，SUV）往往反映了恶性程度高低（图11-8、图11-9和彩图2、彩图3）。

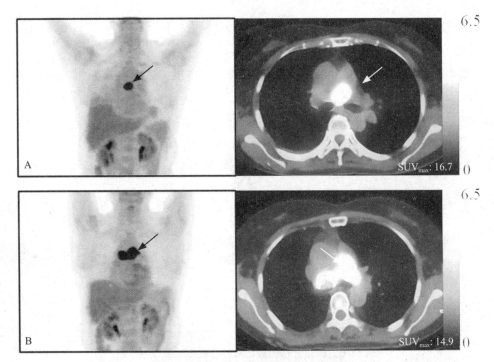

图11-8 肺动脉肉瘤的PET-CT表现

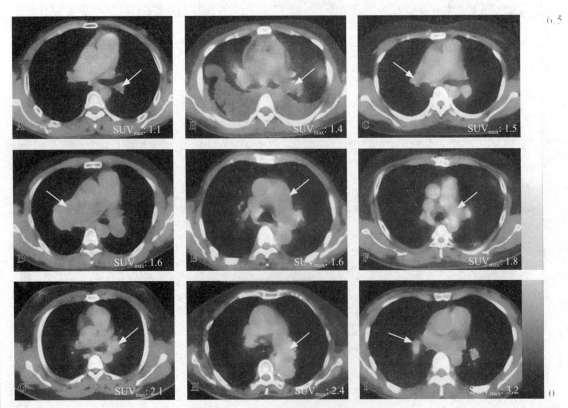

图11-9 肺血栓栓塞症的PET-CT表现

笔记

6. **其他新技术** 随着生物医学工程及计算机算法的发展，人工智能领域越来越多地应用于影像学辅助诊断之中，人工智能技术用于肺动脉血栓体积的自动测量成了一种新的发展方向。研究表明，应用人工智能技术对肺动脉血栓体积进行自动化测量，与现有半定量血栓负荷的栓塞指数相关性好；血栓体积与RVD/LVD是高危肺血栓栓塞症患者的独立危险因素。基于张量的机器学习方法也已应用于磁共振，可以提取疾病特征，自动诊断肺动脉高压。

参考文献

［1］DUFFETT L，CASTELLUCCI LA，FORGIE MA．Pulmonary embolism：update on management and controversies［J/OL］．BMJ，2020，370：m2177．doi：10.1136/bmj.m2177．PMID：32759284．

［2］PALM V，RENGIER F，RAJIAH P，et al．Acute Pulmonary Embolism：Imaging Techniques，Findings，Endovascular Treatment and Differential Diagnoses［J］．Rofo，2020，192（1）：38-49．

［3］OHNO Y，YOSHIKAWA T，KISHIDA Y，et al．Unenhanced and Contrast-Enhanced MR Angiography and Perfusion Imaging for Suspected Pulmonary Thromboembolism［J］．AJR Am J Roentgenol，2017，208（3）：517-530．

第十二章 静脉血栓栓塞症合并冠心病的诊治策略

冠心病是人类健康的主要杀手。随着全球化进程的加速，心脑血管疾病也已经开始在发展中国家蔓延，成为全球人口死亡的重要原因。静脉血栓栓塞症（venous thromboembolism，VTE）的发生率仅次于急性冠脉综合征和脑卒中，是第三大常见的心血管疾病。静脉血栓栓塞症包括深静脉血栓形成（deep venous thrombosis，DVT）和肺血栓栓塞症（pulmonary thromboembolism，PTE），致残率和死亡率较高。PTE临床表现无特异性，临床症状、心电图、心肌酶学指标的变化和表现往往与冠心病甚至急性心肌梗死类似，临床工作中极易漏诊和误诊。此外，冠心病（或急性心肌梗死）合并PTE不少见，近年来，有越来越多的冠心病合并肺血栓栓塞症的个案报道。PTE和冠心病虽然均属于血栓栓塞性疾病，但因血栓形成的病理生理机制和表现不同，导致的结局事件亦不相同，因此两种疾病的处理既有相似之处，亦有很多不同之处。当患者同时并存两种疾病时，无疑增加了诊断和处理的难度，提高PTE合并冠心病的诊治水平具有重要意义。

一、流行病学

国内外文献报道，心血管疾病患者中合并VTE的比例高达16.9%～30.4%；Cavallari等报道了47 611例动脉粥样硬化性心血管疾病（atherosclerotic cardiovascular disease，ASCVD）患者，随访中位时间31.4个月，1、2、3年VTE的发生率分别为0.76%、1.53%、2.45%；急性心肌梗死≤3个月的患者发生PTE、DVT或PTE＋DVT的风险分别是非急性心肌梗死患者的43.5、9.6及19.7倍，而急性心肌梗死＞3个月的患者发生PTE、DVT或PTE＋DVT的风险分别是非心肌梗死患者的1.8、1.1及1.2倍。中国医学科学院阜外医院1991年报道，在900例连续的心肺血管疾病尸检中，发现段级肺动脉以上较大血栓栓塞100例（占同期尸检的11%），冠状动脉粥样硬化性心脏病占4%。2007—2012年中国医学科学院阜外医院冠心病住院患者PTE的患病率为0.25%，占全部肺栓塞住院患者的16.7%，这些研究结果表明ASCVD容易合并VTE，2014年和2019年的ESC/ERS急性肺栓塞诊断与治疗指南中将急性心肌梗死和心力衰竭列为VTE的高危易患因素。

二、发病机制与危险因素

传统认为静脉血栓和动脉血栓是由不同原因导致的两种性质不同的疾病。但是它们存在某些共同的发病机制，如内皮细胞应激、血小板和白细胞活化等。

越来越多的证据表明，动脉血栓形成与静脉血栓形成存在相关性，如一些导致动脉血栓形成的传统危险因素同样也是引起VTE的危险因素。例如，高龄、肥胖、血脂异常、高血压、糖尿病、吸烟，以及一些可以引起血液高凝状态的特殊情况，如抗磷脂综合征、高同型半胱氨酸血症。一些遗传因素也被证明同时与静脉和动脉血栓形成有关，如V因子Leiden突变、凝血酶G20210A突变，但这两种情况下发生VTE的危险是动脉血栓形成的10倍。临床上，有证据表明症状性动脉血栓形成的患者发生VTE的风险增加，而那些临床确诊VTE的患者，尤其是无诱发因素的VTE患者，其发生动脉血栓形成的风险增加。动脉与静脉血栓形成的相关性表明冠心病和肺血栓栓塞症常可以合并存在，需要引起临床医师的重视。

三、诊断与鉴别诊断

冠心病临床上非常常见，较容易发现和诊断。PTE临床表现不典型，医师诊断意识不强，容易漏诊和误诊，由于PTE常表现为活动后胸闷、气促，心电图出现ST-T改变，而且两个疾病均好发于老年患者，因此临床上PTE极易误诊为冠心病。因此，当患者并存两个疾病时，更难诊断。"胸痛＋心电图异常"除考虑冠心病、心绞痛、心肌梗死外，必须把肺血栓栓塞症作为鉴别诊断的疾病。当临床上疑诊或确诊为冠心病的患者，如出现以下情况，需考虑合并肺血栓栓塞症的可能性。

（一）病史

冠心病患者有VTE史，或存在DVT以及一些VTE的危险因素，如骨科手术、恶性肿瘤、长期制动状态等。

（二）症状

1. 胸闷、气促　患者存在用冠心病不能解释的胸闷、气促。冠心病可以表现为心肌缺血的相似症状，如劳力性胸闷、呼吸困难等，当冠心病患者经过全面的药物和介入治疗仍然存在上述症状者，应当警惕肺血栓栓塞症，并进行血气分析、D-二聚体、超声心动图、CT肺动脉造影或核素肺通气/灌注显像等检查。

2. 胸痛　肺血栓栓塞症时常为胸膜性胸痛，与呼吸有关，少数为心绞痛样胸痛。若胸痛与患者平时发生的劳力性心绞痛性质不同，如非劳力因素诱发、胸痛呈持续性，休息后不缓解，或与呼吸有关时需考虑合并肺血栓栓塞症。

3. 晕厥　冠心病合并恶性心律失常或心率过缓时也会有晕厥发生，此时如果患者有PTE危险因素，如DVT、骨折、手术史等，需排除PTE的可能。

笔记

（三）体格检查

若冠心病患者出现如下情况，要考虑是否合并PTE：颈静脉充盈或搏动、肺部可闻及哮鸣音和/或细湿啰音，有胸腔积液的相应体征、剑突下搏动、肺动脉瓣区第二音亢进或分裂，以及单侧或双侧下肢水肿、下肢静脉曲张等表现。

（四）辅助检查

1. 动脉血气分析　与冠心病或心肌梗死病情不相符的低氧血症，要警惕合并肺血栓栓塞症的可能。

2. D-二聚体　急性心肌梗死时D-二聚体也会有所增高，但多为轻度升高。D-二聚体对于急性PTE诊断的灵敏度达92%～100%，但特异度较低，仅为40%～43%。D-二聚体阴性可以排除低危PTE。对于稳定冠心病患者出现D-二聚体升高，应常规进行肺血栓栓塞症的筛查。

3. 肌钙蛋白　心肌梗死时，血清中肌钙蛋白T（cardiac troponin T，cTnT）或肌钙蛋白I（cardiac troponin I，cTnI）增高，且有动态变化过程。值得注意的是，肺血栓栓塞症也可以出现心肌损伤标志物轻度升高，而且往往表示病情较为严重。

4. 心电图　心电图是疑诊肺血栓栓塞症的重要线索，也可成为误诊冠心病的"罪魁祸首"。肺血栓栓塞症，特别是大面积肺血栓栓塞症，常出现类似冠心病特别是心肌梗死的ECG表现，如V_1～V_4 T波倒置，甚至ST段抬高等。程显声等报道，42.3%的肺血栓栓塞症患者ECG表现为V_1～V_4 T波倒置。费拉里（Ferrari）等报道，胸前导联V_1～V_4 T波倒置与肺血栓栓塞症的严重程度有较好的相关，85%的大面积肺血栓栓塞症出现V_1～V_4 T波倒置，而19%的非大面积肺血栓栓塞症ECG表现为V_1～V_4 T波倒置。这种ECG变化易导致肺血栓栓塞症误诊为非ST段抬高型心肌梗死。当冠心病患者出现以下心电图表现时需要警惕肺血栓栓塞症：QRS电轴右移或右偏、$S_1Q_{\mathrm{III}}T_{\mathrm{III}}$征、胸前导联$V_1$～$V_4$及Ⅱ、Ⅲ、aVF导联T波倒置、顺时针转位、完全性或不完全性右束支传导阻滞和窦性心动过速等。

5. 超声心动图　多数肺血栓栓塞症患者超声心动图可以发现右心扩大、肺动脉高压，因此当冠心病患者超声心动图提示存在上述表现时，必须进行肺血栓栓塞症的相应检查。

当患者存在下列情况时需要疑诊肺血栓栓塞症：既往存在DVT病史或DVT的易患因素；症状多以劳力性气促、胸闷或晕厥为主；部分患者有胸痛，随呼吸可加重；动脉血气分析为低氧、低碳酸血症；不明原因的D-二聚体水平升高；心电图呈现肺血栓栓塞症的特征性表现；冠脉造影正常但出现劳力性胸闷、气短患者；超声心动图提示右心扩大，肺动脉高压者。

当冠心病患者存在以下情况时需要警惕合并肺血栓栓塞症：以劳力性胸闷、气促为主要表现；抗心衰或心肌缺血药物治疗效果不佳；冠脉再灌注治疗后症状缓解不佳；D-二聚体水平升高（或PCI/冠状动脉旁路移植术术后D-二聚体水平异常升高）；不明原因的低氧血症和低碳酸血症；超声心动图提示右心后负荷增加，右心扩大；心电图呈现肺血栓栓塞症的特征性表现；存在DVT的易患因素。肺血栓栓塞症与冠心病鉴别要点见表12-1。

表12-1　肺血栓栓塞症与冠心病的鉴别要点

鉴别要点	肺血栓栓塞症	冠心病
好发年龄	中老年	中老年
基础病因	骨折、创伤、卧床、下肢静脉疾病	高血压、糖尿病、高脂血症等
血栓性质	静脉血栓－红细胞血栓	动脉血栓－血小板血栓
症状	突发劳力性气促、胸痛、咯血等	劳力性胸痛，压榨样，可放射
D-二聚体	几乎所有患者明显升高	少数急性心肌梗死患者轻度升高
心肌损伤标志物	少数患者轻度升高	几乎所有急性心肌梗死患者均明显升高
心电图特征	窦性心动过速、$S_IQ_{III}T_{III}$，$V_1 \sim V_4$ ST段压低、T波倒置	缺血或梗死部位相应ST-T改变，异常Q波等
超声心动图表现	部分患者可见右心扩大、肺动脉高压	一般无右心负荷增加表现，急性心肌梗死患者可见室壁节段性运动异常，左室扩大，左室射血分数降低等

笔记

四、抗栓治疗策略

冠心病与VTE均属于血管性或血栓栓塞性疾病，但因两种疾病血栓形成机制不同，导致血栓性质不一样。VTE为静脉血栓，其血栓性质为红细胞血栓，而心肌梗死为动脉血栓，其血栓性质为血小板血栓。此外，两种血栓栓塞性疾病所造成的相应器官损害的后果不同，使得冠心病和VTE在溶栓或抗凝的治疗药物种类、药物剂量、治疗时间窗的选择方面均有差异。冠心病患者需要长期抗血小板治疗以减少冠状动脉事件，特别是冠脉介入治疗术后患者，而VTE患者需要口服抗凝药促进血栓溶解，防止静脉血栓复发。

当冠心病合并VTE时，需要兼顾抗血小板和抗凝治疗。多联抗栓药物的使用可以增加抗栓效果，但出血风险明显增加。针对冠心病和VTE，国内外分别制定了相应的抗栓指南或共识，但冠心病合并VTE如何抗栓缺乏相应的诊疗规范，临床医师遇到这种情况时，如何选择最佳抗栓方案仍然具有挑战性。2020年，美国心脏病学会（American College of Cardiology，ACC）发布了冠心病合并VTE的抗栓决策路径专家共识，针对冠心病合并VTE的抗栓治疗路径和方案提出了合理化建议，对于指导临床实践具有重要意义。

（一）正在服用抗凝药物的VTE患者需要冠脉介入治疗和抗血小板治疗

VTE患者需长期口服抗凝药，以治疗和预防静脉血栓。而冠心病拟行PCI的患者需要双联抗血小板治疗，以预防冠状动脉血栓事件。对VTE合并冠心病的患者，若同时服用抗凝药和抗血小板药，高强度的三联抗栓治疗会增加出血风险。因此，这类患者的抗栓治疗较为复杂，应在预防动、静脉血栓形成的同时权衡出血风险。对于有VTE病史且需要行PCI的患者，在制定抗栓策略时需考虑的关键因素包括VTE抗凝治疗的时程、PCI的紧急程度以及如何降低多联抗栓治疗带来的出血风险。

1. VTE的抗凝治疗时程　主要取决于静脉血栓形成的危险因素。对于手术或其他一过性危险因素（如急性内科疾病、石膏固定、外源雌激素治疗、妊娠或产后状态）所诱发的VTE，抗凝至少3个月，对于无可逆因素或危险因素长期存在的VTE需要长期抗凝。

若VTE患者存在手术或其他一过性危险因素，且完成3个月抗凝治疗，PCI术前应停用抗凝药，遵循PCI指南使用抗血小板治疗；若患者未完成3个月的抗凝或需要长期抗凝，那就需要评估PCI的紧急程度。

2. **PCI的紧急程度**　根据PCI的紧急程度分为择期PCI、限期PCI和急诊PCI。不同紧急程度可选择不同的抗栓策略。若VTE患者正处在抗凝的3个月之内，建议择期PCI推迟到抗凝治疗结束。若VTE患者正处于3个月内或无限期抗凝的患者，需要限期或急诊PCI，建议在PCI术前不停用抗凝药，PCI术后谨慎选择抗栓药物种类和剂量，以降低出血风险。

3. **抗凝和抗血小板药物的选择**　合理选择抗凝药和抗血小板药物种类和剂量，有助于降低出血风险。该共识建议大多数患者选择直接口服抗凝药（direct oral anticoagulant，DOAC），因为其发生大出血、颅内出血和致命出血的风险较维生素K拮抗剂更低。如果没有严重肾功能不全，即便患者在PCI前已应用VKA，仍建议其在出院前更换为DOAC。肿瘤相关VTE患者的抗凝药物首选DOAC，主要是因为其有更好的依从性和便利性，其次是低分子量肝素，最后才是VKA，但胃肠道肿瘤相关VTE患者还是首选低分子量肝素。

PCI术后仍需要长期使用DOAC的VTE患者，可以给予降低剂量的利伐沙班（10mg，每天1次）和阿哌沙班（2.5mg，每天2次），以减少出血风险。

VTE患者PCI术后一般只用单个抗血小板药物，优选P_2Y_{12}受体阻滞药（首选氯吡格雷）。稳定型冠心病择期PCI者，抗血小板药物与抗凝药物联用半年；ACS接受PCI者，抗血小板药物与抗凝药物合用1年。如果冠状动脉血栓风险高、出血低风险，需要短期三联抗栓治疗时，建议PCI术后前30天加用阿司匹林81mg，每天1次。

（二）正在服用抗血小板药物的冠心病患者发生了VTE的抗栓治疗策略

正在抗血小板治疗的冠心病患者发生了VTE需抗凝治疗，其抗栓策略根据抗血小板治疗的目的来选择单药抗凝治疗或是抗血小板联合抗凝治疗，以及抗栓治疗的时间。

1. 对于抗血小板治疗用于冠心病的一级预防的患者合并VTE，建议停止抗血小板治疗，启动单纯抗凝治疗。

2. 对于正在抗血小板治疗的稳定型缺血性心脏病患者一旦合并VTE，应该针对不同情况采用不同的抗栓策略。

（1）如果既往无ACS病史和冠脉再灌注治疗史，建议停止抗血小板治疗，启动单纯抗凝治疗。

（2）如果既往无ACS病史，但接受过PCI治疗，若PCI术后≤6个月，建议大多数患者停用阿司匹林，保留氯吡格雷，并同时开始抗凝治疗（优选DOAC）。若PCI术后6～12个月，建议继续单药抗血小板治疗（阿司匹林或氯吡格雷皆可）至PCI术后1年，并联合一种口服抗凝药（优选DOAC）。若PCI术后已≥12个月，停用抗血小板药物，长期应用一种口服抗凝药治疗（优选DOAC）。

（3）如果既往无ACS病史，但接受过冠状动脉旁路移植术，若CABG术后<1年，建议继续服用阿司匹林（100mg每天1次）联用口服抗凝药物（优选DOAC）；若CABG术后>1年，建议停用阿司匹林，单纯抗凝治疗（优选DOAC）。

3. 对于正在抗血小板治疗的ACS患者发生VTE，若ACS发生后≤12个月，建议停用阿司匹林，换为P_2Y_{12}受体阻滞药（优选氯吡格雷），同时启动抗凝治疗（推荐DOAC），若患者

笔记

出血风险高、血栓风险低，可考虑缩短抗血小板治疗时间。若ACS发生后＞12个月，可停止抗血小板治疗，单纯抗凝治疗，若患者出血风险低、血栓风险高，也可以继续单药抗血小板治疗（阿司匹林81mg每天1次或氯吡格雷75mg每天1次）联合抗凝治疗。

（三）冠心病合并VTE联合抗栓治疗的一般原则

1. 抗血小板药物优选P_2Y_{12}受体阻滞药氯吡格雷，抗凝药物优选DOAC，当需要合用阿司匹林时，其用量不应超过100mg每天1次。如果接受VKA抗凝治疗的患者，应将目标INR定在较低范围，即2.0～2.5，提高INR监测频率，以降低出血风险。

2. 服用≥2种抗栓药的患者，建议启动或继续使用质子泵抑制剂（亦可使用H_2受体阻滞药），并避免同时应用非甾体抗炎药物，以减少胃肠道出血的风险。而当治疗方案调整为单药抗凝治疗后，若没有其他适应证，应停用质子泵抑制剂（或H_2受体阻滞药）。

3. 不推荐常规三联抗栓治疗，推荐PCI后常规抗栓策略调整为口服抗凝药联合一种P_2Y_{12}受体阻滞药。

4. 高缺血风险患者需要三联抗栓治疗时，建议尽量缩短三联抗栓治疗时间。若患者冠脉血栓风险高，而出血风险低，推荐PCI术后口服抗凝药联用抗血小板药物P_2Y_{12}受体阻滞药，再加用阿司匹林不超过30天。

5. 接受PCI手术的患者，无论使用何种类型的支架，其冠脉病变的特征、形态、病变和支架位置都会影响双联抗血小板持续时间和缩短双联抗血小板的安全性。高血栓风险冠脉病变的特征包括分叉病变、血栓病变、长段病变等，若存在这些不确定性，应与PCI专家共同讨论制定个体化抗栓策略。

6. 决定抗栓治疗方案时，还应考虑到治疗费用和患者的偏好。

综上所述，冠心病和VTE都是临床常见疾病，均好发于中老年人。两者合并存在往往使病情复杂，抗栓治疗棘手，需不断权衡血栓栓塞与出血的风险，应该在遵循专家共识的基础上，分清楚主次矛盾，根据患者特点采取个体化抗栓治疗策略。

参考文献

［1］HEIT J A, CRUSAN D J, ASHRANI A A, et al. Effect of a near-universal hospitaliza-tion-based prophylaxis regimen on annual number of venous thromboembolism events in the US［J］. Blood, 2017, 130（2）: 109-114.

［2］中华医学会呼吸病学分会肺栓塞与肺血管病学组. 肺血栓栓塞症诊治与预防指南［J］. 中华医学杂志, 2018, 98: 1060-1087.

［3］孙葵葵, 王辰, 古力夏提, 等. 深静脉血栓形成的危险因素及临床分析［J］. 中华结核和呼吸杂志, 2004, 27（11）: 727-730.

［4］刘岩, 刘蕾, 史亮, 等. 316例急性肺血栓栓塞症诊断过程的临床分析［J］. 国际呼吸杂志, 2013, 33（19）: 1467-1470.

［5］DEITELZWEIG S B, JOHNSON B H, LIN J, et al. Prevalence of clinical venous thrombo-embolism in the USA: current trends and future projections［J］. Am J Hematol, 2011, 86（2）: 217-220.

第十三章 慢性血栓栓塞性肺动脉高压的诊治策略

慢性血栓栓塞性肺动脉高压（chronic thromboembolism pulmonary hypertension，CTEPH）是一种以机化的血栓栓子长期堵塞肺动脉导致血流重新分布和肺微血管床重构，导致肺血管阻力和肺动脉压力进行性升高，最终引起右心衰竭，甚至死亡的慢性进展性疾病。患者表现为呼吸困难、疲劳和活动耐力下降。目前文献报道，在症状性肺血栓栓塞症（pulmonary thromboembolism，PTE）之后的2年内，有0.1%～11.8%的患者会进展为CTEPH。但也有多达50%的CTEPH患者没有PTE史。未经治疗的CTEPH患者平均肺动脉压（mean pulmonary arterial pressure，mPAP）＞50mmHg，5年存活率仅有10%，预后极差。

《ESC/ERS急性肺栓塞诊断与管理指南》（2019版）对于急性PTE患者及早发现CTEPH提出如下建议：对于急性PTE需要至少抗凝3～6个月，随访时如出现活动后呼吸困难，需要进行心脏超声检查，同时行氨基末端脑钠肽前体（N-terminal pro-brain natriuretic peptide，NT-proBNP）检查、心肺运动试验评估是否存在CTEPH高危因素。如果心脏超声评估肺动脉高压中高度可能，以上三项检查如果出现1个以上阳性，则建议行肺通气/灌注（ventilation/perfusion V/Q）显像，如果V/Q显像阳性，则建议转诊至肺动脉高压专业中心诊治，评估是否存在CTEPH。而肺动脉高压中心在行肺动脉高压查因过程中，首先要除外常见的左心疾病相关肺动脉高压和肺部疾病/低氧相关性肺动脉高压。CT肺动脉造影阴性不能除外CTEPH，需进行V/Q显像来明确CTEPH诊断。

PTE发展成CTEPH的相关危险因素：复发性肺栓塞，特发性肺栓塞，大面积肺栓塞，抗凝不充分，下肢静脉曲张，易栓症（如抗磷脂抗体阳性、狼疮抗凝物阳性）。CTEPH的独立危险因素：脾切除（无脾的患者易形成血栓）。心室-心房分流，慢性炎症性疾病（如炎性肠病）。

第一节　慢性血栓栓塞性肺动脉高压的临床表现和诊断

一、临床表现

早期CTEPH的临床表现（从发作到诊断平均14个月）：进行性劳力性呼吸困难、慢性干咳、不典型胸痛、心动过速、咯血、晕厥，严重时进行性发展出现右心衰竭。

二、诊断标准

CTEPH诊断标准：①充分抗凝至少3个月。②V/Q显像：存在灌注通气不匹配。③右心导管：mPAP≥25mmHg且肺动脉楔压≤15mmHg。④除外其他病变，如血管炎、肺动脉肿瘤、纤维性纵隔炎等。

1. **V/Q显像**　诊断CTEPH的灵敏度＞97%，被公认为是CTEPH的首选筛查方法，如V/Q显像阴性，可排除CTEPH。典型表现为多个肺段分布的与通气显像不匹配的灌注缺损。

2. **肺动脉CT**　CT平扫可表现为马赛克征、陈旧性肺梗死（空洞形成）；索条影、小支气管扩张（图13-1）。

（1）肺动脉期：可以看到中央肺动脉管腔内附壁充盈缺损，甚至管腔闭塞；血栓内可见钙化。段及段以下肺动脉管腔附壁充盈缺损，条状、网格状充盈缺损。

（2）主动脉期：是肺血管扫描的必要期相，可以观察肺静脉回流以及左心房充盈的情况。另外，一些半定量的影像学指标通常在这个期相测量，包括测量右室内径/左室内径（RVD/LVD）、肺动脉主干内径/升主动脉内径的比值（PA/AO）。还可以评价侧支循环，包括支气管动脉、乳内动脉、肋间动脉、膈下动脉等。

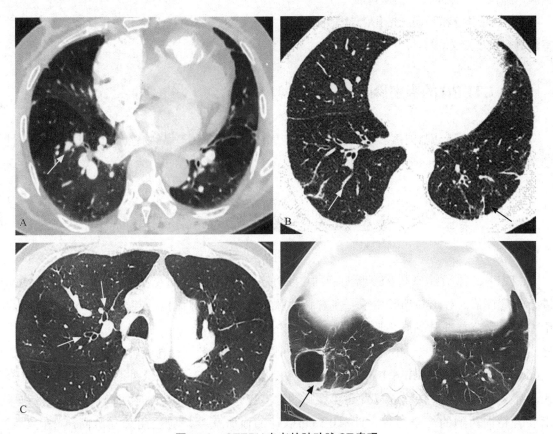

图13-1　CTEPH患者的肺动脉CT表现

A. 陈旧性肺内索条灶；B. 双肺下叶多发囊状低密度透亮的肺气肿、肺大疱；C. 右肺中叶小支气管扩张；D. 右肺下叶基底段空洞形成。

（3）肺动脉高压/右心功能不全：①肺动脉高压征象，PA＞29mm、PA/AO＞1、右室增大及右室心肌肥厚。②右室增大征象，RVD/LVD＞1、室间隔平直或反向弯曲。③右心功能不全征象，右心房及右心室增大、上腔静脉增宽、下腔静脉增宽、心包积液及胸腔积液（图13-2）。

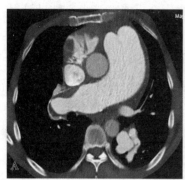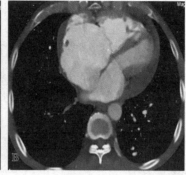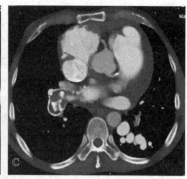

图13-2　PTE右心功能不全患者的CT表现
不同层面CT示肺动脉增宽，右心增大及心肌肥厚。

3. **胸部高分辨率CT**　可能有助于CTEPH的鉴别诊断，可发现肺气肿、支气管或间质性肺病、肺梗死、肺血管和胸壁畸形。

4. **右心导管和肺动脉造影**　对于准确评估栓塞程度、监测血流动力学指标和选择治疗方案均具有重要意义。

三、CTEPH的鉴别诊断

肺动脉炎、肺动脉肉瘤、瘤栓、寄生虫（棘球蚴病）栓子、异物栓塞、先天性或获得性肺动脉狭窄。

第二节　慢性血栓栓塞性肺动脉高压的治疗

CTEPH总体治疗原则：诊断明确的CTEPH患者，需要经过专业的CTEPH多学科团队进行治疗评估，对于肺动脉主干、左右肺动脉和叶级肺动脉血栓，甚至段级肺动脉近端可手术的患者应首选肺动脉内膜剥脱术（pulmonary endarterectomy，PEA）；对于外围远端血栓，手术血栓切除困难，不能耐受或不接受外科手术的患者可行球囊肺动脉成形术（balloon pulmonary angioplasty，BPA）和/或靶向药物治疗（图13-3）。无论外科手术还是内科介入治疗，都可能存在持续或复发症状性肺动脉高压，可以继续转向应用内科介入或外科手术联合靶向药物的综合治疗。针对0.5mm以远的血管病变，应选用肺动脉高压靶向药物治疗。

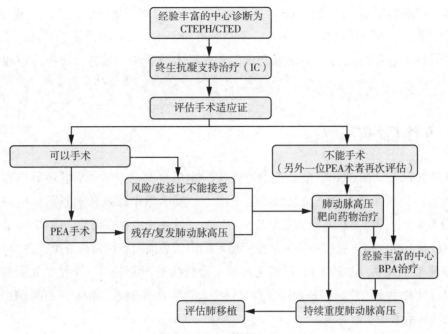

图13-3 CTEPH的治疗流程

CTEPH：慢性血栓栓塞性肺动脉高压；CTED：慢性血栓栓塞症；PEA：肺动脉内膜剥脱术；BPA：肺动脉球囊扩张术。

一、一般治疗

首先避免诱发因素，如劳累、感冒、育龄女性避免妊娠等。严重的CTEPH会导致右心衰竭。处置上首先要优化容量负荷，服用或静脉注射利尿药，控制入量，严格记录出入量。如果血流动力学不稳定，可以应用血管活性药物，包括多巴胺、多巴酚丁胺、去甲肾上腺素等，亦可考虑应用正性肌力药物左西孟旦等。禁用硝普钠、硝酸甘油等硝酸酯类药物。部分患者可给予小剂量强心药物地高辛，特别是存在心房颤动心室率快的患者。抗凝可选用口服华法林，使INR维持在2～3。直接口服抗凝药用于治疗CTEPH缺乏证据，但临床应用比较普遍。需要进一步开展大规模临床试验验证其有效性和安全性。如果患者存在抗磷脂综合征，建议服用华法林。外周血氧饱和度低于90%的患者，建议家庭氧疗。对于CTEPH患者，禁用钙离子通道阻滞药（目前不推荐CTEPH患者进行急性肺血管扩张试验）、血管紧张素转化酶抑制剂（angiotensin converting enzyme inhibitor，ACEI）、血管紧张素Ⅱ受体阻滞药（angiotensin Ⅱ receptor blocker，ARB）、伊伐布雷定、β受体阻滞药等药物（除非合并高血压、冠心病、左心衰竭）。

二、肺动脉高压靶向药物治疗

降低肺血管阻力的靶向药物，可有效改善患者血流动力学，减轻右心后负荷，改善右心功能。参与肺动脉高压发病的三条信号通路药物：内皮素通路药物，如波生坦、安立生坦、马昔腾坦；一氧化氮通路药物，如西地那非、他达拉非和利奥西呱；前列环素通路药物，如

笔记

依前列醇、曲前列尼尔、伊洛前列素、司来帕格。三种通路药物可以二联、三联用药。药物治疗的适应证：①外周肺动脉病变为主，不适合外科手术。②存在严重并发症，不适合外科手术。③外科术后持续或残留肺动脉高压。④外科术前病情严重者，药物治疗和BPA联合治疗。

三、外科手术治疗

PEA是国际公认的CTEPH的首选治疗方法。术后血流动力学和症状明显改善，甚至部分达到治愈。美国加州大学圣迭戈分校医学中心根据手术中探查和剥脱的血栓内膜标本将CTEPH分为4型：Ⅰ型是在肺动脉主干及左右侧肺动脉主干内存在血块，占12.0%；Ⅱ型在大肺动脉内没有血栓，但可见叶动脉水平血管增厚的内膜表面附着网格样纤维，占38.0%；Ⅲ型为远端段及亚段水平，占39.4%；Ⅳ型为远端小血管病变，占7.6%。Ⅰ型、Ⅱ型和部分Ⅲ型病变可以行外科手术治疗，但是我国仅有几家中心可行此种手术，40%～60%的患者由于各种原因无法从手术中获益。

第三节　球囊肺动脉成形术

球囊肺动脉成形术（ballon pulmonary angioplasty，BPA）是一种基于球囊导管的介入技术，在造影指导下选用合适大小的球囊以适当的压力进行扩张，以开通狭窄或闭塞的肺动脉，对于段或亚段的肺血管病变具有很好的优势。

一、治疗简史

1980年，BPA首次被用于治疗外科术后所致肺动脉狭窄，但未有效扩张。1983年，明尼苏达大学医学院洛克（Lock）等证实BPA可显著降低右心室压力和病变处压力阶差，增加肺动脉发育不良或狭窄儿童的肺血流量。

2001年，美国范斯坦（Feinstein）报道了18例接受了BPA治疗的CTEPH患者。经过平均36个月的随访后，美国纽约心脏协会（New York Heart Association；NYHA）心功能分级从3.3提高到1.8（$P < 0.001$）；6分钟步行距离从209m增加到497m（$P < 0.0001$）；mPAP从43.06 ± 12.1mmHg降至33.76 ± 10.2mmHg（$P < 0.007$）。11例发生再灌注性肺水肿（reperfusion pulmonary edema，RPE），3例需要机械通气。因此，虽然BPA的疗效显著，但再灌注性肺水肿发生率高，此后便鲜有相关报道。《ESC/ERS急性肺栓塞诊断与管理指南（2019版）》也没有对应用BPA治疗CTEPH发表评论。

2012年，日本松原（Matsubara）等人试图改进BPA手术方法以减少并发症，报告了255例接受BPA治疗的患者，76例出现再灌注性肺水肿，其中4例需要机械通气、1例死亡。之后，他们继续努力提高BPA的安全性。首先，他们对mPAP＞40mmHg的患者采用直径2.0mm的小球囊行血管成形术。对尽可能多的病变进行几次BPA治疗后，逐渐使用较大的球囊来治疗残余和选定的病变。与最初的报告相比,他们获得了更好的血流动力学结果和功能状态。通过这种方法,并发症大大减少。2017年,日本多中心回顾性临床注册登记研究,308名患者在7个机构接受了1408次BPA治疗。mPAP从术前43.2±11.0mmHg降到24.3±6.4mmHg,门诊随访时下降到22.5±5.4mmHg。1年随访和2年随访总的生存率96.8%,3年随访生存率94.5%。

中国医学科学院阜外医院呼吸与肺血管病中心,自2018年5月至2022年5月,对211名CTEPH患者行617例次BPA手术,围术期1例再灌注性肺水肿,无气管插管和机械通气,无围术期死亡。自限性咯血发生率4.8%。我们的治疗体会是:术前心力衰竭的综合治疗,改善患者的全身状况;术前、术中准确判断血管病变的类型,评估并发症风险;采用小球囊分次扩张技术等可以提高BPA的安全性和有效性。

二、靶病变选择

BPA治疗靶病变选择可按照如下顺序:右侧肺动脉＞左侧肺动脉;下叶肺动脉＞上叶或中叶肺动脉;网状或带状病变＞次全闭塞＞慢性完全闭塞＞迂曲病变。慢性次全/完全闭塞和迂曲病变的并发症发生率较高(网状或带状病变接近2%;次全闭塞15.5%,完全闭塞6%,迂曲病变43.2%),成功率较低(网状或带状病变接近100%,次全闭塞86.5%,完全闭塞52.2%,迂曲病变63.6%)。因此,在初次BPA治疗或存在高mPAP/低心排血量等不良血流动力学因素时,应避免选择这种靶病变血管,与左肺相比,右肺血流量和血管病变分布更多;由于重力的影响,下叶肺的血流量大于上叶肺和中叶肺,因此治疗下叶肺动脉病变可能使肺循环血流动力学发生更显著的改善。

三、术中辅助诊断措施的应用

除了常规的肺血管造影,还有许多影像学方法可以准确评估病变位置、形状和类型,提供实时动态图像,协助制定BPA的策略。血管内超声成像(intravascular ultrasound imaging,IVUS)主要用于确定血管直径,以选择合适的球囊,同时判断导丝进入的是真腔或假腔。光学相干断层扫描(optical coherence tomography,OCT)指导下行BPA可精确评估病变类型和血管直径,并选择适当的球囊大小,还可用于评估BPA的效果,但可能导致潜在的容量超负荷和右心衰竭。

四、并发症

BPA并发症包括再灌注性肺水肿和肺血管损伤。

1. **再灌注性肺水肿** 国外研究显示,mPAP和肺血管阻力(pulmonary vascular resistance,PVR)越高,再灌注性肺水肿发生率越高。也有研究显示再灌注性肺水肿与术中肺动脉血流分级改善有关。采用改良小球囊BPA技术可减少再灌注性肺水肿发生率。术中或术后患者发生气促、咳粉红色或淡黄色泡沫样痰,心电监护出现血氧饱和度下降,治疗部位新出现湿啰

笔记

音提示可能发生再灌注性肺水肿。可予吸氧，静脉注射利尿药对症治疗；血氧饱和度下降明显可应用无创呼吸机辅助通气治疗；如果病情加重建议及时气管插管行有创呼吸机辅助通气，必要时采用体外膜氧合（extracorporeal membrane oxygenator，ECMO）救治。

2. **肺血管损伤**　BPA相关肺血管损伤包括导丝和球囊损伤，操作时选择头端较软导丝、合理选择球囊大小以及提高手术操作技巧可降低BPA相关肺血管损伤的发生率，血管的病变类型也与手术成功率和并发症相关，环状狭窄、网状病变和次全闭塞成功率和安全性较高，而完全闭塞病变和迂曲病变成功率低，并发症发生率较高。术中新发咳嗽、心率突然增加＞20次/分、肺动脉压增高＞10%或突发血氧饱和度下降＞5%，即使未出现咯血，提示可能已经出现BPA相关肺血管损伤，需要暂停BPA操作，可采用球囊导管封堵血管近端10～15分钟，等待咳嗽缓解、心率恢复、肺动脉压力恢复，可继续治疗其他血管。如果咯血明显，必要时可采用明胶海绵栓塞出血部位。

五、长期生存率

2019年ESC大会期间，来自世界最大的BPA中心——日本冈山医学中心的Matsubara教授报告称，2014年11月至2019年3月，418例CTEPH患者接受BPA治疗后，平均随访6.2±2.3年，1年、3年、5年和10年的总生存率分别为98.6%、94.0%、92.5%和89.5%。

来自波兰的肺动脉高压数据库，236名CTEPH患者，在波兰8家机构接受了1056次BPA手术，3年的总生存率为92.4%，其中BPA后30天内死亡率为1.7%。

第四节　肺动脉内膜剥脱术

一、肺动脉内膜剥脱术治疗慢性血栓栓塞性肺动脉高压简史

慢性血栓栓塞性肺动脉高压的认识始于肺血栓栓塞症提出后的100多年。1928年，伦格达尔（Lungdahl）描述了两名女性患者，一名年龄38岁，一名年龄51岁，主诉呼吸困难、发绀和心悸数年。最终，两名患者都死于右心衰竭，尸体解剖后发现慢性肺动脉阻塞。近端肺动脉主干明显扩张，支气管血管分布明显增加。而未观察到肺梗死的现象。Lungdahl认为，阻塞是由于肺动脉栓塞引起的，这与以前所述的概念有所不同，即在发现肺动脉阻塞的肺动脉狭窄患者中，血栓来源于原位血栓形成。1931年，有学者报道了6例慢性肺动脉血栓性闭塞的综述；1934年，又有学者进一步报道了24例类似病例。20世纪50年代，肺动脉中慢性血栓形成仍然被认为是极其稀有的，关于肺动脉血栓来自异位血栓脱落还是原位血栓形成仍无定论。1956年，有学者根据文献和4例救治经验首先提出慢性血栓栓塞性肺动脉高压综合征的概念。慢性肺动脉血栓性闭塞不能通过手术治疗仍是当时的广泛共识。

1950—1961年，文献报道了多例术中遭遇肺动脉血栓的个案，但或是未进行进一步治疗或是尝试手术并未成功。1962年5月，胡夫纳格尔（Hufnagel）在乔治敦大学（Georgetown

University）治疗的患者可能是首例在手术前进行诊断并成功矫正的患者。这次成功的手术说明了肺动脉被长期堵塞后仍能被成功地剥脱，"久旱逢甘露"的肺组织能够很好地适应突然的血流灌注，呼吸功能也得到了彻底的恢复。Hufnagel的同事描述了随后4例手术病例，2例成功，其余2例未能成功剥脱血栓，术后患者死亡。

1964年，麻省总医院的斯坎内尔（Scannell）完成了第一例使用体外循环技术进行的肺动脉内膜剥脱手术。患者在打开胸部时心搏骤停，紧急体外循环转机。由于术中仅仅使用镊子和挤压肺来进行"摘除"血栓，术后患者出现严重的肺水肿，伴随肺动脉高压危象，于术后2小时死亡。1966年6月，纳什（Nash）在体外循环辅助下完成肺动脉内膜剥脱术（pulmonary endarterectomy，PEA）。他在血栓与肺动脉壁之间建立剥脱层面，去除整个血栓，术后患者完全恢复正常活动，动脉造影显示了清晰的左侧肺动脉主干。到了20世纪60年代末，已经清楚的是，进行正规的PEA需要剥脱所有的慢性血栓，而这一过程的完成，需要进行体外循环。

圣迭戈医学中心的Braunwald报道了1970—1989年189例PEA手术经验，建立了PEA手术规范：胸骨正中开胸，体外循环下手术，间断深低温停循环剥脱远端病变，使用光纤头灯、长头剥离器械和细长吸引器等手术器械，手术中需要剥脱肺动脉内膜及远端细小分支。截至2019年，圣迭戈医学中心已经完成4000例PEA，成为全世界最大的CTEPH外科治疗中心。1997年3月12日，吴清玉教授开展了中国医学科学院阜外医院首例PEA。1997—2019年底，中国医学科学院阜外医院共完成243例PEA。早期PEA手术开展得十分艰难，1997—2014年，中国医学科学院阜外医院仅开展PEA手术87例，平均每年手术例数不到5例，手术死亡率10.34%；2015—2019年，共开展PEA156例，手术死亡率下降到1.28%。如今，中国医学科学院阜外医院已成为国内开展PEA例数最多、手术疗效最佳、围术期处理经验最丰富的外科中心。

二、慢性血栓栓塞性肺动脉高压病理分型

CTEPH的病理特点：①阻塞段近端肺动脉病理学改变包括血栓机化、内膜增厚及管腔堵塞。②肺小动脉广泛存在新、旧不同时期的多发性血栓阻塞，而肺小动脉肌层厚度可正常或变薄，或轻度肌层肥厚。③有研究发现在堵塞段或非堵塞段远端的肌性动脉可见内膜增生、中膜平滑肌增生以及血管丛样改变，这些病理改变与特发性肺动脉高压类似。

CTEPH最重要的特征是肺动脉主干及其分支内血栓形成，根据血栓的部位、特点将CTEPH分为4型，这种分型对于临床指导该疾病的治疗和预后有重要意义（表13-1、图13-4、彩图4）。具体分型如下：Ⅰ型为肺动脉主干或叶级肺动脉内有新鲜血栓，约占CTEPH患者的25%；Ⅱ型为段级肺动脉近端内膜增厚纤维化合并或不合并机化的血栓，约占CTEPH患者的40%；Ⅲ型为远端的段或亚段肺动脉内膜增厚、纤维化合并或不合并机化的血栓，约占CTEPH患者的30%；Ⅳ型为肉眼不可见的血栓栓塞性病变，仅显微镜下可见远端小动脉病变，在CTEPH中所占比例小于5%。上述分型中Ⅰ型和Ⅱ型称为中央型，Ⅲ型和Ⅳ型称为周围型。

表13-1　慢性血栓栓塞性肺动脉高压病理分型

分型	中央型		周围型	
	Ⅰ型	Ⅱ型	Ⅲ型	Ⅳ型
影像学表现	左右侧肺动脉与叶级肺动脉的交界以近发现管壁增厚，充盈缺损，截断征象	段级肺动脉以近部位发现管壁增厚，充盈缺损，截断征象	段级肺动脉远端部位发现慢性血栓形成征象	段级肺动脉以远更小分支血管病变，往往看不到血栓直接征象，仅看到远端灌注缺损
病理学表现	肺动脉主干或叶级肺动脉内有新鲜血栓	段级肺动脉近端内膜增厚、纤维化合并或不合并机化的血栓	远端的段或亚段肺动脉内膜增厚、纤维化合并或不合并机化的血栓	肉眼不可见的血栓栓塞性病变，仅显微镜下可见远端小动脉病变

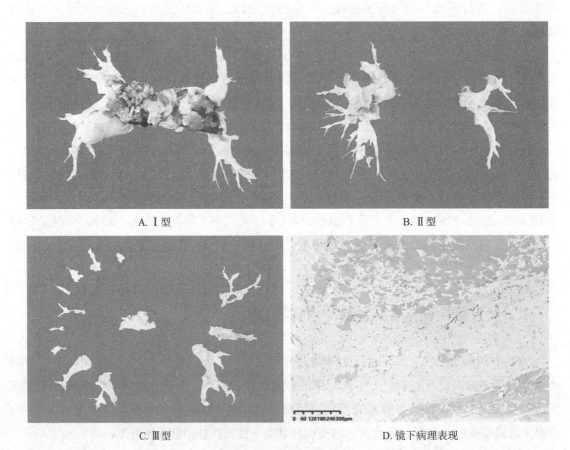

A. Ⅰ型　　　　　　　　　　　　　　　　　B. Ⅱ型

C. Ⅲ型　　　　　　　　　　　　　　　　D. 镜下病理表现

图13-4　CTEPH病理分型

资料来源：SONG W，ZHU J，ZHONG Z，et al.Long-term Outcome Prediction for Chronic Thromboembolic Pulmonary Hypertension after Pulmonary Endarterectomy［J/OL］.Clin Cardiol，2022.doi：10.1002/clc.23900.

三、手术适应证

由于药物对CTEPH患者的疗效欠佳，而PEA对于CTEPH患者的近期及远期疗效显著，故外科手术被定义为CTEPH患者的根治性治疗方案。2018年科隆共识会议认为，所有确诊

CTEPH的患者必须接受PEA手术的评估。圣迭戈医学中心的莫瑟（Moser）等在早年确定了肺动脉内膜剥脱术的3个主要目标：恢复血流动力学正常，恢复肺泡通气/灌注比例和氧合作用。具体来说，就是清除血栓和增厚、闭塞的肺动脉内膜，消除肺动脉狭窄和梗阻，降低肺动脉压力和右室压，减轻三尖瓣反流，逆转肺动脉栓塞导致的血流动力学改变；通过恢复肺动脉血流而逆转肺通气/灌注比例失调，提高血氧饱和度。

根据这3个目标，国际上公认的肺动脉内膜剥脱术的手术适应证为：①由于血栓栓塞导致的肺动脉高压。②肺动脉平均压＞25mmHg，肺血管阻力＞300dyn·s/cm⁵。③没有严重的影响手术的其他疾病。

大多数患者的术前心功能为Ⅲ级或Ⅳ级（NYHA分级），静息状态下肺动脉压力和阻力明显升高，多数患者合并右心功能下降，重症患者可合并右心衰竭。并非所有的CTEPH患者都能接受PEA手术。欧洲CTEPH注册登记研究报道，根据各单位手术量及手术经验差异，50%～69%（平均63%）的患者适于接受手术。分析247例不能接受手术的原因：近一半（118例）的患者是因为血栓位置太远术中不可及；排在第二位的原因是血栓堵塞的严重程度与肺动脉高压的严重程度不相符；第三位的原因是肺血管阻力过高（大于1500dyn·s/cm⁵）；其他原因包括合并其他严重疾病和高龄。

圣迭戈医学中心由于积累了丰富的技术和经验，对于远端肺动脉亚段堵塞的病变也能顺利完成手术，自2000年以后，圣迭戈医学中心完成的Ⅲ型和Ⅳ型患者手术的比例明显升高。同时他们认为，无论患者肺血管阻力、肺动脉压力、右室衰竭达到何种水平，都有手术的可能。

由于肺动脉内膜剥脱术术中需要长时间的深低温停循环，故高龄患者手术风险大。中国医学科学院阜外医院手术组年龄最大的为78岁，而圣迭戈医学中心报道了26例80以上患者接受PEA手术，手术死亡率及并发症发生率无明显增高。

CTEPH患者由于受血管阻塞区域的影响，未堵塞的肺血管床血流将增加，进而产生肺动脉高压。肺动脉压力增高是一个不断进展的过程，因而越来越多的学者开始重视预防未堵塞的肺血管出现肺动脉高压改变，进而提倡达到手术适应证的患者尽早手术。随着手术经验和安全性的提高，部分学者倾向有症状的患者一旦血管造影证实存在血栓栓塞性疾病就可以进行手术，而这些患者仅仅是运动状态下的肺动脉压力及阻力升高，而静息状态是正常的。这样可以逆转暴露在肺动脉高压下的健侧肺血管慢性改变。

目前，在PEA术前是否应用下腔静脉滤器主要是依据过去的临床实践经验，而缺乏循证医学证据支持。对一些特殊情况需停用抗凝药物的患者，下腔静脉滤器植入也为其提供了安全保证。CTEPH患者，尤其是既往有深静脉血栓形成病史的患者，圣迭戈医学中心常规在术前植入下腔静脉滤器来防止围术期栓塞复发。多数医学中心选择在有近端深静脉血栓形成的肺血栓栓塞症高危患者放置下腔静脉滤器，但对于腓肠肌间静脉血栓导致的Ⅲ型和Ⅳ型病变患者，下腔静脉滤器的使用仍有争议，目前没有随机对照试验支持常规放置下腔静脉滤器，其使用的证据水平较低。

四、手术方法

早年治疗肺血栓栓塞症的手术是单纯的肺动脉血栓清除术，而慢性血栓栓塞性肺动脉高压患者的手术要点是将血栓与增厚病变的肺动脉内膜一起剥脱。从早期文献可以看到，当时大多数医师只进行血栓清除术而未进行内膜剥脱术，患者的肺动脉压力大都没有得到很好的改善，常导致死亡。随着术前抗凝治疗的规范化，多数患者并没有大块血栓，而是血栓机化后或明显增厚的肺动脉内膜或远端段及以远的血管堵塞。一个真正的肺动脉内膜剥脱术必须清除肺动脉内的血栓，剥脱远端机化的血栓-内膜结合体及因肺动脉高压所致的增厚的肺动脉内膜。

准确清晰地找出剥脱层面，沿着剥脱面深入亚段肺动脉是手术的关键。因为CTEPH患者体肺循环侧支丰富，需要有清晰的术野才能准确地剥脱亚段水平肺血管内膜，因而推荐使用深低温停循环这一手术策略。

1. 麻醉特殊处理 除常规麻醉准备外，肺动脉内膜剥脱术有自己独特之处。在麻醉诱导结束后，除桡动脉测压外还需要留置股动脉测压。深低温停循环手术后外周动脉张力改变，股动脉测压可以在复温期间和体外循环结束过程中提供更准确的测量结果。可以在桡动脉与股动脉测压数值一致后拔除股动脉测压导管。PEA手术前后肺循环阻力明显改变，而深低温停循环后体循环阻力变化显著，植入漂浮导管监测肺动脉压力、阻力及心排指标，有助于指导治疗。推荐使用双腔气管插管，由于肺动脉病变的特异性，PEA过程中容易出现肺动脉损伤，术中肺动脉损伤可以导致严重的气管内出血，产生窒息的危险。双腔气管插管可以有效控制出血在单肺范围，以便及时处理。而术后吸痰未发现大出血，可以更换回单腔气管插管。

PEA过程中，脑保护和脊髓保护尤为关键。全身降温、复温需均匀。中国医学科学院阜外医院目前采用分次停循环的脑保护方式。建议降温到18℃后停循环。每次停循环时间不超过20分钟，如需延长停循环时间则需先恢复循环，灌注约10分钟后等待脑氧饱和度恢复正常后再停循环。建议使用脑氧饱和度监测仪，停循环过程中要求脑氧饱和度不低于45%。中国医学科学院阜外医院同时采用外置颈动脉冰袋降温结合头部包裹冰水循环式冰帽的方法进行脑保护。

2. 手术技术 胸骨正中切口可以提供双侧剥脱的良好视野，也可以避免开胸过程中的大量失血。由于血栓绝大多数累及双侧肺动脉，而肺动脉高压的肺血管内皮病理学改变是双侧受累，所以双侧剥脱尤为重要。由于CTEPH患者体肺循环侧支开放，侧支不仅来自支气管动脉，也来自膈、肋间和胸膜血管。因此，经肋间切口在胸腔内切开肺部有大量出血的风险。故推荐使用正中开胸。

全量肝素化后常规建立体外循环，在主动脉心包反折处插管，上下腔静脉分别插管，转机后开始降温。右上肺静脉切口插入左心引流，肺动脉主干切口插入肺动脉引流。由于大多数患者无须切开右心房，圣迭戈医学中心推荐经右心耳插入下腔静脉管，经右心房中下部位插入上腔静脉管，静脉插管在右房交叉。游离左右侧肺动脉到肺门水平。圣迭戈医学中心推荐的操作切口：在主动脉右侧沿右侧肺动脉主干走行方向切开右侧肺动脉，切口延伸至右侧肺门；延长肺动脉主干切口至左侧肺门处，做左侧分支的手术。显露右侧肺动脉时采用钝头小脑牵开器将主动脉牵向左侧，将上腔静脉牵向右侧，在上腔静脉下处理右侧病变。注意切口需要在右侧肺动脉正前方中线，切口偏离中线容易损伤右侧肺动脉上叶或中叶开口。

中国医学科学院阜外医院常规采用主动脉、上下腔静脉插管方式转机，有别于圣迭戈医学中心方式的是：下腔静脉在心包反折处缝荷包插管，上腔静脉则采用直角插管，游离上腔静脉心包反折，在心包反折位置插入上腔静脉直角插管，游离主动脉肺动脉间隙，将主动脉套带子；游离上腔静脉右侧肺动脉间隙，上腔静脉套带子。将上腔静脉牵拉到右侧，主动脉牵拉到左侧，在上腔静脉与主动脉间做右侧肺动脉主干内膜剥脱；将主动脉及上腔静脉牵拉向左侧做右侧肺动脉各分支及远端内膜剥脱。由于国内患者以中央型为主，故此显露方式有利于肺动脉主干血栓的操作。部分患者上腔静脉游离困难、活动度小，右侧肺动脉显露欠佳的情况下，推荐距窦房结1cm处切断上腔静脉，此方法可以连贯地显露右侧肺动脉主干及各段开口血栓，复温时吻合上腔静脉，不延长手术时间，术后未出现窦房结功能不全。

一般降温时间为45～60分钟，降温到21℃开始阻断升主动脉，主动脉根部灌注心脏停搏液。中国医学科学院阜外医院一般采用HTK停搏液或施尔生停搏液做心肌保护，同时心包腔内冰屑降温。继续降温到18℃后开始停循环下剥脱手术。由于国内中央型病变较常见，中国医学科学院阜外医院习惯根据主干内血栓量，在23～26℃阻断升主动脉，温度降到18℃停循环前先处理主干内血栓。

文献报道可以采用选择性脑灌注的方法开展PEA手术，不需要完全停循环。最近的一个随机研究显示，接受顺行脑灌注和接受传统停循环方法手术患者的认知功能之间无显著差异，而部分患者因术中回血过多影响远端分支剥脱而停止顺行脑灌注转为完全停循环手术。

正确寻找到内膜剥脱层面是手术成功的关键。仅仅清除血栓而不剥脱内膜的手术会残留肺动脉高压。常规手术方法是在左右侧肺动脉主干切口开始剥脱，先清除肺动脉主干及左右侧肺动脉主干内血栓，再剥脱远端各分支内膜及血栓。沿着剥脱层面深入各个段分支开口内。白色透明的内膜容易从中层表面分离下来，肺动脉高压的内膜会出现增厚甚至黄色粥样硬化斑块，部分黄色粥样硬化斑块可以从中层表面清除，必须注意部分病史时间长钙化重的患者，完全剥脱钙化斑块会出现肺动脉穿孔的风险，剥脱过程中发现残留肺动脉壁呈浅粉色多表明剥脱层面过深，应该立即调整剥脱位置寻找正确层面。

随着剥脱位置的深入，体肺循环侧支回血会严重影响术野的清晰，可在此时开始停循环操作，绝大多数患者病变延伸到亚段水平，故仅少数患者可以在非停循环情况下完成完整的剥脱手术。

部分病史时间过长的患者，在剥脱过程中可透过退化的肺动脉壁看到肺泡内黑色沉积物，此类患者肺动脉壁薄，术后出现肺渗出及再灌注性肺水肿的风险大。狼疮性肺动脉血栓等免疫性疾病患者的肺动脉血栓特点：肺小动脉炎性病变，内膜与中层粘连，剥脱困难，同时远端亚段分支内膜狭窄或炎性闭塞，容易在术后残留肺动脉高压，此类患者肺动脉壁薄，也是术后肺渗出及再灌注性肺水肿的高危因素。

由于术前充分抗凝，残留大量血栓的CTEPH已经少见。探查可以看到白色增厚的肺动脉内膜，部分段开口被完整的白色内膜覆盖或导致重度狭窄，粗略看上去与正常的肺动脉相似，容易在术中遗漏。通过剥脱血栓及增厚内膜的病理学检查可以发现此类病变受累居多的是中叶段分支。在建立正确的肺动脉内膜剥脱层面后，采用内翻式剥脱技术，可以将1～2mm的亚段分支完整剥脱，剥脱的远端病变经常出现末端类似"尾巴"的结构（图13-5、彩图5），这种结构的出现意味着此段或亚段分支血栓完整剥脱，远端血流可以恢复通畅。

笔记

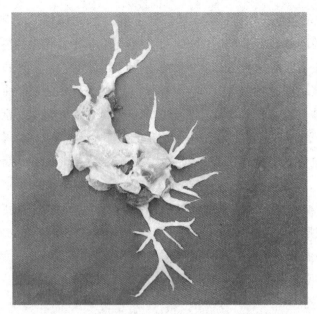

图13-5　肺动脉血栓内膜末端"尾巴"样改变

　　熟练的PEA术者可以在单次20分钟内完成右侧10个肺段内的血栓内膜剥脱，或左侧9个肺段的内膜剥脱。对于Ⅰ型患者，肺动脉主干或左右侧肺动脉内大量血栓，首先清除大块血栓，再寻找正确层面剥脱（图13-6、彩图6）；Ⅱ型患者多表现为内膜增厚，偶尔存在网状纤维内膜结构（图13-7、彩图7），或者段开口处单发条索样结构；Ⅲ型病变多发生于远端血管，部分段开口有内膜增厚征象，或段内血栓堵塞管腔成为盲端。Ⅲ型病变手术必须在每一段分支内寻找堵塞血管的血栓及内膜，难度大，停循环时间长，需要有娴熟的剥脱技巧。Ⅳ型患者被认为不是血栓栓塞导致的肺动脉高压，血栓可能继发于其他原因肺动脉高压引起的肺小血管病变，手术疗效不确定。

　　中国医学科学院阜外医院的方法是先剥脱右侧肺动脉内膜及血栓，恢复循环至少10分钟，等待脑氧饱和度和混合静脉血氧饱和度恢复后，再次停循环剥脱左侧肺动脉内膜及血栓。剥脱方法同右侧肺动脉分支。左侧下肺动脉分支由于解剖的原因显露比右侧困难，需要更精细耐心的操作才能将远端分支血栓取出。再次停循环时间尽量小于20分钟。

　　双侧内膜剥脱完成后恢复循环并开始复温，温度恢复到21～23℃可以开放升主动脉阻断钳，低温复跳经常出现短时间的房颤，同步除颤后多能恢复并维持窦性心律。复温期间变温水箱温度和鼻温宜保持10℃以内的温差，最高灌注温度为37℃。如果体循环血管阻力很高，给予硝普钠促进血管扩张。复温时间根据患者体重不同有所变化，需要60～90分钟。

　　复温期间可以进行其他手术，如冠状动脉旁路移植、瓣膜修复置换、房间隔缺损的闭合等。同期需要进行冠状动脉旁路移植术的患者可以在降温时完成远端吻合口吻合，在复温时完成近端吻合口吻合。继发于CTEPH的三尖瓣反流为功能性反流，多不必修复，随着术后右心室功能的恢复及右心室逆重构，反流会减轻。残余肺动脉高压的患者三尖瓣反流改善较差，会延长住院时间，增加房颤的发生率，Ogino等推荐对可能残存肺动脉高压的患者进行三尖瓣成形术。大多数中心主张对卵圆孔未闭进行闭合，当考虑术后残余肺动脉高压时建议保持卵圆孔开放。

笔记

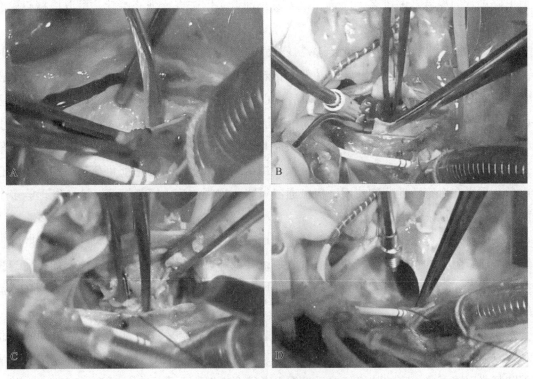

图13-6 寻找正确的剥脱层面

　　A.建立正确的剥脱层面，正确的层面为瓷白色光滑表面；B～C.清理冗余血栓组织方便暴露；D.剥脱干净后的肺动脉开口。

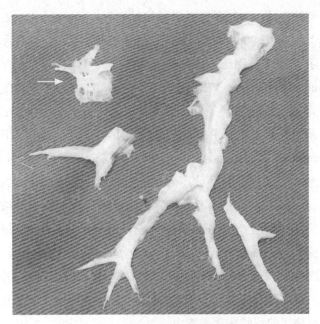

图13-7 肺动脉血栓内膜网状结构

深低温停循环后桡动脉血压与股动脉血压常有差别，可以根据股动脉血压停机。肺动脉压力下降满意的患者，停机多无困难，仅需要小剂量多巴胺进行强心治疗。可以根据心排血量和体循环阻力使用硝普钠。

3. 术后处理 由于采用深低温下多次停循环技术，PEA术后机械通气时间、ICU停留时间、并发症发生率、住院时间及治疗花费通常超过其他心胸外科手术的平均水平。尽管来自国际注册库的研究报道显示PEA的院内术后死亡率2007—2009年已降为4.7%，经验丰富的中心如圣迭戈医学中心2012年已降至2.2%，但仍然高于冠状动脉旁路移植术等常规开胸心脏手术的围术期死亡率，因而合理的术后管理策略是保证此类患者平稳恢复的关键。PEA术后早期处理主要着眼于充分供氧偿还深低温停循环组织缺氧，优化右心室前负荷、控制适当的心排血量；采用在血管活性药物使用、机械通气策略、抗凝治疗、镇静镇痛、液体管理等多个方面均具有特色的综合治疗。

由于肺血管阻力取决于肺泡血管和肺泡外血管（肺间质血管）的平衡，肺充盈程度可直接影响肺血管阻力的变化；低氧性肺血管收缩可导致肺血管阻力快速和可逆地增加；高碳酸血症和酸中毒亦会造成肺血管阻力升高，因而调整机械通气参数是PEA术后患者返回ICU首要的治疗措施。

由于术中采用内翻式套袖样剥脱，容易造成不同程度的肺不张，加重了术后早期的低通气和低氧血症，中国医学科学院阜外医院的经验是在患者返回ICU后，一旦循环稳定，尽早给予肺复张手法复张塌陷的肺泡，然后根据患者氧合情况，选择适合的呼气末正压（positive end-expiratory pressure，PEEP）水平，通常为5～8cmH$_2$O。尽管PEA术后机械通气策略仍存在争议，有研究表明小潮气量保护性肺通气策略可减少再灌注性肺损伤的发生；但也有研究不支持低通气策略优于轻度过度通气的方法，中国医学科学院阜外医院的经验是术后早期给予轻度过度通气的辅助支持，维持动脉血二氧化碳分压（partial pressure of carbon dioxide in arterial blood，PaCO$_2$）在30～40mmHg，但应注意避免碱血症。由于术后血管外肺水的增加，肺顺应性下降，早期我们通常采用压力控制性通气的方式来维持较低的平均气道压力，最大吸气压力（peak inspiratory pressure，PIP）通常在18～22cmH$_2$O。术后随着患者的完全苏醒和肺渗出减少，可逐渐减低机械通气条件，过渡至压力支持自主通气模式，并逐渐减低压力控制模式下的吸气压及呼气末正压水平，当没有PEEP的情况下肺渗出无明显增加，且吸入氧浓度（fractional concentration of inspired oxygen，FiO$_2$）0.5时动脉血氧分压可达70mmHg以上，可以考虑拔除气管插管。PEA术后肺动脉压力及阻力恢复正常或几近正常的患者大多能在术后第1天拔除气管插管。但PEA术后患者拔管后再次出现严重低氧血症或呼吸窘迫的风险较大，可在高危患者采用经声门上气道正压支持的辅助方式，帮助患者平稳脱离气管内插管。鼻导管高流量氧疗（high flow nasal cannula，HFNC）是一种采用主动温湿化的新型氧疗方式，可以通过冲刷咽部无效腔，减少鼻咽部阻力，提高肺泡通气量，可产生持续正压通气，并在一定程度上复张肺泡。根据笔者的经验，HFNC作为一种无创呼吸支持手段，对于帮助PEA术后患者平稳度过呼吸机撤离阶段临床效果满意。

大部分患者PEA术后会立即出现肺动脉压和肺血管阻力的显著降低，有研究表明肺血管阻力平均降低了近70%，通常可达到200～350dy·s/cm^5，右心室后负荷的显著下降使得右心房、右心室较术前明显缩小，术前因右心室舒张末压增高而被推向左心室侧的室间隔恢复正常位置，功能性三尖瓣反流明显减少或消失，这些改变同时改善了左心室的收缩和舒张功能，使心排血量增加。但是心排血量增加可能会提高肺循环压力，加重再灌注性肺水肿，因而PEA术后早期处理一方面要注意维护右心功能，优化右心室前负荷和提供正性肌力支持；另一方面要适当控制心排血量，避免肺血过多。

PEA术后无严重气道出血的患者，术毕当晚心包及纵隔引流液量减少至30ml/h，即开始给予抗凝治疗。中国医学科学院阜外医院推荐静脉泵入普通肝素，维持APTT在低治疗范围，通常为55～65秒。术后第1天开始口服华法林，待INR维持在2.0～3.0后停用静脉肝素。

PEA术中深低温停循环体液外渗组织间隙，术后为减少组织间隙水肿，在复温辅助停机阶段和术后早期阶段加用甘露醇及利尿药。对于伴有右心室功能不全的患者，传统观念认为积极的液体复苏可纠正右心功能不全引起的低血压，但越来越多的证据表明这样并无益处，甚至可能有害，过量静脉补液会导致右心室过度扩张，并影响右心舒张期冠脉供血，导致心肌缺血及右心衰竭加重，并导致重要器官的间质水肿，减少微循环血流。应当保持适当的有效循环容量，当右心室前负荷过低时，可能发生体循环压力的急剧下降，而右心室前负荷过高，会增加灌注性肺水肿风险。PEA术后需根据患者的右心功能状态、是否有再灌注性肺水肿、低氧血症严重程度、血流动力学变化来调整液体管理策略。笔者的经验是术后早期给予较为积极的利尿治疗，在血流动力学稳定、保证组织灌注的前提下，维持较低的中心静脉压，同时避免高钠血症和严重低血容量。

PEA术后少部分患者存在残余肺动脉高压，严重低氧血症和/或再灌注性肺水肿，随时可能发生肺动脉高压危象。此类患者需要持续镇静，通常选择静脉注射吗啡或持续泵入芬太尼，酌情使用神经肌肉阻滞药。大部分血流动力学良好的患者并不需要特别强调镇静，但是所有患者均需要关注镇痛，以避免交感刺激引发肺血管阻力增加，减少躁动状态及谵妄的发生。由于术中深低温停循环的影响，PEA术后谵妄发生率较常温或低温体外循环手术的患者增加，通常发生在术后72小时左右。笔者的经验是选择右美托咪定辅助镇痛，可以从术毕返回ICU即开始使用，连续输注速率为每小时0.2～0.5μg/kg，直至患者在平静、清醒的状态下拔管。如拔管后发生谵妄可继续静脉泵入右美托咪定，联合氟哌啶醇及奥氮平。右美托咪定只有轻微镇静作用或呼吸驱动抑制，有病态窦房结综合征或心动过缓史的患者禁用。2013年，美国《ICU成人患者疼痛、躁动和谵妄处理的临床实践指南》推荐右美托咪定可用于缩短谵妄持续时间，目前也有前瞻性的研究证明右美托咪定可以预防ICU患者谵妄的发生。

4. 术后并发症 大部分患者PEA术后会发生不同程度的低氧血症，造成低氧血症的原因很多，如肺不张、膈肌抬高、术后疼痛、呼吸肌无力、通气/灌注比例失调等，但PEA患者有两种独特的、可严重损害气体交换的并发症——肺动脉窃血和再灌注性肺水肿，这两种严重并发症可同时发生。此外，还可发生残余肺动脉高压、右心功能衰竭等并发症。

（1）肺动脉窃血：有研究显示约70%的患者PEA术后可发生肺动脉窃血，指术后肺动脉血流从术前灌注良好的肺段重新分配到刚刚接受过动脉内膜剥脱的肺段，导致通气/灌注不匹配和低氧血症。其机制目前尚未完全明确，可能与PEA术后肺血管床内的阻力差异有关，剥脱内皮的肺动脉没有低氧性肺动脉收缩反应，即一种肺肌性小动脉因低氧引起的收缩反应，可导致肺血管阻力快速和可逆性地增加，因而PEA术后剥脱内膜的节段血流增加，而术前正常的节段血流减少，导致肺动脉窃血现象。该现象可被术后肺灌注扫描证实，并可持续至术后数周到数月，大多数患者的肺动脉窃血可自行消失。肺动脉窃血的治疗为支持性的，即辅助供氧和机械通气。

（2）再灌注性肺水肿：再灌注性肺水肿（reperfusion pulmonary edema，RPE）发生于10%～40%的PEA患者，这是一种高渗透性（非心源性）肺水肿，通常发生在血栓栓子被移除的肺区域。严重程度各异，轻者为术后轻度低氧血症，严重者可发生肺泡出血，伴严重低氧血症，死亡率很高。RPE是发生在术后早期的并发症，60%在术后即刻发生，30%在术后48小时内出现，仅10%发生在术后48小时以后。

1）RPE的诊断标准：①氧合指数小于300。②肺动脉内膜剥脱区域出现胸片高密度影。③除外其他原因导致的上述两点，如肺炎或肺不张。

2）术后发生RPE的危险因素：术前重度肺动脉高压，术后残余肺动脉高压。

3）RPE的治疗：主要为支持性的，即辅助供氧和机械通气。目前有病例报道和小样本的研究提示吸入一氧化氮（NO）可舒张通气/灌注良好肺泡的血管，改善通气/灌注匹配，减轻低氧血症的严重程度，缩短患者ICU停留时间及术后住院天数；但临床观察一些患者吸入NO或前列环素后可发生肺渗出增加、低氧血症加重，因而需要更多证据探索吸入肺血管扩张剂在PEA术后早期的应用。亦有研究探索PEA术后早期应用糖皮质激素是否有助于减轻肺损伤，但尚未得出有益结果。

（3）残余肺动脉高压：5%～35%的PEA术后患者会出现残余肺动脉高压，很可能是由未曾预料到的远端（即手术不可及的）血栓栓子或不可逆性血管病变所致。目前尚缺乏对残余肺动脉高压统一的诊断标准，但由于有研究显示$PVR > 500dyn \cdot s/cm^5$，围术期死亡率达30.6%，而$PVR < 500dyn \cdot s/cm^5$，围术期死亡率仅0.9%。目前倾向于将残余肺动脉高压的标准定为$PVR > 500dyn \cdot s/cm^5$。多数残余肺动脉高压患者可获得功能改善并与无残余肺动脉高压患者具有相似的生存情况，这可能表明重要的是肺血管阻力降低的幅度，而非最终的肺血管阻力大小。残留肺动脉高压伴持续性功能障碍可能是内科治疗的指征，可选择靶向药物及经皮腔内肺血管成形术治疗。

（4）右心功能衰竭：再灌注性肺水肿和右心衰竭是PEA术后最常见的死亡原因。由于大部分PEA术后会出现右心室后负荷显著下降，因而术后发生右心功能急性失代偿的情况并不常见，通常超声心动图检查可以看到右心房、右心室较术前缩小，室间隔位置恢复正常，未行三尖瓣成形术的情况下三尖瓣反流减少或消失。少部分残余肺动脉高压严重的患者可发生急性右心衰竭，需要使用可降低PVR/SVR比值的血管舒张剂，如吸入性一氧化氮（inhalation nitric oxide，iNO），或使用可提供充分组织氧合的体外膜氧合治疗直至肺血管阻力降低为止。

（5）其他PEA术后常见并发症：如心包积液，源于术后心脏回缩和积极的抗凝治疗，当患者出现胸痛、呼吸困难、水肿加重、中心静脉压上升等表现时需要考虑，可行经胸超声心动图检查证实，必要时放置心包引流管或行心包开窗引流术。PEA术后心包积液的发生率并不低，延迟拔除心包引流管可起到预防作用，也有外科医师建议PEA术中就行心包开窗术来积极预防术后心包积液。室上性心律失常、谵妄也是PEA术后常见并发症，治疗如前文所述。其他如肺不张、胸腔积液、膈肌功能障碍、肺部或纵隔感染等并发症发生率与常规开胸心脏手术无异；特殊但较少发生的并发症，如肾上腺皮质功能不全，可发生于合并自身免疫性疾病的患者，这些患者术前长期口服糖皮质激素治疗，术后可能需要静脉糖皮质激素治疗过渡至口服维持。

5. 手术结果 经验丰富的肺栓塞外科手术中心已经将手术死亡率控制到1%～4%。圣迭戈医学中心近年来手术死亡率已经降到1%以下，中国医学科学院阜外医院自2010年以后PEA手术死亡率也降到1.3%。圣迭戈医学中心报道，PEA术后mPAP从平均45.5mmHg下降到26.0mmHg，心排血量从平均4.3L/min上升到5.6L/min，手术疗效显著。文献报道术后肺血管阻力大于500dyn·s/cm⁵患者的死亡率（5.7%）明显高于术后肺血管阻力小于500dyn·s/cm⁵的患者（1.2%）。国际CTEPH数据库显示肺血管阻力从698dyn·s/cm⁵降低到235dyn·s/cm⁵，圣迭戈医学中心数据显示从719dyn·s/cm⁵降低到253dyn·s/cm⁵。

圣迭戈医学中心在1970—1994年共完成PEA 308例，6年生存率为75%。最近，科尔西科（Corsico）等报道在1994—2006年完成PEA157例，4年生存率为84%；英国880例连续队列研究，5年、10年整体生存率分别为79%和72%；在日本，石田（Ishida）等报道术后5年和10年生存率分别为84%和82%；中国医学科学院阜外医院在1997—2019年共完成PEA 243例，围术期死亡11例（围术期死亡率4.53%，其中2015—2019年围术期死亡率下降到1.28%），随访期间死亡8例，术后43个月累积生存率为91.55%。

综上所述，CTEPH的诊断需要影像学和右心导管检查来明确。规范抗凝、右心衰竭的治疗是CTEPH治疗的基础。所有CTEPH患者均需要专家团队评估手术指征。靶向药物治疗可以改善右心衰竭，BPA是不可手术的CTEPH患者安全、有效的治疗方法；BPA可改善血流动力学和心肺功能，多次BPA改善更显著；内科治疗、BPA和PEA三者杂交和融合，是CTEPH治疗的方向。

肺动脉内膜剥脱术是治疗慢性血栓栓塞性肺动脉高压患者的有效手段，随着手术团队的进步，手术死亡率和手术疗效有了长足的进步，多数医学中心获得了较低的住院死亡率和较高的远期生存率，特别是在有经验的中心，远端Ⅲ型病变已经不再是手术禁忌证，同样能取得良好的疗效。但是，并非所有的CTEPH患者都适于PEA，手术难以完美的原因与解剖和生理学因素有关，成功的关键是还需要一个技术过硬的外科、麻醉、体外循环、术后监护和内科团队的整体配合。对于慢性血栓栓塞性肺动脉高压，我们面临着诸多挑战，勇敢面对挑战，将这些挑战转化成治愈顽疾的契机。

参考文献

［1］BENOTTI J R，OCKENS I S，ALPERT J S，et al. The clinical profile of the unresolved pulmonary embolism［J］. Chest，1983，84（6）：669-678.

［2］JAMIESON S W，KAPELANSKI D P，SAKAKIBARA N，et al. Pulmonary Endarterectomy: Experience and Lessons Learned in 1500 Cases［J］. Ann Thorac Surg，2003，76（5）：1457-1464.

［3］GALIÈ N，HUMBERT M，VACHIERY J L，et al. 2015 ESC/ERS Guidelines for the Diagnosis and Treatment of Pulmonary Hypertension［J］. Rev Esp Cardiol（Engl Ed），2016，69（2）：177.

［4］DALEN J E，ALPERT J S. Natural history of pulmonary embolism［J］. Prog cardioovasc Dis，1975，17：259-270.

［5］LANG I M，PESAVENTO R，BONDERMAN D，et al. Risk factors and basic mechanisms of chronic thromboembolic pulmonary hypertension：a current understanding［J］. Eur Respir J，2013，41（2）：462-468.

［6］KIM NH，DELCROIX M，JAIS X，et al. Chronic thromboembolic pulmonary hypertension［J/OL］. Eur Respir J，2019，53（1）：1801915. doi：10.1183/13993003.01915-2018. PMID：30545969；PMCID：PMC6351341.

［7］DELCROIX M，TORBICKI A，GOPALAN D，et al. ERS statement on chronic thrombo-embolic pulmonary hypertension［J/OL］. Eur Respir J，2021，57（6）：2002828. doi：10.1183/13993003.02828-2020.PMID：33334946.

第十四章 遗传性出血性毛细血管扩张症

遗传性出血性毛细血管扩张症（hereditary hemorrhagic telangiectasia，HHT）又称Osler-Rendu-Weber综合征，是一种常染色体显性遗传性疾病，以血管发育异常为特征。主要临床表现为反复鼻出血、皮肤黏膜毛细血管扩张和主要累及脑、肺、肝及消化道等内脏器官的血管畸形。

一、流行病学

遗传性出血性毛细血管扩张症可见于全球各个国家、地区和种族，无明显性别差异，白种人发病率稍高。全球范围发病率估计为1/5000，欧洲总体发病率为1/8000～1/5000，法国发病率最高的地区达1/3375，美国发病率接近1/8333；日本北部地区估计发病率为1/8000～1/5000，韩国报道的发病率为1/500 000，显著低于欧美地区。我国仅见散在小组病例报道，尚无HHT相关的流行病学资料。近20年来世界各地报道的HHT发病率均呈升高趋势。

二、基因突变与发病机制

几类基因的突变都可导致HHT。编码内皮联蛋白（endoglin）的 *ENG* 突变为HHT1型，编码间变性淋巴瘤激酶1（anaplastic lymphoma kinase 1，ALK1）的 *ACVRL*1 突变为HHT2型，编码Smad4的 *SMAD*4 突变导致幼年性息肉病（Juvenile polyposis，JP）/HHT综合征。临床上，HHT确诊患者中上述三种基因突变的检出率为87%～95%，其中前两种类型大致各占半数，*SMAD*4 突变仅见于1%～2%的确诊患者。一项对我国14位汉族HHT患者的基因检测表明，*ACVRL*1和 *ENG* 突变占比为71.4%。此外，还有几类更加少见的HHT致病基因，临床上约3%的患者尚无法明确突变基因。

基因检测表明，致病基因突变可发生于编码区域的任意位置，各种突变类型都有见报道，因此并不存在热点突变位置和常见突变形式。根据HHT突变数据库，*ENG* 以缺失（28.7%）和错义突变（21.6%）为主，*ACVRL*1为错义突变（44.4%）占主导。而在 *SMAD*4中，错义突变、无义突变、框移突变等多种突变形式都有报道。

笔记

所有HHT相关基因编码的蛋白都参与转化生长因子β（transforming growth factor β，TGF-β）/骨形成蛋白（bone morphogenetic protein，BMP）超家族的信号转导。TGF-β/BMP超家族调控细胞的增殖、迁移和凋亡，对血管的正常发生发育和损伤修复等功能至关重要，其中ALK1-Smad1/5/8通路与HHT密切相关。ALK1-Smad1/5/8通路配体为BMP9等，受体复合物由Ⅰ型受体、Ⅱ型受体和辅助受体3种受体组成。ALK1为Ⅰ型受体，BMPR2等为Ⅱ型受体，两者都有丝氨酸/苏氨酸激酶活性，大量表达于血管内皮细胞表面。内皮联蛋白为辅助受体，特征性表达于增殖期血管内皮细胞，可增强通路的信号转导。ALK1活化使Smad1、5、8磷酸化并与Smad4形成异聚复合体进入细胞核调控相关基因的表达。尽管许多学者为研究这条通路的效应做了大量的工作，然而所得结论却不尽相同，但可以肯定的是ALK1-Smad1/5/8通路对血管正常发生发育、结构完整性和正常生理功能的维持有着重要影响。内皮联蛋白/ALK1/BMP9突变后，单倍基因剂量不足或在此基础上的二次打击，使结构、功能正常的蛋白质表达量下降，ALK1-Smad1/5/8通路减弱，低于启动血管重构的阈值时血管损伤修复出现异常；因血管生成过程调节失衡内皮细胞出现异常的增殖和迁移，与过度表达的血管内皮生长因子（vascular endothelial growth factor，VEGF）共同导致血管发生发育异常和畸形血管形成，出现动-静脉畸形、毛细血管扩张等HHT相关的临床表现。

三、临床表现

HHT的病理学基础为血管发育异常，临床表现取决于异常血管的部位及范围，可以是先天发生，也可以随着年龄增长而出现并逐渐加重。

（一）鼻出血

最常见的症状，发生率达96%以上，发病的平均初始年龄为12岁，绝大多数患者在40岁前出现症状。鼻出血多呈自发性、反复性，也可表现为轻伤后鼻腔出血。多数患者症状轻而容易忽视。少数症状较重的患者可以出现贫血等并发症。

（二）皮肤、黏膜毛细血管扩张

75%～90%的患者皮肤、黏膜上出现毛细血管扩张，出现的平均时间晚于鼻出血，1/3的患者自述出现于20岁之前，2/3的患者在40岁之前。常分布在脸、唇、舌、颊黏膜，耳、手、指尖和前胸，也可出现于消化道和呼吸道黏膜，呈鲜红的点状或斑点状病损，偶有直径2～5mm的斑疹，随着年龄增长逐渐变大，极少出血。有学者提出毛细血管镜检查对HHT的诊断具有一定价值。

（三）消化道出血

80%患者可有胃肠道黏膜毛细血管扩张，多分布于胃和十二指肠，约25%的患者出现消化道出血，绝大多数位于上消化道。常发生于40岁之后，多呈缓慢、持续性、周期性出血，随年龄增长加重，但往往不伴有显著的黑便，在出现贫血之前很少表现出症状，而部分严重出血的患者则需依赖输血，甚至可导致死亡。胃镜、小肠镜、结肠镜和胶囊内镜等消化内镜可以明确病变部位及严重程度。

（四）肺部病变

1. 肺动静脉畸形（pulmonary arterio-venous malformation，PAVM）发生于40% ~ 60%的患者，常为两肺多发，好发于肺下叶，多数情况下不出现症状。80%的PAVM为单纯瘘管，供血动脉起源于单一节段。不足10%的患者会因右向左分流出现低氧血症、呼吸困难、发绀、杵状指、运动耐力下降和代偿性红细胞增多等临床表现，甚至因血管自发性破裂导致大量咯血、血胸。此外，右向左分流造成的反常栓塞还可导致偏头痛、短暂性脑缺血发作（transient ischemic attack，TIA）、脑卒中、脑脓肿等一系列神经系统疾病，文献报道其发生率及严重程度与肺内畸形血管团的大小无关。妊娠时出现上述并发症风险增大。PAVM直径较大时，X线胸片可见白色高密度影，但阳性率不高。临床上一般以经胸超声右心声学造影作为初筛检查，灵敏度达90%以上，但假阳性率偏高；初筛怀疑存在PAVM，可以进一步用肺动脉CT造影明确其存在及数量、部位、大小及供血动脉数量和直径等情况。

2. 肺动脉高压（pulmonary hypertention，PH） 近期文献报道PH在HHT患者中的发生率为8% ~ 23%，而HHT相关性动脉型肺动脉高压（HHT-related pulmonary arterial hypertention，HHT-PAH）的发生率＜1%。临床上根据血流动力学特征将HHT-PH分为两种类型：高心排血量PH和HHT-PAH。高心排血量PH较常见，与肝动静脉畸形及左心心力衰竭有关，其特点为肺动脉高压，肺血管阻力（pulmonary vascwlar resistance，PVR）正常或轻度升高，肺动脉舒张压力梯度（pulmonary artery diastolic pressure gradient，DPG）＜7mmHg，跨肺压力梯度（transpulmonary pressure gradient，TPG）＜12mmHg，心排血量增加。而HHT-PAH患者血流动力学表现为肺动脉高压，肺血管阻力明显升高（＞3Wood units），肺动脉楔压正常，心排血量正常或降低。HHT患者因贫血、PAVM的右向左分流等，容易有乏力、呼吸困难等症状，但若出现不明原因的严重呼吸困难、晕厥、咯血、运动耐力下降等，应怀疑可能伴有PH。若患者临床表现及病史、家族史提示可能存在肺动脉高压，可先进行超声心动图检查，必要时做右心导管明确诊断。

（五）中枢神经系统血管畸形

临床上约23%的HHT患者可出现中枢神经系统血管病变，包括动静脉畸形（arteriovenous malformation，AVM）、动静脉瘘（arteriovenous fistula，AVF）、毛细血管/小血管扩张、海绵状血管瘤等，前三种为常见类型。颅内和脊髓的畸形血管可引起相应症状，自发破裂可导致急性事件，典型临床表现包括蛛网膜下腔出血、急性截瘫或四肢瘫、癫痫、TIA、偏头痛、腰痛、脑积液、高心排血量性心衰和认知功能障碍等。

（六）肝血管畸形

32% ~ 78%的患者存在肝血管畸形和肝内毛细血管扩张，然而有症状的患者仅占8%左右。肝血管畸形的临床表现与其分流类型有关：肝动脉-肝静脉分流易出现高心排血量性心衰、胆管炎症或缺血坏死和肠系膜窃血综合征；肺动脉-门静脉分流可出现门脉高压的表现；门静脉-肝静脉分流可出现高氨血症、肝性脑病和脓毒症等症状。第一种类型最常见，因肝内

笔记

左向右分流，患者逐渐出现肝大、肝区疼痛、心悸，晚期因高动力循环可致肝功能不全或衰竭、右心衰竭和肺动脉高压等症状。临床可用超声多普勒作为初筛手段，CT、MRI、肠系膜血管造影用于进一步明确病灶的情况和解剖类型。

HHT的临床表现受多种因素影响，其中最重要的是基因突变类型。HHT1型患者更早出现鼻出血，PAVM和中枢神经系统血管畸形更常见，HHT2型患者容易出现肝相关表现。HHT-PAH绝大多数见于*ACVRL*1突变的HHT2型患者，该突变与早发PAH有关，平均发病年龄约22岁，病情进展快，预后差。JP/HHT综合征患者同时有HHT和JP的临床表现，出现消化系统恶性肿瘤的概率较高。虽然存在基因类型差异，但鼻出血、皮肤黏膜毛细血管扩张和内脏器官血管畸形等症状可见于各型HHT患者，因此基因检测结果不影响临床筛查项目的选择，但JP/HHT综合征患者需特别注意消化道内镜定期检查随访。有文献报道女性倾向于出现更严重的肝相关症状，发生PAVM的概率更大，HHT-PH患者绝大多数为女性，说明雌激素对疾病临床表现的影响。此外，年龄、环境及修饰基因等因素也对疾病的发生发展有一定作用。

四、诊断标准

对于HHT的诊断，国际共识采用发布于2000年的"库拉索标准"（Curaçao Criteria）（表14-1）。符合表14-1中≥3项可确诊；符合2项为疑诊；仅符合1项或没有可基本排除HHT的诊断。应注意的是，部分婴幼儿和青少年患者不一定完全符合库拉索标准，故不能据此完全排除诊断，特别是在有家族史的情况下，需向患者强调随访的必要性或进行基因检测以进一步明确。

表14-1　HHT临床诊断的库拉索标准

诊断标准	描述
鼻出血	自发性、反复性
毛细血管扩张	位于多个特征部位：嘴唇、口腔、手指、鼻腔
内脏损害	胃肠道的毛细血管扩张，肺、肝、脑、脊髓的动-静脉畸形
家族史	一级亲属根据以上标准被诊断为HHT

五、治疗

HHT的治疗主要包括全身系统治疗、局部治疗、支持性治疗和预防措施等措施。

（一）鼻出血的治疗

依据症状严重性及治疗效果，结合患者的意愿采取分步走的治疗方案。对于症状反复的慢性鼻出血的患者，空气加湿器可提高空气的相对湿度防止干燥，鼻腔内用盐水喷雾或软膏可使局部黏膜保持湿润，平时也需注意防止相关部位受伤。预防措施无效时，可口服氨甲环酸或选择包括鼻内激光、射频消融、电凝和硬化疗法在内的鼻黏膜扩张毛细血管消融治疗。虽然术后效果明显，但消融治疗本质上是短期的局部治疗，并未解除鼻出血的根本原因，术后有复发和出现鼻中隔穿孔等并发症的可能。当以上治疗无效时，可考虑系统性抗血管生成药物、鼻中隔植皮或鼻腔闭合术（Young手术）等治疗，指南推荐抗血管生成药物为静脉用贝伐珠单抗。

（二）消化道出血的治疗

怀疑HHT相关的出血时，建议用胃镜作为一线筛查手段，达到结直肠镜筛查标准或SMAD4突变的患者应同时进行结肠镜检查。对于确定SMAD4突变的患者，结肠镜筛查应于15岁开始，无息肉时每3年检查一次；发现息肉时应每年做1次胃镜和结肠镜检查；非SMAD4基因突变患者按常规标准进行结肠癌筛查；若患者的贫血为鼻出血或上消化道表现无法解释的，或胃镜检查无阳性发现时，可考虑胶囊内镜检查有无小肠毛细血管扩张相关的出血。当前治疗HHT患者慢性胃肠道出血的手段包括激素治疗（雌激素、孕酮或达那唑）、抗纤维蛋白溶解药（氨基己酸或氨甲环酸）以及内镜治疗。经评估为轻度HHT相关消化道出血的患者可口服氨甲环酸等抗纤溶药物，或选择静脉用贝伐珠单抗等系统性抗血管生成药物治疗。贫血患者以口服铁剂作为初始治疗，对于无效、不吸收、不耐受或严重贫血的患者可选择静脉铁剂。严重贫血患者可输注红细胞，治疗无效时应寻找其他可能导致贫血的原因。HHT患者应尽量避免抗血小板和抗凝治疗。

（三）PAVM的治疗

HHT患者应常规筛查PAVM。经导管栓塞术适用于所有成人和有症状的儿童患者，除畸形血管团大出血外，一般不选择外科手术。经导管栓塞术的指征为PAVM的供血动脉直径≥3mm，但临床上直径2mm左右的供血血管也可进行。存在PAVM的患者无论是否已经治疗都应注意在进行有感染风险的医疗操作（如口腔科治疗）前应预防性使用抗生素，静脉输液时特别注意避免产生气泡，同时避免潜水活动。所有存在PAVM的患者都应长期进行随访，警惕病情的发展。

（四）PH的治疗

治疗原则是降低肺动脉压力、缓解症状、提高运动耐力和生活质量。高心排血量性PH与高心排血量性心衰和肝血管畸形有关，应积极纠正左心衰竭和贫血，限制水、钠，利尿等常规治疗，治疗无效且符合相应的标准时可行肝移植手术。HHT-PAH的治疗一般遵循动脉型肺动脉高压的诊疗思路，以靶向药物治疗为主。此外，利尿、限盐、吸氧、补充铁剂等支持性治疗对改善患者预后也有一定作用。患者常规避免剧烈运动和妊娠。HHT不是抗凝的禁忌证，但治疗前后需评估出血风险和患者的耐受程度。因HHT-PAH罕见，缺少大规模的靶向药物临床随机对照试验。少数文献报道波生坦、西地那非维持治疗可改善患者运动能力和血流动力学参数。有研究对23位ACVRL1突变的HHT-PAH患者进行了急性肺血管反应试验，其结果全部为阴性，说明在这部分患者中阳性反应可能并不常见。

（五）中枢神经系统血管畸形的治疗

确诊HHT或可疑的成年患者，应常规行MRI筛查中枢神经系统血管畸形，成人出现继发于中枢神经系统血管畸形的急性出血，应就诊于脑血管专科给予相应的治疗措施。

（六）肝血管畸形的治疗

对HHT确诊或可疑的成年患者应常规筛查肝血管畸形。HHT患者出现心衰、肺动脉高压、肝功能异常、腹痛、门脉高压、脑病等情况时，应用多普勒超声、增强CT、增强MRI明确有无肝血管畸形，一般不需要，也应避免肝活检。对有症状的或复杂性肝血管畸形的HHT患者需加强一线管理，并常规对症治疗。肝动脉栓塞可改善与高动力性心衰及门脉高压相关的症状，但效果短暂，术后很快复发，且容易出现肝坏死、胆管炎、胆囊炎等并发症，死亡率较高，故指南中明确不推荐用于肝血管畸形的治疗。伴有难治性高动力性心衰、缺血性胆管坏死或复杂性门脉高压的患者需考虑肝移植治疗。

（七）儿童HHT治疗

双亲中有HHT患者的无症状儿童一般需进行基因检测，确诊或怀疑HHT的儿童建议行PAVM筛查，无阳性发现可每5年随访一次影像学检查，存在PAVM者应增加随访频率。若PAVM较大或已引起动脉血氧饱和度下降者，应尽早干预。出现HHT相关症状或确诊的儿童应筛查中枢神经系统血管畸形，风险较高的中枢神经系统血管畸形患者应尽早于脑血管专科进行干预治疗。

（八）妊娠与分娩

夫妻中存在可疑HHT时，妊娠前与妊娠中都可做诊断筛查。妊娠期患者可做非增强的MRI筛查有无中枢神经系统血管畸形，若检出无症状的中枢神经系统血管畸形，其治疗应延至分娩后。未进行PAVM筛查的妊娠期患者，若无症状，可行超声右心声学造影或于妊娠中期的早期行低剂量非增强胸部CT检查；有相关症状时可于妊娠期的任何时间段行低剂量非增强胸部CT检查；除非存在特殊情况，否则妊娠中期即应开始治疗PAVM。妊娠期患者如果有未经治疗的PAVM和/或中枢神经系统血管畸形，或最近没有筛查过PAVM，应在医学中心由多学科团队进行管理。分娩时不建议行硬膜外麻醉且不需要筛查脊髓动静脉畸形。

六、预后

一般认为HHT患者预期寿命低于普通群体，尤其是未经系统筛查和治疗的HHT患者，平均寿命可较普通群体低3～7年。然而荷兰和丹麦等发达国家的调查统计资料表明，早期系统筛查、诊断和及时治疗、规律随访的HHT患者一般预后较好，总体平均寿命与普通群体无明显差别，提示社会经济因素对疾病预后的影响。有人统计HHT患者常见的死因由高到低分别为感染、心衰和恶性肿瘤，严重贫血、血栓栓塞、术后并发症和出血性脑卒中也见报道。HHT的表型（HHT1型和HHT2型）和性别对患者的生存率无显著影响。慢性消化道出血、贫血和内脏血管畸形可增加HHT患者的死亡率，特别是有症状的肝血管畸形。大规模研究表明，伴有PH的HHT患者院内死亡率明显高于不伴PH的HHT患者（3.5% *vs* 1.8%），且更容易出现严重并发症如肾疾病和水电解质紊乱，死亡原因多为PH相关的心脏疾病、脓毒症、严重出血事件及血管畸形破裂等。有研究估计HHT-PAH患者1年和3年生存率分别为77.8%和53.3%，表明HHT-PAH进展快速和预后较差。

从1864年首次被描述起，人类认识HHT已经超过了150年。总体而言，随着系统筛查和早期治疗成为共识，HHT患者的预后有了明显的改善。然而，目前还存在部分患者无法明确突变基因的情况，完整的致病机制的阐述仍有待研究的进一步深入，临床治疗方式同样存在许多亟待探索的问题，期待进一步深入研究可以给HHT患者带来更大的希望。

参考文献

［1］SCHOTLAND H，DENSTAEDT S．Hereditary Hemorrhagic Telangiectasia［J/OL］．N Engl J Med，2019，381（26）：2552．doi：10.1056/NEJMicm1905896．PMID：31881140．

［2］FAUGHNAN ME，MAGER JJ，HETTS SW，et al．Second International Guidelines for the Diagnosis and Management of Hereditary Hemorrhagic Telangiectasia［J/OL］．Ann Intern Med，2020，173（12）：989-1001．doi：10.7326/M20-1443．Epub 2020 Sep 8．PMID：32894695．

［3］AL-SAMKARI H．Hereditary hemorrhagic telangiectasia：systemic therapies，guidelines，and an evolving standard of care［J/OL］．Blood，2021，137（7）：888-895．doi：10.1182/blood.2020008739．PMID：33171488．

第十五章 风湿免疫性疾病与血栓形成

风湿性疾病（rheumatic disease）是一组累及骨与关节及其周围软组织（如肌肉、肌腱、滑膜、滑囊、韧带和软骨等）及其他相关组织和器官的慢性疾病。风湿性疾病包含10大类100余种疾病，病因多种多样，发病机制大多尚未完全阐明，但多数与自身免疫密切相关，因此这类疾病也属于自身免疫病，通常总称为"风湿免疫性疾病"。

风湿免疫性疾病与血栓形成之间有着错综复杂的关系，多重因素均导致风湿免疫性疾病患者血栓形成风险显著升高。免疫反应异常激活后所致炎症状态是风湿免疫性疾病发病的主要机制，主要表现为局部组织出现大量淋巴细胞、巨噬细胞、浆细胞浸润和聚集，促炎因子水平显著升高。血管病变是风湿免疫性疾病的另一常见的共同病理改变，可以是血管壁的炎症，造成血管壁增厚、管腔狭窄，也可以是血管舒缩功能障碍，可以继发血栓形成，使局部组织器官缺血。另外，部分风湿免疫性疾病会产生干扰凝血途径的自身抗体，如抗磷脂抗体等，导致凝血功能障碍，称为获得性易栓症；风湿免疫性疾病患者往往存在多脏器损伤，如肾病综合征、肝功能不全等，以及合并高血压、糖尿病、高脂血症等，并且多数长期应用糖皮质激素治疗，此均为血栓形成危险因素。因此，风湿免疫性疾病患者为血栓形成的高危人群，应予以高度重视，并且病因错综复杂，应仔细鉴别诊断，全面评估后制定血栓预防策略。

本章将介绍容易罹患血栓形成的三种常见风湿免疫性疾病来阐述其与血栓形成的相关性、可能的发病机制、血栓风险评估及抗栓治疗策略等。

第一节　系统性红斑狼疮

系统性红斑狼疮（systemic lupus erythematosus，SLE）是一种自身抗体介导的，累及多系统、多器官的弥漫性结缔组织病。临床表现各异，病情复杂，青年女性多见。

SLE的患病率因人群而异，地区差异较大，全球报道的患病率为（12～39）/10万，北欧大约为40/10万，我国患病率为（30.13～70.41）/10万，以女性多见，尤其是20～40岁的育龄女性，男女患病比例为1:（10～12）。在各种族中，汉族人SLE发病率位居第二。通过早期诊断及综合性治疗，本病的预后已较前明显改善。

笔记

一、分类

目前普遍采用美国风湿病学会（American College of Rheumatology，ACR）1997年推荐的SLE分类标准（表15-1），该分类标准的11项中，符合4项或4项以上者，在除外感染、肿瘤和其他结缔组织病后，可诊断为SLE，其灵敏度和特异度分别为83%和93%。

表15-1 美国风湿病学会（ACR）推荐的SLE分类标准（1997年）

颊部红斑	固定红斑，扁平或高起，在两颧突出部位
盘状红斑	片状高起于皮肤的红斑，黏附有角质脱屑和毛囊栓；陈旧性病变可发生萎缩性瘢痕
光过敏	对日光有明显的反应，引起皮疹，从病史中得知或医师观察到
口腔溃疡	经医师观察到的口腔或鼻咽部溃疡，一般为无痛性
关节炎	非侵蚀性关节炎，累及2个或更多的外周关节，有压痛、肿胀或积液
浆膜炎	胸膜炎或心包炎
肾病变	尿蛋白 > 0.5g/24h 或（＋＋＋），或尿中有管型（红细胞、血红蛋白、颗粒或混合管型）
神经病变	癫痫发作或精神病，除外药物或已知的代谢紊乱
血液学疾病	溶血性贫血，或白细胞减少，或淋巴细胞减少，或血小板减少
免疫学异常	抗dsDNA抗体阳性，或抗Sm抗体阳性，或抗磷脂抗体阳性（包括抗心磷脂抗体或狼疮抗凝物或至少持续6个月的梅毒血清试验假阳性三者中具备一项阳性）
抗核抗体	在任何时候和未用药物诱发"药物性狼疮"的情况下，抗核抗体效价异常

dsDNA：双链DNA。

二、系统性红斑狼疮与静脉血栓栓塞事件

大样本临床调查研究发现，SLE患者发生静脉血栓栓塞（venous thromboembolism，VTE）事件，包括肺血栓栓塞症（pulmonary thromboembolism，PTE）和深静脉血栓形成（deep venous thrombosis，DVT）的风险显著增加，其PTE、DVT的发生率分别为正常人的14倍和11倍。SLE患者出现VTE的病因及发病机制相当复杂，除原发病本身外，还涉及抗磷脂抗体（anti-phospholipid antibody，aPL）、低清蛋白血症、高球蛋白血症等多种因素。同时，SLE患者容易并发其他获得性血栓形成危险因素，如长期应用糖皮质激素所导致的糖、脂代谢异常，肥胖等，使得SLE患者发生静脉血栓栓塞事件的风险进一步增加。SLE患者发生VTE的危险因素如下。

（一）原发病病情活动

SLE病情活动本身所致的血管内皮损伤、炎症细胞分泌的促凝因子、低清蛋白血症、高球蛋白血症以及脏器损伤均是静脉血栓栓塞事件的高危因素。这些高危因素与魏尔肖（Virchow）提出的血栓形成三要素（血流淤滞、血管内皮受损以及血液高凝状态）密切相关，促成了SLE患者的静脉血栓形成倾向。

SLE疾病活动本身造成的炎症状态是静脉血栓形成的独立危险因素。有研究显示，SLE发生VTE患者的系统性红斑狼疮疾病活动指数（SLE disease activity index，SLE-DAI）明显升高，且伴有中性粒细胞、超敏C反应蛋白（high sensitivity C reactive protein，hsCRP）、白介素-6（interleukin-6，IL-6）升高以及补体降低等表现。炎症状态与静脉血栓形成之间的关系密切，其具体机制复杂，涉及血管内皮细胞损伤和凝血功能异常等。血小板在血栓形成中亦发挥重要作用，其可释放血小板源性微粒（platelet microparticle，PMP）以促进凝血酶生成，同时还可触发中性粒细胞活化，促进中性粒细胞捕获网（neutrophil extracellular trap，NET）产生，参与多种炎症反应。

内皮细胞活化是炎症和血栓形成的关键点，主要涉及细胞间黏附分子以及组织因子（tissue factor，TF）、血管性血友病因子（von Willebrand factor，vWF）等凝血因子的表达。SLE疾病活动时的异常炎症指标，包括中性粒细胞计数、hsCRP、IL-6升高或者补体降低，均与内皮细胞活化有关。SLE患者的中性粒细胞在炎症条件下会破坏血管内皮的完整性，而免疫复合物介导的补体活化形成膜攻击复合物也可直接导致内皮损伤。α干扰素（interferon-α，IFN-α）通路的激活是SLE的特征，其可能促进了内皮细胞活化并导致血管运动功能障碍。SLE患者的巨噬细胞有一种炎症表型，也可能导致内皮功能障碍的进展。

凝血系统和免疫系统有共同的进化起源，二者形成过程相互关联，多个信号分子可共同影响这两大系统。同时，凝血系统异常亦是SLE患者的一个显著特征。TF通路依赖的凝血酶形成是血栓形成过程中不可或缺的一部分，有研究显示SLE患者中可检测到TF通路的活化，这与内皮细胞、中性粒细胞、嗜酸性粒细胞等炎症细胞诱导的TF表达增加有关。解聚染色体复合物也聚集了大量与SLE发病机制相关的自身抗原和TF、vWF等凝血因子。内皮源性微粒是SLE患者常见的微粒亚群，可促进树突状细胞活化和NET形成。NET能促进凝血酶的生成，并通过中和TFPI和XII因子进一步促进血栓形成。凝血酶的生成除了受炎症的影响外，其本身也会影响内皮细胞、血小板甚至肥大细胞的活化状态，并且可通过补体旁路途径促进C5a和C5b的生成，进一步影响上述细胞的活化状态。

（二）狼疮肾炎

作为SLE最常见的临床表现之一，狼疮肾炎也是患者发生VTE的主要危险因素之一。有研究表明，狼疮肾炎患者发生血栓栓塞性疾病的风险明显增加，特别是伴有大量蛋白尿的患者更容易发生肾静脉血栓和深静脉血栓形成。大量的抗凝相关物质，包括抗凝血酶III、蛋白C、蛋白S和纤溶酶原等凝血调节因子均经过肾丢失，因此导致血液高凝状态。低蛋白血症以及利尿药应用均可导致有效血容量减少，肾病综合征继发高脂血症增加了血液黏稠度，此均为发生VTE的高危因素。此外，肾素-血管紧张素-醛固酮系统过度激活继发高血压导致血管内皮损伤、组织器官水肿导致静脉回流障碍，也可导致VTE风险增加。最后，肾病变明显的SLE患者往往疾病活动度更高，病情也更严重，此协同作用导致VTE风险显著增加。

（三）SLE血液系统损害

SLE并发VTE患者血液系统可以表现为血小板计数减低，但这并不能提示患者存在低凝倾向。相反，血小板计数减低更可能代表了患者体内高凝。有关研究显示，合并血小板减少症的SLE患者血液中存在高浓度的PMP也证明了这一点。SLE合并VTE患者血小板计数减低的机制与SLE病情高度活动、抗磷脂抗体直接结合导致血小板活化和聚集有关，同时血栓形成过程也会大量消耗血小板脾内滞留的增加、骨髓造血抑制，药物（如肝素）可能也参与了血小板减少的过程。所以血小板计数减低对血栓形成并无保护作用，意味着出血、高凝同时存在，是血栓再发的高危因素，临床上需要更高度的关注。

已有大量研究证明SLE患者静脉血栓形成与aPL相关，约40%SLE患者合并aPL阳性，约20%抗磷脂综合征（APS）继发于SLE，SLE合并aPL阳性患者VTE事件发生率是阴性者的3倍左右。同时合并3个aPL阳性患者10年内血栓再发生率明显升高，高达44%。关于APS的相关发病机制见本章第二节。

（四）SLE合并其他血栓形成因素

当SLE患者合并传统的静脉血栓栓塞事件危险因素时，发生VTE风险会更高。肥胖、久坐、长期卧床引起的血液淤滞，高血压、吸烟、感染等导致的血管内皮损伤，以及高脂血症、肿瘤、外伤、妊娠、V因子*Leiden*突变等先天性疾病导致的血液高凝状态，均增加了血栓形成风险。

SLE患者的常用药物，包括糖皮质激素、沙利度胺等，同样可能会增加静脉血栓事件风险。有研究显示大剂量糖皮质激素的使用与血栓事件可能有关，但该研究无法除外病情活动的混杂因素。长期使用糖皮质激素继发的血压异常，糖、脂代谢紊乱会对内皮细胞造成损伤。大剂量糖皮质激素使用还和凝血级联系统异常有关，可导致Ⅷ因子、vWF、纤维蛋白原激活物抑制物活性的增加，以及纤溶酶原的减少。沙利度胺、口服避孕药等其他药物的使用，也会引起血液高凝状态，增加静脉血栓形成的风险。

三、抗栓治疗策略

SLE患者的静脉血栓栓塞事件风险显著升高，其危险因素极其广泛且错综复杂。SLE原发病病情活动、抗磷脂抗体阳性以及传统血栓危险因素和药物不良反应等具有协同作用，最终导致长期血管损伤和静脉血栓形成。每位SLE患者都是多种致病因素的独特组合。因此，未来的治疗策略应基于流行病学基础上的个体化风险评估，决定该患者的预防血栓治疗的强度。积极控制SLE病情、预防重要脏器损害，重视aPL阳性患者，及早进行血栓预防，控制其他传统静脉血栓形成危险因素，建立适用于SLE患者的VTE风险评估量表从而识别VTE高危患者，可以最大限度地减少静脉血栓栓塞事件对SLE患者生命和健康的有害影响。

第二节　抗磷脂综合征

抗磷脂综合征（anti-phospholipid syndrome，APS）是一种以反复血管性血栓栓塞事件、复发性自然流产、血小板减少等为主要临床表现，伴有aPL持续中度或高度阳性的自身免疫性疾病。通常分为原发性APS和继发性APS，后者多继发于系统性红斑狼疮、干燥综合征等结

笔记

缔组织病。APS临床表现复杂多样，全身各个系统均可以受累，最突出表现为血管性血栓形成。本病病因未明，病理特点为非炎性、节段性、阻塞性血管病变。

实际上，APS并不少见，有研究显示年龄小于45岁的不明原因脑卒中患者中25%APL阳性，反复静脉血栓栓塞事件患者中14%出现APL阳性，反复妊娠丢失的女性患者中15%～20% APL阳性。由于临床医师对该类疾病的认识不足，APS的平均延误诊断时间为2.9年。APS通常女性多见，女：男为9：1；好发于中青年，原发性APS与继发于结缔组织病的APS在发病年龄、临床特点等方面无显著差异。

一、临床表现

（一）血栓事件

APS血管性血栓形成的临床表现取决于受累血管的种类、部位和大小，可以表现为单一血管或者多血管受累（表15-2）。静脉栓塞在APS中更常见，最常见部位为下肢深静脉，亦可累及肾、肝、锁骨下、视网膜、上腔、下腔静脉，以及颅内静脉窦等。动脉栓塞最常见的部位为颅内血管，亦可累及冠脉、肾动脉、肠系膜动脉等。

少数患者可在1周内出现进行性多个（3个或者3个以上）器官的血栓形成，累及脑、肾、肝或心脏等重要脏器造成功能衰竭和死亡，并有病理学检查证实小血管内血栓形成，称为灾难性抗磷脂综合征（catastrophic APS，CAPS）。

表15-2　APS患者血栓形成的临床表现

	累及静脉	累及动脉
肺	肺血栓栓塞症、肺动脉高压	肺梗死
心		急性心肌梗死、冠脉旁路移植术后再梗死、缺血性心肌病、心腔内血栓形成
神经系统	颅内静脉窦血栓	脑卒中、短暂性脑缺血发作、缺血性脊髓炎、斯内登－威尔金森（Sneddon-Wilkinson）病
肾	肾静脉血栓	肾动脉血栓、肾梗死
肝、脾	布德－基亚里（Budd-Chiari）综合征、肝小静脉闭塞症	肝梗死、脾梗死
胃肠道	肠系膜静脉血栓、肠坏死、肠穿孔	肠系膜动脉血栓
皮肤	网状青斑、葡萄状青斑、痛性皮下结节	类血管炎样斑
肢体	深静脉血栓形成、血栓性静脉炎	肢端坏疽、慢性下肢溃疡
大血管	上腔/下腔静脉综合征	腹主动脉狭窄、颈内动脉狭窄/闭塞、下肢动脉闭塞
眼	视网膜静脉血栓	视网膜动脉血栓
肾上腺	中央静脉血栓、出血、梗死	

（二）病理妊娠

APS是导致病理妊娠的少数可以治疗的病因，妥善管理APS，可以有效改善妊娠结局。然而，目前产科APS诊断和治疗存在诸多争议，认识不足与过度诊疗现象共存。2006年国际血栓止血学会提出了APS悉尼修订标准，确定与APS相关的病理妊娠主要包括三种情况（表15-3）。

 笔记

表15-3　抗磷脂综合征的悉尼修订标准

标准类型	具体内容
临床标准	1. 血栓形成　任何器官/组织发生的1次或1次以上动、静脉或小血管血栓形成（浅表静脉血栓形成不作为诊断指标），必须有客观证据（如影像学、组织病理学等），组织病理学如有血栓形成，必须是血栓部位的血管壁无血管炎表现 2. 病理妊娠 （1）1次或多次无法解释的形态学正常的胎龄≥10周胎儿死亡，必须经超声检查或对胎儿直接体检证明胎儿形态学正常 （2）在妊娠34周以前，因重度子痫或重度先兆子痫或严重胎盘功能不全所致一次或多次形态正常的新生儿早产 （3）连续3次或3次以上无法解释的胎龄＜10周的自然流产，需除外母亲生殖系统解剖异常或激素水平异常，或因母亲或父亲染色体异常等因素所致
实验室标准	1. 血浆中狼疮抗凝物阳性　需按照国际狼疮抗凝物/磷脂依赖型抗体学术委员会制定的血栓和止血指南进行检测 2. 采用标准化的酶联免疫吸附试验检测血清或者血浆中抗心磷脂抗体IgG型/IgM型中高效价阳性抗体（IgG型和IgM型分别＞40GPL或MPL，或＞第99百分点） 3. 采用标准化的酶联免疫吸附试验检测血清或者血浆抗β_2-糖蛋白I抗体IgG型/IgM型阳性（效价＞健康人效价分布的第99百分点）

上述检测均要求间隔12周以上，至少2次或2次以上阳性，如果抗磷脂抗体阳性与临床表现之间间隔＜12周，或者间隔超过5年，则不能诊断。

（三）分类标准外临床表现

2006年悉尼修订APS分类标准会议上专家组即已提出，APS可能存在血栓事件、病理妊娠外的aPL相关临床表现，包括网状青斑、浅表性静脉炎、血小板减少症、aPL相关肾病变、心脏瓣膜病变（瓣膜赘生物、瓣膜增厚和瓣膜反流等）、溶血性贫血、舞蹈症、认知功能障碍和横贯性脊髓炎等，这些均非血管性血栓栓塞事件所致，但可能与aPL的促凝或促炎状态相关，通常称为"分类标准外临床表现"。其与血栓栓塞事件、病理妊娠风险、疾病预后存在密切关联，具有额外的诊断价值，并可能在诊治过程中影响治疗决策。APS临床试验及国际合作联盟的一项回顾性研究结果显示，52%的患者存在标准外临床表现，甚至可以独立于血栓栓塞事件、病理妊娠之外单独存在。因此，对APS患者应详细询问病史及体格检查，评估有无标准外临床表现；对出现上述临床表现的患者需积极筛查aPL，警惕APS可能。

（四）灾难性抗磷脂综合征

1992年，阿什森（Asherson）等首次报道灾难性APS。其发生率约为1.0%，但病死率高达50%～70%，往往死于脑卒中、脑病、出血、感染等。其可能的发病机制为短期内形成血栓风暴及炎症风暴。

笔记

二、辅助检查

aPL是一组以磷脂和/或磷脂结合蛋白为靶抗原的自身抗体的总称。aPL主要存在于APS、系统性红斑狼疮、干燥综合征等自身免疫性疾病患者中，是APS最具特征的实验室标志物，也是APS患者血栓栓塞事件和病理妊娠的主要风险预测因素。其中狼疮抗凝物（lupus anticoagulant，LAC）、抗心磷脂抗体（anti-cardiolipin antibody，aCL）及抗β₂GPⅠ抗体作为APS分类标准中的实验室指标，目前在临床上得到广泛的应用，也成为实验室检查中最为常见的自身抗体检测项目之一。然而，由于不同实验室采用的aPL检测方法的差异和aPL的异质性，实验室检查存在可重复性差、标准化困难的问题。2019年，中国医师协会风湿免疫科医师分会自身抗体检测专业委员会等发布了《抗磷脂抗体检测的临床应用专家共识》，建议各实验室以此统一检测方法。对于可疑APS患者，建议同时检测LAC、aCL和抗β₂GPⅠ抗体，以明确诊断并全面评估血栓栓塞事件或病理妊娠的风险。

与aCL、抗β₂GPⅠ抗体相比，LAC与血栓形成、病理妊娠之间存在更强的相关性。LAC检测是一种功能试验，是基于LAC在体外能延长磷脂依赖的不同途径的凝血时间来确定机体是否存在LAC。LAC的检测方法：①筛查试验：包括稀释蝰蛇毒时间（dRVVT）、APTT、硅凝固时间法、大斑蛇凝血时间及蛇静脉酶时间等。目前，国际血栓形成与止血学会（ISTH）、美国临床和实验室标准协会（Clinical and Laboratory Standards Institute，CLSI）等国际指南均推荐对LAC采用两种不同凝血途径的方法进行检测，其中dRVVT和APTT是国际上最常用的检测方法，通常dRVVT作为第一选择，灵敏度较好的APTT（低磷脂或二氧化硅作为活化剂）作为第二种方法。②混合试验：将患者血浆与正常血浆（1:1）进行混合，以证实凝血时间延长并不是由于凝血因子缺乏导致。③确证试验：改变磷脂的浓度或组成来确证LAC的存在。接受华法林、肝素及新型口服抗凝药治疗的患者可能出现LAC检测结果的假阳性，因此，对于他们的LAC检测结果，应谨慎解读。

三、诊断及鉴别诊断

当患者出现如下情况需要疑诊APS，并尽早完善抗磷脂抗体检查：①不明原因的血栓栓塞事件。②反复发作的血栓栓塞事件。③肠系膜、肝静脉、肾静脉、颅内静脉窦等非常见部位的血栓栓塞事件。④青年（＜50岁）脑卒中、心血管事件。⑤难以解释的神经系统症状，如舞蹈症、横贯性脊髓炎、早期血管性痴呆。⑥系统性红斑狼疮及其他结缔组织疾病合并血栓栓塞事件。⑦难以解释的血小板减少症、自身免疫性溶血性贫血。⑧反复流产或伴有早产的妊娠并发症。⑨网状青斑或者其他血栓栓塞事件相关的皮肤表现。⑩实验室检查意外发现APTT延长、梅毒血清检测假阳性。

1999年，国际APS专家共识会议首次提出了APS诊断标准，即札幌标准。2004年，在悉尼进行第二次专家共识会议，对札幌标准进行了修订并于2006年发表，即悉尼修订标准。悉尼修订标准包括临床标准和实验室标准两方面，须同时符合至少一项临床标准和一项实验室标准方能诊断APS（表15-3）。

APS的鉴别诊断主要依据不同的临床表现。多种获得性或者遗传因素亦可导致妊娠丢失，和/或血栓栓塞性疾病。静脉栓塞需要与遗传性或者获得性凝血功能异常（如蛋白C、蛋白S、V因子缺乏）、抗凝血酶缺乏症、恶性肿瘤和骨髓增殖性疾病、肾病综合征等鉴别。动脉栓塞需要与动脉粥样硬化、栓塞事件、心房纤颤、心房黏液瘤、感染性心内膜炎、脂肪栓塞、血栓性血小板减少性紫癜以及系统性血管炎等鉴别。同时或者先后出现动脉和静脉栓塞时需要与肝素诱导性血小板减少症、低纤维蛋白原血症或者纤维蛋白原活化因子缺乏症、高同型半胱氨酸血症、骨髓增殖性疾病、真性红细胞增多症、阵发性睡眠性血红蛋白尿、瓦尔登斯特伦巨球蛋白血症、镰状细胞性贫血、系统性血管炎以及反常栓塞等疾病相鉴别。

四、病情评估及风险预测

APS的血栓性病变常呈间歇性发作，难以预测。既往临床实践及多项研究均已证实，APS患者血栓再发风险显著增高，其中"三阳"（即三种抗磷脂抗体均阳性）患者尤为突出。新近有研究证实aPL效价本身并不能反映血栓栓塞事件再发风险，aPL阳性的种类越多，其血栓再发风险越高。同时合并吸烟、肥胖、高脂血症、高同型半胱氨酸血症、肾功能不全等其他血栓高危因素患者，血栓栓塞事件再发风险亦显著增加。如何精准地评估和预测血栓再发风险尚未得到公论。2013年，Sciascia S等首先提出国际APS评分系统（the global anti-phospholipid syndrome score，GAPSS），在系统性红斑狼疮和原发性APS队列研究中均显示能较好地反映血栓再发风险，评分标准包括高血压1分，高脂血症3分，LAC阳性4分，aCL IgG型/IgM抗体阳性5分，抗β_2GPI抗体IgG型/IgM阳性4分，抗PS/PT抗体阳性3分。GAPSS $\geqslant$ 10分为血栓再发高危人群。由于部分医院尚无法检测抗磷脂酰丝氨酸（phosphatidylserine，PS）/凝血酶原（prothrombin，PT）抗体，不包含该抗体评分的修订版GAPSS（aGAPSS）亦能较好地反映APS患者血栓再发风险。GAPSS有待进一步在大规模前瞻性临床队列研究中进行验证。

五、治疗方案及原则

血栓性抗磷脂综合征的治疗目的主要是预防血栓栓塞。治疗应做到个体化，根据不同患者的不同临床表现、病情严重程度和对治疗药物的反应等制定恰当的治疗方案。除了药物治疗外，还应包括加强患者教育，改善依从性以及生活方式调整。

长期充分抗凝是治疗血栓性APS的关键。常用的抗凝药物包括维生素K拮抗剂华法林以及肝素或低分子量肝素，可单独使用也可联合抗血小板药物阿司匹林。具体个体化治疗方案见表15-4。一般情况下，激素和免疫抑制剂在APS患者中无须使用，仅当合并严重血小板减少、溶血性贫血、灾难性抗磷脂综合征或有严重神经系统损害时可以应用。

CAPS是APS的急性严重类型，以广泛小血管及微血管血栓形成为特点，短期内发生多脏器功能衰竭，病情危重。因此，早期诊断和积极治疗是处理CAPS的关键。积极早期纠正感染、尽量避免抗凝治疗中断或者强度减低，有助于预防CAPS发生。CAPS的一线治疗方案为肝素抗凝，联合糖皮质激素及血浆置换和/或静脉应用丙种球蛋白治疗，同时积极寻找并控制

表15-4　2019年欧洲抗风湿病联盟关于成人血栓性APS的治疗推荐

群体	推荐	证据等级	推荐等级
一级预防			
高风险抗磷脂抗体阳性的无症状抗体携带者及SLE患者[a]	低剂量阿司匹林一级预防[c]	Ⅱa	B
低风险抗磷脂抗体阳性尚不足以诊断APS的SLE患者[b]	考虑低剂量阿司匹林一级预防	Ⅱb	C
仅有产科APS病史的非妊娠期女性APS患者	个体风险评估后可考虑低剂量阿司匹林一级预防	Ⅱb	B
二级预防			
确诊APS的首次静脉血栓栓塞事件者	口服维生素K拮抗剂，INR目标值2.0～3.0	Ⅰb	
三种抗磷脂抗体阳性的静脉血栓栓塞事件者	不推荐应用利伐沙班	Ⅰb	B
无诱因的首次静脉血栓栓塞事件者	长期抗凝	Ⅱb	B
应用华法林抗凝仍然再发静脉血栓栓塞事件者	评估华法林用药依从性，提高INR监测频率，如INR已实现目标值，可考虑：①增加低剂量阿司匹林。②将INR目标值调整为3.0～4.0。③改为低分子量肝素	Ⅱb	B
确诊APS的首次动脉血栓栓塞事件者	口服维生素K拮抗剂优于单用阿司匹林，根据个体出血和血栓复发风险设定INR目标值2.0～3.0或3.0～4.0；亦可考虑华法林标准抗凝联合阿司匹林	Ⅱb	C
三种抗磷脂抗体阳性的动脉血栓栓塞事件者	不推荐应用利伐沙班	Ⅰb	B
应用华法林抗凝仍然再发动脉血栓栓塞事件者	评估有无其他潜在诱因，可考虑：①将INR目标值调整为3.0～4.0。②增加低剂量阿司匹林。③改为低分子量肝素	Ⅱb	B

　　a.高风险抗磷脂抗体阳性：多种aPL阳性，狼疮抗凝物阳性或持续高效价aPL。

　　b.低风险抗磷脂抗体阳性：单独ACL或者抗β₂GPI抗体低效价阳性，特别是一过性阳性。

　　c.低剂量阿司匹林定义为75～100mg，每天1次。

诱因，明确有无感染源以及筛查恶性肿瘤。难治性CAPS可考虑应用抗CD20单抗利妥昔单抗清除B细胞，以及补体成分C5的单抗依库珠单抗阻断补体活化通路，但尚缺乏大型对照研究，仍需要更多的临床证据。

六、预后

　　APS患者整体预后相对较好，10年生存率约为90.7%，主要死亡原因为血栓栓塞事件、出血事件以及合并感染。血栓性APS如未规范治疗，5年血栓再发风险超过50%，长期规范抗凝治疗能够显著降低血栓再发风险。

第三节 血 管 炎

血管炎是一组以血管壁的炎症导致血管结构破坏为病理基础、以受累血管所供脏器损害为突出临床表现的自身免疫病，其临床表现因受累血管的类型、大小、部位以及病理特点不同而异，因此临床表现复杂多变，属于临床疑难疾病。血管炎可分为原发性和继发性，原发性血管炎是指不合并另一种已明确疾病的血管炎，继发性血管炎是指继发于另一种已明确疾病的血管炎，如感染、肿瘤、弥漫性结缔组织病等。虽然在临床上绝大多数血管炎是系统性的，但少数血管炎仅局限于某一器官，称为单器官血管炎。

一、分类

由于对各种血管炎缺乏足够的认识，因此在历史上有过多个分类标准。2012年，Chapel Hill研究小组提出的新分类方法不仅对部分血管炎进行了更名，还增加了累及血管大小可变的血管炎、单器官血管炎、系统性疾病相关血管炎和可能病因相关血管炎等类别（表15-5），目前使用最广泛。

表15-5　Chapel Hill血管炎分类（2012年）

分类	疾病
以累及大血管为主的系统性血管炎	大动脉炎、巨细胞动脉炎
以累及中等大小血管为主的系统性血管炎	结节性多动脉炎、川崎病
以累及小血管为主的系统性血管炎	ANCA相关性血管炎、显微镜下多血管炎、肉芽肿性多血管炎、嗜酸性肉芽肿性多血管炎、免疫复合物性小血管炎、抗肾小球基底膜病、冷球蛋白性血管炎、IgA性血管炎、低补体血症性荨麻疹性血管炎
累及血管大小可变的系统性血管炎	贝赫切特综合征、科根综合征
单器官血管炎	皮肤白细胞破碎性血管炎、皮肤性动脉炎、原发性中枢神经系统血管炎、孤立性主动脉炎
与系统性疾病相关的血管炎	红斑狼疮相关血管炎、类风湿关节炎相关血管炎、结节病相关血管炎
与可能病因相关的血管炎	丙肝病毒相关冷球蛋白血症性血管炎、乙肝病毒相关血管炎、梅毒相关主动脉炎、血清病相关免疫复合物性血管炎、药物相关性免疫复合物性血管炎、药物相关性ANCA相关血管炎、肿瘤相关血管炎

ANCA：抗中性粒细胞胞质抗体。

二、诊断及鉴别诊断

血管炎的诊断通常较困难，目前为止还没有特异的实验室检查能确诊血管炎，因此需密切结合临床表现、病理学检查和影像学检查来综合判断，尤其是大血管的血管炎病理样本难以获取时，确诊就更困难。因此，需以患者的临床表现为主要依据，结合影像学、病理学和实验室检查等综合做出诊断，临床表现是血管炎诊断的核心和基础。对于出现任何无法解释的系统性疾病的患者都应该将系统性血管炎作为诊断和鉴别诊断之一，尤其是对于出现不能解释的发热、突出皮肤的紫癜、肺部浸润影、显微镜下血尿、慢性炎症性鼻窦炎、多发性单神经炎、无法解释的缺血表现和肾小球肾炎中一种或多种表现时，需考虑系统性血管炎的诊断。

由于一些感染、肿瘤都可以模拟血管炎的临床表现，因此在诊断血管炎之后，还要寻找是否合并了肿瘤和感染，以最终去除引起血管炎的原因。

三、血管炎与血栓形成

血管病变是系统性血管炎的病理基础，因此几乎所有的血管炎均可以出现动静脉或者微血管血栓栓塞事件，其中动静脉均可以受累且以静脉血栓栓塞事件为突出表现的血管炎为血管型贝赫切特综合征。

贝赫切特综合征（Behcet syndrome，BS）是1937年土耳其贝赫切特（Behcet）教授首先描述的一种以口腔和外阴溃疡、眼炎为临床特征，累及多个系统的慢性疾病。病情呈反复发作和缓解交替过程，除因脏器受损死亡外，大部分患者的预后良好。BS依其器官系统的损害不同而分为血管型、神经型、胃肠型等。血管型BS指有大、中动脉和/或静脉受累者；神经型指有中枢或周围神经受累者；胃肠型指有胃肠道溃疡、出血、穿孔者。

血管型贝赫切特综合征，见于约13%的患者，大、中、小血管，动静脉均可受累，但静脉较动脉更易受累，占所有血管受累的85%。

1. **血栓性静脉炎**　血管型贝赫切特综合征静脉受累的特点是除管壁炎症外尚有明显的血栓形成，血栓性静脉炎多见于四肢，尤其是下肢，亦可累及上、下腔静脉，亦见于脑静脉，造成相应静脉狭窄和梗阻，在梗阻的远端组织出现水肿，并有相应表现。由于血栓会紧密地附着在发生炎症的静脉管壁，所以下肢静脉的血栓基本不会脱落引起肺栓塞。上腔静脉综合征和巴德-基亚里综合征是血管型贝赫切特综合征静脉受累的最严重表现。临床研究发现出现结节红斑的患者更容易发生静脉血栓形成。

2. **动脉炎**　不论是体循环抑或肺循环的动脉受累都可出现狭窄和动脉瘤，甚至在同一血管也会节段性交替出现这两种病变，可以继发血栓形成，最常见受累部位为腹主动脉和肺动脉。

3. **心脏病变**　心脏受累不多，主要表现为瓣膜受累，最常见的为主动脉瓣关闭不全、二尖瓣狭窄和关闭不全，亦可出现房室传导阻滞、心肌梗死和心包积液。

4. **肺病变**　并发肺部病变者较少见。肺的小动脉炎引起小动脉瘤或局部血管的栓塞而出现咯血、胸痛、气促、肺栓塞等症状。咯血量大者可致命。出现肺梗死时可表现为肺门周围密度增高的模糊影；高分辨率CT或肺血管造影、放射性核素肺通气/灌注显像等均有助于肺部病变的诊断。有肺栓塞者多预后不良。

四、治疗原则

一般来说血管炎都是进展性的，不经治疗均会引起不可逆的脏器损害，很少有自发缓解的情况，因此早期诊断、早期治疗是血管炎诊治的基本原则。糖皮质激素是血管炎的基础治疗药物，其剂量及用法因血管炎的病变部位与病变严重程度而异。凡有肾、肺、神经系统、心脏及其他重要脏器受累者，除需要足量糖皮质激素治疗外，还应及早加用免疫抑制剂；对于急进性或严重重要脏器损害者还需要大剂量糖皮质激素冲击治疗。免疫抑制剂中最常用的为环磷酰胺（cyclophosphamide，CTX）。环磷酰胺治疗血管炎虽然疗效明确，但不良反应多且重，在应用过程中应密切监测患者的血常规、肝功能、性腺功能等。其他常用免疫抑制剂有硫唑嘌呤、氨甲蝶呤、霉酚酸酯、钙调蛋白酶抑制剂、来氟米特、雷公藤等。有急进性脏器损害和病情危重者还可辅以血浆置换、免疫吸附、静脉注射大剂量免疫球蛋白等治疗。

五、预后

血管炎的预后与受累血管的大小、种类、病变部位有关，个体与疾病间差异较大。造成重要器官严重缺血的大血管炎患者、重要脏器小动脉或微动脉受累者通常预后较差。早期诊治、及时恰当的治疗是改善预后的关键。

参考文献

[1] FANOURIAKIS A，TZIOLOS N，BERTSIAS G，et al. Update the diagnosis and management of systemic lupus erythematosus [J]. Ann Rheum Dis，2021，80（1）：14-25.

[2] GARCIA D，ERKAN D. Diagnosis and Management of the Antiphospholipid Syndrome [J]. N Engl J Med，2018，378（21）：2010-2021.

[3] SEYAHI E. Behcet's disease：How to diagnose and treat vascular involvement [J]. Best Pract Res Clin Rheumatol，2016，30（2）：279-295.

第十六章 缺血性脑卒中的诊治

一、脑血管病概述

（一）脑血管病定义及分类

脑血管疾病（cerebral vascular disease，CVD）是指由于各种病因导致的脑血管病变，以及由此而引起的短暂或永久性脑功能障碍；或各种致病因素通过脑血管导致的短暂或永久性脑功能障碍。脑卒中是急性脑血管疾病，是指急性发生的局灶性血管源性神经功能缺损综合征，通常症状持续24小时以上或死亡，且需要排除其他非血管病因。脑卒中分为缺血性脑卒中和出血性脑卒中。缺血性脑卒中又称缺血性脑梗死，主要由于脑动脉闭塞所致，少数由脑静脉或静脉窦栓塞引起。出血性脑卒中则包括脑出血（intracranial hemorrhage，ICH）和蛛网膜下腔出血（subarachnoid hemorrhage，SAH）。目前并未将短暂性脑缺血发作（transient ischemic stroke，TIA）归为脑卒中，但归属于急性脑血管病范围。

（二）脑血管病的流行病学

脑血管病已成为威胁人类健康的重要慢性非传染性疾病。我国脑血管病的发病率和死亡率已超过心血管疾病成为疾病死因第一位。最新的流行病学资料显示，我国脑卒中的患病率、发病率和死亡率分别为1114.8/10万、246.8/10万和114.8/10万，新发脑卒中患者中，缺血性脑卒中、脑出血和蛛网膜下腔出血的比例分别为69.6%、23.8%和4.4%。我国脑血管病也存在地域分布特点，发病率和死亡率自北向南降低，东北地区脑血管病年发病率和死亡率最高（分别为365/10万和159/10万），东南地区最低（分别为154/10万和65/10万）。

（三）脑血管病的危险因素

脑血管病是可以预防和治疗的。不可干预的危险因素：年龄、性别、种族、遗传。可干预的危险因素：高血压、吸烟、糖尿病、心房颤动、其他心脏病（心力衰竭、急性冠脉综合征）、血脂异常、无症状颈动脉狭窄、不健康的饮食习惯、缺乏体育锻炼、肥胖、代谢综合征、饮酒、高同型半胱氨酸、口服避孕药、绝经后激素治疗、睡眠呼吸紊乱、高凝状态、炎症和感染、偏头痛等。其中高血压是最主要的危险因素，约70%的脑血管病患者均患有高血压。90%的脑卒中可通过控制危险因素来预防。

二、缺血性脑血管病

缺血性脑血管病主要包括缺血性脑卒中和短暂性脑缺血发作。缺血性脑卒中（缺血性脑梗死）是最常见的脑卒中类型，占全部脑卒中的60%～80%。临床上通常分为大动脉粥样硬化性脑梗死、心源性脑梗死、小动脉闭塞型脑梗死、其他原因脑梗死及原因未明的脑梗死等类型（TOAST分型）。大动脉粥样硬化性脑梗死是最常见的类型，研究显示在我国脑梗死患者中比例可高达65%。

（一）发病机制

1. 血栓形成 在脑血管病危险因素的作用和动脉粥样硬化斑块形成的基础上，血小板黏附、聚集，血栓形成，严重时导致血管原位闭塞。有时，大动脉粥样硬化斑块或血栓可阻塞穿支动脉导致脑梗死。

2. 栓塞 不稳定动脉粥样硬化斑块脱落而成的栓子栓塞远端血管。

3. 低灌注 动脉粥样硬化斑块导致血管狭窄至一定程度，在低血压等因素的作用下脑供血减少，导致不同动脉供血区之间组织发生低灌注梗死。

4. 混合机制 有时可能同时存在几种发病机制，如大动脉粥样硬化重度狭窄时可出现动脉栓塞机制合并低灌注机制的情况。

（二）病理生理

人的大脑重量约1500g，尽管仅为体重的2%，需氧量却是机体总需求的20%。大脑需要持续的血氧和葡萄糖供应以维持正常的生理功能，正常脑血流量约为50ml/100g。脑缺血后，神经细胞发生缺血性级联反应，膜去极化，突触前兴奋性神经递质（谷氨酸和天冬氨酸）大量释放，细胞外钙离子内流，导致细胞内钙离子超负荷，自由基大量生成，导致细胞不可逆损伤。研究提示，如脑动脉血流完全中断持续5分钟，可致神经细胞死亡。数小时后缺血中心水肿，软化，灰白分界不清，神经元缺血改变，胶质细胞破坏，神经轴突和髓鞘崩解，小血管坏死。梗死后4～7天，脑水肿达到高峰，7～14天后脑梗死区液化成蜂窝状囊腔，在3～4周后，小的梗死灶被肉芽组织取代，形成胶质瘢痕；大的梗死灶中央液化形成囊腔，周围被胶质纤维包裹。

（三）临床表现

缺血性脑梗死临床表现与病变血管供血区脑功能障碍有关，可表现为精神意识、语言、感觉、运动及二便功能等功能障碍等，脑卒中后认知功能障碍、情感障碍日益引起关注。

1. 颈内动脉系统脑梗死

（1）颈内动脉闭塞：颈内动脉血栓形成导致血管闭塞时，可出现同侧霍纳（Horner）征，一过性黑矇或失明，部分患者出现大脑中动脉和/或大脑前动脉缺血的症状，如对侧偏瘫、偏身感觉障碍、同向性偏盲等，优势半球受累可出现失语等。由于部分患者存在较好的侧支代

笔记

偿，可不表现任何临床症状。

（2）大脑中动脉闭塞：临床症状与血栓形成部位密切相关。大脑中动脉主干闭塞可导致对侧中枢性面舌瘫、偏侧肢体瘫痪、偏身感觉障碍及同向性偏盲（三偏征），优势半球受累出现失语及空间忽视，大脑中动脉主干血栓形成通常症状较重，严重时可危及生命，称为"恶性大脑中动脉梗死"。皮质支血栓形成闭塞时表现为对侧偏瘫及偏身感觉障碍，症状以面部和上肢为重，凝视麻痹，优势半球病变可出现运动性失语、格斯特曼（Gerstmann）综合征等；深穿支闭塞表现为对侧面瘫、舌瘫、上下肢受累程度均等的偏瘫及偏身感觉障碍，优势半球出现经皮质运动/感觉性失语。部分患者侧支循环充分，可不出现临床症状。

（3）大脑前动脉闭塞：常见临床表现为对侧偏瘫（下肢重于上肢），对侧共济失调、强握反射及精神异常，优势半球受累可出现布罗卡（Broca）失语及尿失禁等。部分患者双侧大脑前动脉闭塞可导致淡漠、欣快等精神症状，双下肢瘫痪、尿潴留或失禁等。

2. 椎－基底动脉系统脑梗死

（1）椎动脉闭塞：如两侧椎动脉发育无差异，当一侧闭塞时，对侧椎动脉可很好代偿，通常不出现临床症状。否则出现后椎－基底动脉缺血症状。当小脑后下动脉闭塞时，表现为"延髓背外侧综合征"。典型临床症状包括眩晕、恶心呕吐和眼球震颤，声音嘶哑、吞咽困难和饮水呛咳，病灶侧小脑性共济失调，交叉性感觉障碍，病灶侧霍纳征。

（2）基底动脉闭塞

1）基底动脉主干闭塞：表现为眩晕、恶心、呕吐、眼球震颤、复视、构音障碍、吞咽困难及共济失调，严重时昏迷、中枢性高热，常导致死亡。

2）基底动脉脑桥分支双侧闭塞：可导致脑桥基底部双侧梗死，典型临床表现为"闭锁综合征"，双侧面瘫、延髓麻痹、四肢瘫痪，患者不能讲话，但意识清楚，能随意睁闭眼，可通过眼球运动来表达自己的意愿。

3）基底动脉远端闭塞：常导致"基底动脉尖综合征"，基底动脉远端发出小脑上动脉和大脑后动脉，闭塞时出现相应血管供应区的功能障碍。临床表现为眼球运动及瞳孔异常、一过性或持续的意识障碍、对侧偏盲或皮质盲、记忆障碍等。

（3）大脑后动脉闭塞：主干闭塞可出现对侧同向性偏盲、偏瘫及偏身感觉障碍，皮质支闭塞出现双眼对侧视野同向性偏盲（存在黄斑回避），可伴视幻觉、视物变小或变大等症状，累及颞叶下内侧时，还可出现记忆障碍。优势半球病变出现命名性失语、失读等。深穿支闭塞，出现深感觉障碍、共济失调、舞蹈症、意向性震颤；脚间支受累，出现韦伯（Weber）综合征、同侧动眼神经麻痹、对侧偏瘫。

（四）辅助检查

1. 一般检查 血糖、肝肾功能和电解质；心电图和心肌缺血标志物；全血计数，包括血小板计数；PT/INR 和 APTT；氧饱和度。

2. 脑部影像学检查

（1）平扫CT：急诊平扫CT检查是临床上诊断急性缺血性脑卒中的常规和首选检查方法。病变表现为低密度影，但部分患者早期头颅CT并不显示低密度改变，早期头颅CT检查更多用于与出血性疾病的鉴别诊断。

（2）多模式CT：灌注CT可区别可逆性与不可逆性缺血，因此可识别缺血半暗带。对指导急性脑梗死溶栓治疗有一定参考价值。

（3）MRI：弥散加权成像（diffusion weighted imaging，DWI）在症状出现数分钟内就可发现缺血灶，并可早期确定大小、部位。

3. 脑血管检查

（1）颈部血管超声：颈动脉超声对发现颅外颈部血管病变，特别是狭窄和斑块很有帮助。

（2）经颅多普勒超声（transcranial Doppler，TCD）：可检查颅内血流、微栓子及监测治疗效果，但其局限性是受操作技术水平和骨窗影响较大。

（3）MRI血管成像（magnetic resonance angiography，MRA）和CT血管成像（computerized tomography angiography，CTA）：都可提供有关颅内外血管闭塞或狭窄的信息。可显示颅内大血管近端闭塞或狭窄，但对远端或分支显示不清。

（4）数字减影血管成像（digital subtraction angiography，DSA）：准确性最高，是脑血管病变诊断的金标准，但缺点是有创和有一定风险。

4. 特殊检查　为明确脑卒中的病因、分型，可结合一些特殊检查，如超声心动图、经胸超声心动图（transthoracic echocardiography，TTE）可发现心脏结构方面的异常，如二尖瓣病变、心房黏液瘤、卵圆孔未闭等，TCD发泡试验可发现反向分流现象，为发现卵圆孔未闭或肺动-静脉瘘提供线索。高分辨率磁共振血管成像（high-resonance magnetic resonance angiography，HRMRA）可显示大中动脉血管壁结构，可为明确病因提供参考信息。

（五）诊断

诊断标准：急性起病，出现与病变血管相关的局灶或全面性神经功能缺损，症状常在数小时达到高峰，头颅CT或MRI发现新发病灶。除外脑出血及其他病因导致的脑梗死。进一步检查可明确缺血性脑卒中的类型（TOAST分型）。

（六）治疗

1. 急性期治疗

（1）基础治疗

1）监测生命体征，维持生命体征平稳。必要时吸氧，维持氧饱和度＞94%，重症脑梗死患者出现气道功能严重障碍时应予气道支持（气管插管或切开）及辅助呼吸；常规进行心电图检查，有条件者进行持续心电监护；对体温升高的患者应寻找和处理发热原因，体温＞38℃时应给予退热处理。

2）血压管理：缺血性脑卒中后24小时内血压升高的患者应谨慎处理。应先处理紧张焦虑、疼痛、恶心呕吐及颅压增高等情况。血压持续升高，收缩压≥200mmHg或舒张压≥110mmHg，或伴有严重心功能不全、主动脉夹层、高血压脑病的患者，可予降压治疗，并严密观察血压变化。可选用拉贝洛尔、尼卡地平等静脉药物，避免使用引起血压急剧下降的药物。通常在发病24小时内血压降低15%。脑卒中后若病情稳定，血压持续≥140mmHg/90mmHg，无禁忌证，可于起病数天后开始降压治疗。准备静脉溶栓者，血压应控制在收缩压＜180mmHg、舒张压＜100mmHg。对接受血管再通治疗的患者，应根据血管再

笔记

通状态调整降压药物。

3）血糖管理：当血糖超过10mmol/L时可给予胰岛素治疗，血糖值可控制在7.7～10.0mmol/L；血糖低于3.3mmol/L时，可给予10%～20%葡萄糖口服或注射治疗。

4）水电解质平衡及营养支持：监测患者水电解质水平，避免水电解质紊乱导致的继发性损害。通常采用营养风险筛查量表（nutrition risk scale 2000，NRS2000）评估脑梗死患者营养风险，对不能正常经口进食可根据病程及患者情况采用鼻饲、经皮胃造口及经皮空肠造口进行肠内营养支持，肠内营养量不足时可联合肠外营养支持。

（2）特异性治疗

1）静脉溶栓治疗：①重组组织型纤维蛋白原激活物（rt-PA），发病3小时内或3.0～4.5小时的急性缺血性脑卒中患者可接受rt-PA静脉溶栓治疗，一般使用剂量rt-PA 0.9mg/kg（最大剂量为90mg）静脉滴注，也可以个体化使用小剂量rt-PA 0.6mg/kg。用药期间及用药24小时内应严密监护患者。发病超过4.5小时的患者需接受影像学评估，如存在MRI DWI/FLAIR序列失匹配等，可考虑rt-PA静脉溶栓。②尿激酶，发病6小时内的急性缺血性脑卒中患者可接受尿激酶静脉溶栓治疗。通常剂量为尿激酶100万～150万单位，用药期间应严密监护患者。③替奈普酶，新型组织型纤维蛋白原激活物，特异性更高，血浆半衰期比阿替普酶更长，可单次团注使用。研究显示疗效、安全性与阿替普酶相似。

2）血管内治疗：①血管内取栓治疗，发病6小时内可以完成股动脉穿刺者、距最后正常时间6～16小时及距最后正常时间16～24小时者，经严格临床及影像学评估后，可进行血管内机械取栓治疗。对于既符合静脉溶栓治疗又符合血管取栓治疗条件的患者，目前推荐先进行静脉溶栓后再桥接血管内取栓治疗。有关直接血管内取栓与桥接治疗的比较研究结论尚不一致，需根据临床特征个体化处理。②血管成形术及支架置入术，颅外段颈动脉或椎动脉血管成形术和/或支架置入术可用于急性缺血性脑卒中患者的血流重建，如治疗颈部动脉粥样硬化重度狭窄或夹层导致的急性缺血性脑卒中，急性颅内动脉球囊成形术/支架置入术的有效性尚不确定，应根据患者情况选择使用。

3）抗血小板治疗：是急性缺血性脑梗死的主要抗栓治疗方法，为减少出血风险，接受静脉溶栓治疗的患者在24小时内不宜使用。①阿司匹林：缺血性脑卒中患者应在发病后尽早给予口服阿司匹林150～300mg/d。急性期后可改为预防剂量（50～300mg/d）。②氯吡格雷：急性期对不能耐受阿司匹林者，可考虑选用氯吡格雷等抗血小板治疗，通常氯吡格雷75mg，每天1次。③替格瑞洛：替格瑞洛的安全性与阿司匹林相似，可考虑作为有使用阿司匹林禁忌证者的替代药物。常用剂量为90mg，每天2次。④阿司匹林联合氯吡格雷：发病在24小时内的轻型缺血性脑卒中患者［美国国立卫生研究院卒中量表（National Institute of Health stroke scale，NIHSS）评分≤3］，应尽早给予阿司匹林联合氯吡格雷治疗21天，但应严格观察出血风险。⑤阿司匹林联合替格瑞洛：对于携带CYP_2C_{19}功能缺失等位基因的急性高危非致残性缺血性脑血管病患者，替格瑞洛联合阿司匹林双抗治疗比氯吡格雷联合阿司匹林双抗治疗可相对降低90天脑卒中复发风险。

4）抗凝治疗：抗凝治疗并不优于抗血小板治疗，且出血风险显著增加，对大多数急性缺血性脑卒中患者，不建议早期进行抗凝治疗。对于少数特殊患者，如机械瓣膜病变等脑卒中复发高危患者，可以考虑选择抗凝治疗。

5）强化他汀治疗：对于存在临床动脉粥样硬化性心血管病（atherosclerotic cardiovascular disease，ASCVD，指由于动脉粥样硬化导致的急性冠脉综合征、心肌梗死、稳定型或不稳定型心绞痛、冠脉或其他动脉重建术、脑卒中、TIA或周围动脉疾病）的女性或男性患者（≤75岁），无论在病前是否服用他汀，应启动他汀治疗或继续他汀治疗，是否采用强化他汀治疗则需个体化决定（如是否存在禁忌证、药物相关不良反应等）。

6）降纤治疗：对不适合溶栓治疗的脑梗死患者，特别是高纤维蛋白血症患者，可选用降纤治疗。可选用的药物包括降纤酶、巴曲酶等。

7）扩容治疗：对一般缺血性脑卒中患者，不建议使用扩容治疗；对于低血压或脑血流低灌注所致的急性脑梗死，如分水岭梗死可考虑扩容治疗，但应注意可能加重脑水肿、心功能衰竭等并发症。

8）扩血管治疗：一般情况下不推荐扩血管治疗。

9）其他改善脑循环的药物：在临床工作中，可以个体化应用丁基苯酞、人尿激肽原酶。

10）神经保护剂：在临床实践中可根据具体情况个体化使用依达拉奉、胞磷胆碱、吡拉西坦等药物。

11）其他疗法：临床上可根据患者情况选择高压氧和亚低温治疗，中成药和针刺治疗急性脑梗死的疗效尚需进一步证实。

（3）并发症管理：在治疗原发病的同时，应注意避免和减少并发症，如误吸、肺部及尿路感染、深静脉血栓形成等。

（4）早期康复：患者病情稳定后应尽早开始康复治疗，如语言、肢体运动及心理等多方面的康复训练，有助于恢复患者日常功能和提高生活质量。

2. 脑卒中二级预防　脑梗死后复发风险高，急性期后根据患者病因尽早启动脑卒中二级预防，降低脑卒中复发率。加强危险因素控制，根据病因选择抗栓治疗方案，大动脉粥样硬化性脑梗死患者接受抗血小板治疗，伴有心房颤动的缺血性脑卒中患者，应根据缺血的严重程度和出血转化的风险，选择抗凝治疗。

（七）预后

我国住院急性脑梗死患者发病后1个月时病死率约为3.3%；3个月时病死率9%～9.6%，死亡/残疾率为34.5%～44.6%；1年病死率11.4%～15.4%，死亡/残疾率33.4%～44.6%。缺血性脑梗死患者预后与治疗时机、治疗措施、危险因素控制及整体管理水平密切相关。

参考文献

［1］POWERS WJ，RABINSTEIN AA，ACKERSON T，et al. Guidelines for the Early Management of Patients With Acute Ischemic Stroke：2019 Update to the 2018 Guidelines for the Early Management of Acute Ischemic Stroke：A Guideline for Healthcare Professionals From the American Heart Association/American Stroke Association［J/OL］. Stroke，2019，50（12）：e344-e418. doi：10.1161/STR.0000000000000211.Epub 2019 Oct 30. Erratum in：Stroke. 2019 Dec；50（12）：e440-e441. PMID：31662037.

［2］GREENBERG SM，ZIAI WC，CORDONNIER C，et al. 2022 Guideline for the Manage-

笔记

ment of Patients With Spontaneous Intracerebral Hemorrhage：A Guideline From the American Heart Association/American Stroke Association［J/OL］．Stroke，2022，53（7）：e282-e361．doi：10.1161/STR.0000000000000407.Epub 2022 May 17.PMID：35579034．

［3］PHIPPS MS，CRONIN CA．Management of acute ischemic stroke［J/OL］．BMJ，2020，368：l6983．doi：10.1136/bmj.l6983.PMID：32054610．

［4］钟迪，张舒婷，吴波.《中国急性缺血性脑卒中诊治指南2018》解读［J］. 中国现代神经疾病杂志，2019，19（11）：897-901．

第十七章 体外循环、人工瓣膜、人工心脏中的血栓与止血

第一节 体外循环中的血栓与止血

体外循环又称心肺转流术（cardiopulmonary bypass，CPB），是将回心静脉血引流到患者体外，经人工心肺装置进行气体交换氧合并排出二氧化碳后，再输回患者动脉系统内的一种生命支持技术。它可以在心搏骤停后给外科医师提供清晰无血的术野，同时保证全身脏器的氧供，是开展心脏手术的重要技术之一。此外，体外循环还可以用于脓毒性休克、巴德-基亚里综合征、中毒（药物、一氧化碳）、体外循环热疗、呼吸道严重梗阻的救治。

一、体外循环对机体凝血功能的影响

体外循环是一种非生理的过程，尽管近年来在体外循环材料的生物相容性改进方面做了很大的努力，但对于循环血液成分来说，体外循环系统所用的高分子材料仍属于一种异物。血液和非内皮化的人工管路表面的接触，会吸附蛋白质，激活凝血因子和血小板，促进纤维蛋白和血栓形成，阻塞血管。因此，实施体外循环的前提是需要使用抗凝药，抑制凝血途径的激活，抑制血栓形成，并减少凝血因子和血小板的消耗。虽然体外循环技术已经"安全"地开展了半个多世纪，但临床实践中尚未形成基于循证医学证据的体外循环抗凝管理指南，临床肝素的使用及其剂量、肝素抗凝监测、抗凝拮抗及其他抗凝药物的使用均存在较大差异。

二、体外循环中抗凝药物的选择

（一）普通肝素

普通肝素是心脏手术中首选的抗凝药物，主要从猪小肠黏膜提取，分子量5000～30 000Da，是一种带负电荷的硫酸黏多糖，具有强酸性，在体内外均有抗凝作用。它的优点是起效快、半衰期短、可拮抗、无肾毒性、价格低廉。

笔记

根据既往研究和指南Ⅰ类建议，在体外循环过程中激活全血凝固时间（activated clotting time of whole blood，ACT）最佳安全范围建议维持480秒以上，在体外循环开始以及维持阶段保证抗凝充分（C）。但需要注意的是，影响ACT检测结果的因素较多，如低温、血液稀释、凝血因子缺乏、血小板减少、纤维蛋白原降低等，不同检测设备检测的结果也会出现差异。

目前，国内大部分医院在体外循环开始前，从中心静脉注射肝素400U/kg，5～10分钟后检查ACT。ACT＞300秒可进行主动脉插管，ACT＞480秒可启动体外循环。体外循环过程中一般1.0～1.5小时检测一次ACT，当其与目标ACT值每相差50秒时，可追加肝素50～60U/kg，同时还需结合尿量、温度、超滤量等综合判断肝素的追加剂量是否合适。

（二）直接凝血酶抑制剂

当患者对肝素过敏，或者高度可疑肝素诱导的血小板减少症（heparin-induced thrombocytopenia，HIT）时，建议选择直接凝血酶抑制剂抗凝。目前阿加曲班和比伐卢定可用于体外循环，它们发挥抗凝作用不需要依赖抗凝血酶水平，但无拮抗药中和。

1. 比伐卢定 比伐卢定在体外循环中应用的研究较多，它和凝血酶的结合是可逆的，起效时间2～4分钟，主要经蛋白水解酶裂解，20%经肾排泄。在严重肾功能不全时比伐卢定半衰期可延长至240分钟，超滤可加快其药物清除。比伐卢定在体外循环开始前的初始剂量是首剂1mg/kg，同时维持2.5mg/（kg·h）微量泵持续泵入。体外循环管路预充量是50mg，维持ACT目标值≥2.5倍初始值。如体外循环期间ACT＜目标值，单次追加0.25mg/kg，同时调整微量泵给药速度，每30分钟监测一次ACT。

比伐卢定在体外循环使用过程中需要注意以下几点：防止体外循环管路内血流淤滞；尽量使用浅低温，避免药物蓄积；使用超滤时注意增加比伐卢定剂量；停机后体外循环管路内的机血自循环，并追加比伐卢定50mg，管路回收后的剩余机血，经血液回收处理后再回输患者体内。

2. 阿加曲班 阿加曲班与凝血酶的结合可逆但效力较弱，半衰期40～50分钟，出血风险相对较高，主要经肝排泄。肝功异常时半衰期延长，并且超滤不能加快其药物清除。阿加曲班在体外循环中的应用研究较少，在体外循环开始前阿加曲班的初始剂量是首剂0.1mg/kg，维持剂量0.5μg/（kg·h），体外循环过程中维持ACT＞400秒。阿加曲班无拮抗剂逆转其抗凝作用，出凝血功能障碍患者常常需要非常规的干预方式，如改良超滤、血液透析及输入重组Ⅶa因子、补充血制品等。

三、体外循环中的抗凝药物拮抗

鱼精蛋白是碱性、带正电荷的蛋白质，其阳离子精氨酸基团与阴离子肝素以1∶1结合，可以使抗凝血酶/肝素复合物解离，恢复抗凝血酶活性，从而安全、快速地中和肝素抗凝作用。需要注意的是，鱼精蛋白虽然可中和肝素，但其本身具有抗凝特性，可以抑制血小板功能和凝血因子的产生，增强纤维蛋白溶解。

既往研究证实，肝素和鱼精蛋白的中和比例与患者术后12小时出血量呈线性相关。利用肝素和鱼精蛋白结合的技术，可减少输血和出血，因此指南提出根据对血液中现有肝素的滴定来计算鱼精蛋白中和剂量是有益的（B）。中国医学科学院阜外医院一般按照0.5～1.0mg鱼精蛋白中和100U肝素进行拮抗。指南推荐将鱼精蛋白/肝素的比例限制在2.6mg鱼精蛋白/100U肝素以下是合理的，超过这个比例的总剂量会抑制血小板功能，延长ACT，并增加出血的风险（C）。

检测鱼精蛋白中和后的肝素残留效应，一般有以下三种方法：①测量ACT。②使用肝素化血样的鱼精蛋白滴定的即时检测。③使用或不使用肝素酶的血栓弹力图。目前逐渐形成共识，基于ACT检测残留肝素效应是最不准确的方法。

在鱼精蛋白中和过程中，需注意鱼精蛋白的不良反应，常见变态反应、肺水肿和肺动脉高压。对于使用鱼精蛋白后发生肺动脉高压和循环衰竭的高危患者，立即停用鱼精蛋白并实施复苏措施，包括再次紧急建立体外循环挽救患者生命（I，C）。

肝素被鱼精蛋白中和后，患者有时会经高凝状态再次转为低凝状态，血浆中再次检测出肝素浓度，ACT延长，出现肝素反跳现象。主要原因是储存在细胞内的或者和血浆蛋白结合的肝素分子再次释放入血，多见于体外循环过程中应用大剂量肝素和转机时间长者。ACT难以鉴别肝素残留与血小板减少，血栓弹力图可鉴别。指南推荐在体外循环结束后6小时内给予低剂量鱼精蛋白输注（25mg/h），不仅可以治疗肝素反跳，也是复合血液保护策略的一部分（C）。

四、体外循环中特殊止血与血栓问题

（一）肝素抵抗

肝素抵抗又称肝素敏感性降低，在心脏手术中的发生率为4%～26%。使用大剂量肝素（500U/kg以上），ACT仍<480s者；或者肝素敏感指数（heparin sensitivity index，HSI）<0.75～0.9s/（U·kg），则定义为肝素抵抗。

$$肝素敏感指数（HSI）=\frac{（肝素化后ACT-基础值ACT）}{肝素负荷剂量（U/kg）}$$

出现肝素抵抗的主要原因是患者体内AT活性降低导致抗凝不足，血栓栓塞风险增加。临床上常见于先天性AT缺乏、术前接受肝素治疗导致AT消耗、血小板增多症等，其他可能包括感染性心内膜炎、心房黏液瘤、心脏室壁瘤伴血栓等。

肝素抵抗的处理方法：一般是先加大肝素剂量，体内肝素总量达到800～1000U/kg时若ACT仍不达标，考虑经验性输入新鲜冰冻血浆200～400ml，补充体内AT水平，一般1ml新鲜冰冻血浆含有大约1U的AT。有条件者首选补充AT浓缩物。上述处理方法效果不显著时，可改为比伐卢定或者阿加曲班抗凝。

（二）肝素诱导的血小板减少症

HIT根据病因分为HIT-I型和HIT-II型。前者是非免疫相关，血小板数量轻度下降，无血栓或出血后遗症，一般无临床意义。后者是由免疫介导，血小板数量下降≥50%，可引起致命性血栓形成，通常所说的HIT是指HIT-Ⅱ型。

HIT的主要机制可能是在应用肝素过程中，产生针对血小板因子4（platelet factor 4，PF4）-肝素复合物的IgG抗体，激活血小板，刺激血小板分泌促凝物质，最终导致血小板破坏消耗，数量减少，血管内凝血激活，血栓形成。怀疑HIT时，首先评估临床4T's评分，确定是否应行HIT抗体试验以诊断HIT（B）。4T's评分较低的患者HIT阴性预测值为98%；4T's评分超过4～5分时，检测PF4/肝素抗体，抗体阳性时，可行血清学检测，包括5-羟色胺释放试验或肝素诱导血小板激活试验，有助于确诊HIT（C）。

尽管肝素暴露后出现PF4-肝素复合物抗体阳性的发生率较高（手术患者中＞30%），但HIT的发生率仅1%～2%。术前PF4-肝素抗体阳性的患者会增加心脏术后并发症风险和死亡率。考虑到HIT抗体有60～90天的遗忘期，PF4-肝素抗体升高的患者应推迟需要体外循环的择期心脏手术，直到患者的功能测试和/或抗原（抗体）检测阴性。对于确诊为HIT并需要紧急手术体外循环的患者，可行血浆置换或者使用比伐卢定抗凝（B）。

第二节　人工瓣膜的血栓与止血

风湿、感染、退行性变、先天性畸形等病因，常会导致自身二尖瓣或主动脉瓣膜发生狭窄或者大量反流，达到手术指征后，需行人工瓣膜置换术或成形术。人工瓣膜是人造的单向阀替代用品（或称假体），用于置换人体病变的心脏瓣膜，保证心脏中的血流沿单一方向流动而不发生反流。人工瓣膜的功能与人体自然瓣膜相同，但形态结构并不一定要与自然瓣膜一致。人工瓣膜置换术后为了防止血栓形成，保护瓣膜功能，常需抗凝治疗，同时避免抗凝过度引起出血。

一、人工瓣膜的分类

人工瓣膜按所使用的材料，分为机械瓣和生物瓣。机械瓣是全部使用人工材料制成的心脏瓣膜，流体力学较好、耐久性好，一般用于65岁以下的成人患者和儿童，但血栓形成率相对较高，需终身抗凝，生活质量相对较差。生物瓣是全部或部分采用生物来源的材料制成的心脏瓣膜，包括同种或异种瓣膜。生物瓣流体力学良好、血栓形成发生率低，一般适用于65岁以上患者，或有生育要求的女性患者，以及不宜长期抗凝者，生活质量好。生物瓣的缺点是耐久性相对较差。

二、生物瓣抗凝

抗凝治疗是瓣膜置换成功后维持疗效的关键所在，目前应用国际标准化比值（international normalization ratio，INR）作为衡量抗凝治疗效果的指标。生物瓣仅术后早期抗凝3～6个月。由于INR过高带来的风险非常常见，所以抗凝治疗应当在拔除胸管之后缓慢开始。

二尖瓣置换术后的目标INR范围，主要取决于瓣膜的类型、心律及有无血栓的危险因素。

一般情况下，二尖瓣生物瓣置换者，采用华法林抗凝，目标INR 2.5（ⅡC），3个月后，笔者建议服用阿司匹林（ⅡC）。在主动脉瓣生物瓣置换术后，ESC/EACTS指南建议华法林联合小剂量阿司匹林（50～100mg/d），联合疗法能够降低任何指定治疗范围内患者的血栓栓塞的发生率，并且使出血事件发生的可能性降低。

抗凝相关性出血是最常见的瓣膜相关性事件，抗凝药的剂量越大，瓣膜相关性出血发生的概率就越大。抗凝相关性出血最常发生在华法林剂量变化或药物相互作用导致INR波动时，是瓣膜相关并发症中死亡率最高的。最常发生出血的部位是胃肠道，其次是中枢神经系统。一个25年的长期随访研究发现，发生瓣膜相关性出血的患者几乎有40%发生在抗凝治疗的第1年，表明在此时间段内必须保证抗凝药量的缓慢增加，同时对患者进行紧密随访。欧洲自主抗凝疗法的研究表明，如果家庭监测能够实行，那么适当降低目标INR值的方法是合适可行的。

三、机械瓣抗凝

血栓栓塞是机械瓣膜置换的终身危险因素。随着年龄的增长，血栓栓塞的危险性增加，所以患者必须终身长期服用抗凝药，维持体内抗凝药物的浓度，以保证抗凝效果。当个人血栓或出血的危险因素增加时，需要根据情况调整目标INR值。

目前，机械瓣抗凝的方案并不完全相同，指南建议在机械瓣置换术后，首先尽早（24小时）使用普通肝素或低分子量肝素（ⅡC）进行桥接治疗。主动脉瓣机械瓣置换者，采用华法林抗凝，目标INR维持2.5（ⅠB级）；机械瓣膜在二尖瓣位置通常比在主动脉瓣位置更容易形成血栓，所以建议二尖瓣或双瓣置换者的目标INR维持3.0（ⅡC级）；AHA/ACA和ESC/EACTS指南也建议根据患者特定的风险因素，有必要适当地调整INR目标值。此外，AHA/ACC指南建议机械瓣膜置换患者在使用华法林抗凝的同时联合阿司匹林（75～100mg/d），然而ESC/EACTS指南仅推荐在有血栓栓塞事件或伴随动脉粥样硬化性疾病的特殊患者中联合使用阿司匹林。

四、经导管主动脉瓣置入

经导管主动脉瓣置入（transcatheter aortic valve implantation，TAVI）是治疗老年症状性重度主动脉瓣狭窄的有效方法，其适应证近来已扩展到低风险和年轻患者。血栓栓塞和出血是TAVI常见并发症，因此在TAVI围术期和术后选择最佳的抗血栓治疗方案对患者预后至关重要。

（一）TAVI术前的抗血栓

无口服抗凝药禁忌证的患者，TAVI术前首选口服抗凝药。口服抗凝药对TAVI术前发生血栓事件的影响目前尚不清楚，然而，在TAVI期间继续使用华法林或新型口服抗凝药（new oral anti-coagulant NOAC）一般也是安全的。不适合采用口服抗凝药的患者，术前建议使用小剂量阿司匹林，如果有阿司匹林禁忌证，则应使用氯吡格雷。术前需严格观察评估出血风险。

笔记

（二）TAVI术中抗凝

TAVI术中是否继续或者中断维生素K拮抗剂或非维生素K拮抗剂，应根据个人情况决定。当术中继续使用华法林时，INR应处于治疗范围的下限（≤2）。

在TAVI手术期间，常规使用普通肝素进行抗凝，维持ACT≥250～300秒，减少导管血栓形成和血栓栓塞症。有肝素禁忌证者，选择比伐卢定抗凝。手术结束后，可以使用鱼精蛋白来拮抗抗凝效果。

（三）TAVI术后抗血栓

术前采用口服抗凝药治疗的患者，在TAVI术后，若近3个月内无冠脉支架置入，继续采用单一的口服抗凝药治疗；若存在冠脉支架置入，在术后前6个月先用双重抗栓治疗，再桥接到终身单一口服抗凝药。

术前采用阿司匹林的患者，在TAVI术后，若无冠脉狭窄，继续采用单一的抗血小板治疗；若存在冠脉支架置入，在术后的前6个月先用双重抗血小板治疗（小剂量阿司匹林＋氯吡格雷），再桥接到终身单一抗血小板药。

五、未来方向

人工瓣膜的抗血栓治疗对于减轻血栓栓塞的发生很重要，但必须考虑其造成的出血风险，目前尚无统一完善的抗血栓治疗方案，需考虑个体化治疗。未来应根据更多的前瞻性研究进行循证医学探索，改善患者预后。

第三节　机械循环辅助的血栓与止血

机械循环辅助（mechanical circulatory support，MCS）是指用机械泵代替恶化的心室功能，恢复机体正常的血流动力学和器官血流灌注，常用于终末期心衰患者，可降低患者死亡率，提高生活质量。根据辅助心室的不同分为左室辅助、右室辅助和双室辅助；根据辅助时间的长短，分为短期辅助和长期辅助。短期辅助包括主动脉内球囊反搏（intra-aortic balloon pump，IABP）、体外膜氧合（extracorporeal membrane oxygenation，ECMO）和Impella泵；长期辅助包括左心室辅助装置（left ventricular assist device，LVAD）等。本节将重点介绍ECMO和LVAD的血栓与止血。

一、体外膜氧合

ECMO又称体外生命支持系统（extracorporeal life support，ECLS），它可以为难治性心源性休克、心搏骤停或严重呼吸衰竭的患者提供有效的机械循环支持，是抢救性辅助治疗手段之一。近年来，该技术在全球迅速普及，有文献报道，ECMO的救治成功率约达51%。虽然近年来ECMO生物材料技术和管理经验不断提高，涂层管路降低了溶血和弥散性血管内凝血的发生，但是出血或血栓形成仍是ECMO期间严重的并发症，严重影响患者的预后。目前，ECMO期间最佳抗凝方案仍不确定，不同抗凝监测指标各有不足，以及凝血系统的复杂性，加上危重病病因对凝血的影响，均加大了ECMO期间抗凝管理的复杂性，对于临床医师来说，如何更好地平衡血栓和出血问题非常具有挑战性。

（一）ECMO抗凝药和监测指标

普通肝素是ECMO中最常用的抗凝药，ECMO建立前肝素首次剂量100U/kg，ACT＞300秒时穿刺置管。ECMO运行后，根据监测指标数值，维持肝素持续泵入。有肝素禁忌证的患者，可以选择阿加曲班和比伐卢定替代，ECMO支持期间阿加曲班推荐剂量范围$0.2 \sim 0.5\mu g/(kg \cdot min)$，比伐卢定剂量范围$0.025 \sim 0.05mg/(kg \cdot min)$，且两种药物的抗凝效果较为稳定。

监测肝素抗凝强度的常用指标有ACT、APTT和抗Xa活性。ECMO过程中ACT每3小时检测1次，目标范围是$180 \sim 220$秒，出血时可根据情况下调ACT范围，维持在$160 \sim 200$秒。

ECMO中APTT目标范围$60 \sim 80$秒，有文献证实APTT和肝素浓度相关性优于ACT。需要注意的是，APTT不仅可以判断肝素抗凝效果，还可以监测内源性凝血途径，反映凝血因子活性。因此，分析前变量（每天采血时间、采集管枸橼酸盐浓度）、分析变量（试剂、检测设备）和生物变量（凝血因子缺乏、狼疮抗体、抗磷脂综合征）也会进一步干扰APTT对肝素抗凝的结果分析。

抗Xa活性是通过显色底物法，通过检测血浆中肝素-AT Ⅲ复合物对Xa因子的抑制程度，来判断肝素的抗凝效果，抗Xa活性数值越大，代表肝素抗凝强度越大。抗Xa活性检测不受凝血因子缺乏、血小板减少、抗磷脂综合征等影响，但AT、溶血和高胆红素会干扰检测结果。2014年指南推荐在ECMO中抗Xa活性目标范围$0.3 \sim 0.7IU/ml$，它和肝素浓度的相关性可能优于其他指标。

黏弹性试验也可以监测肝素抗凝指标，此外还可提供血栓形成动力学、血栓强度及血栓溶解的相关信息，通常应用于大量出血时指导临床血制品的输注，有助于寻求治疗性抗凝与广泛性血栓形成及稳定间的平衡，或者改善儿童及成人ECMO患者预后。

（二）ECMO期间出血和血栓

ECMO期间主要挑战在于既要充分抗凝减少血栓形成，同时还需减少出血相关并发症的发生。ECMO期间血栓形成的原因主要见于以下几方面，如抗凝不足、血小板或凝血因子补充后未及时调整肝素剂量、血流速度慢、肝素代谢过快、DIC早期和HIT。血栓形成后不仅会影响ECMO系统的功能，也会增加脏器栓塞的风险，因此需要积极处理。首先加大肝素剂量、适当提高流量，必要时更换ECMO管路和膜肺，如果考虑患者存在HIT，则立即停止肝素抗凝，改为阿加曲班或比伐卢定。

ECMO期间由于外科性出血、肝素用量过高、凝血因子和血小板数量下降、纤溶亢进等，常会增加患者出血风险。处理方法一般是先减低肝素剂量甚至暂停肝素，根据血栓弹力

笔记

图检查结果补充血小板和凝血物质（新鲜冰冻血浆和冷沉淀）、抗纤溶治疗，必要时外科手术处理。

因此，ECMO期间需采取综合抗凝监测方法，既能反映ECMO期间肝素抗凝效果，又可以全面评估患者的凝血能力，个体化治疗，才能降低患者出血和血栓并发症。

二、左心室辅助装置

LVAD已成为目前终末期心力衰竭患者的重要治疗策略。中国医学科学院阜外医院自2017年开始进行国产LVAD设备上市前临床试验阶段，主要针对终末期心力衰竭患者，目前共完成32例。在美国，目前接近30%的心脏移植患者植入LVAD，但LVAD植入后导致严重的出血和血栓事件的发生率在成人患者中高达30%，在儿童患者中高达50%，同时LVAD植入后血栓和栓塞导致的脑卒中等不良事件也会严重影响患者的远期预后。

（一）LVAD对机体凝血功能的影响

LVAD植入后1～2周即会对患者的凝血系统产生影响，造成凝血系统激活、血栓形成和纤溶亢进，这种状态持续6～12个月后逐渐降至正常水平。植入LVAD者的内皮细胞呈激活状态，表现为循环中组织因子、选择素以及黏附因子水平显著升高。LVAD植入是否诱发血小板激活尚存争议。由于血管性血友病因子的丢失，几乎所有植入LVAD的患者都会出现血管性血友病症状，血管性血友病蛋白同样高表达，但在装置撤除后就会缓解。

（二）LVAD抗凝策略

1. LVAD术前抗凝策略　有血栓形成、心房颤动、缺血性心脏病病史的患者在植入LVAD前，通常要接受抗凝和抗血小板治疗。在心脏移植的过渡治疗研究中，LVAD植入前50%～60%的患者接受肝素抗凝，30%的患者接受阿司匹林治疗。此外，心力衰竭继发的肝肾功能障碍会进一步恶化受损的凝血系统。术前患者的凝血功能应维持以下最低目标：血红蛋白＞100g/L，血小板＞150×10⁹/L，INR＜1.2。

2. LVAD术后短期抗凝策略　体外循环结束后，通常采用鱼精蛋白中和肝素，使ACT降至正常范围，必要时监测血栓弹力图排除肝素残留。LVAD植入术后的患者，合并房颤、室性心律失常风暴、主动脉瓣无启闭活动、左心室偏小时，血栓形成风险显著升高。目前，中国医学科学院阜外医院LVAD术后短期抗凝方案：术后24小时内，当患者胸腔积液量＜50ml/L超过10小时，开始微量泵泵入肝素抗凝，维持ACT 160～200秒，APTT 60～80秒；术后24小时检测INR和血小板数量，胸管拔除后开始口服华法林和拜阿司匹林，同时继续泵入肝素，维持ACT 160～200秒，APTT 50～60秒，血小板＞100×10⁹/L。等INR达到目标范围2～3时，维持华法林剂量，停用肝素。

3. LVAD术后长期抗凝策略　成人LVAD患者长期抗凝的标准治疗方案首选以华法林为代表的维生素K拮抗剂。目前各研究中维生素K拮抗剂抗凝治疗的目标值存在很大差异，指南建议INR一般应维持在2～3。针对是否应用抗血小板治疗以及采用何种治疗强度，各医学中心的观点尚不统一，大部分观点支持华法林联合阿司匹林抗血栓治疗（100mg，每天1次），有利于降低血栓形成和脑卒中风险。

中国医学科学院阜外医院LVAD尚无应用于儿童群体的经验，目前儿童LVAD患者抗栓治疗方案主要参照埃德蒙顿方案。埃德蒙顿方案建议在术后24～48小时开始应用普通肝素进行抗凝，维持抗FⅩa活性为0.35～0.5IU/ml。术后早期开始监测血栓弹力图，并每24小时检测一次，R时间维持8～15分钟。如果患者临床状态稳定且满足标准的实验室参数，那么术后48小时开始抗血小板治疗，双嘧达莫起始剂量为4mg/（kg·d）。花生四烯酸抑制率＜70%时开始使用阿司匹林，阿司匹林起始剂量1mg/（kg·d）。稳定后，抗凝治疗则由普通肝素转变成依诺肝素（3个月内，1.5mg/kg，1次/12小时；3个月后，1mg/kg，1次/12小时），维持抗FⅩa活性0.6～1.0IU/ml。1岁以上儿童推荐长期使用华法林，起始剂量0.2mg/（kg·d），维持INR在2.7～3.5。

（三）LVAD引起的出血和血栓并发症

LVAD显著提高终末期心力衰竭患者的生存率，与此同时，LVAD的植入也带来出血和血栓形成两大并发症，其中胃肠道出血和血栓形成是该领域长期治疗难点。

LVAD术后血栓形成，可以由一系列溶血相关实验室指标和装置流量以及能源异常等综合判断。血泵低流量、脱水状态、心律失常、术后血小板数量恢复期、纤维蛋白原急剧上升和抗凝不足，均会增加血栓形成风险。LVAD的流入道和流出道梗阻以及异位需要外科纠正，当患者血浆乳酸脱氢酶＞1000IU/L时需要更换装置。术后装置血栓形成时可以考虑溶栓治疗，也可以采用静脉途径抗凝方案（普通肝素或凝血酶抑制剂），还可以选择静脉抗血小板治疗方案（如依替巴肽）。

LVAD出血事件可以定义为早期出血事件和延迟出血事件，早期出血事件即LVAD植入术后30天内出现的，非医疗因素干预下需要二次手术或者胸管引流增多造成的不良事件，以胃肠道出血和血管性血友病症状多见；延迟出血事件是指LVAD植入术后6个月内由于抗凝策略异常、患者本身因素以及仪器故障等因素引起的颅内出血、心脑血管事件、出血性脑卒中等严重血液系统并发症。以下几项监测指标具有重要提示作用：患者术后乳酸脱氢酶＞500IU/L并持续增高无下降趋势，高度提示存在出血事件；术后需要持续输注超过4个单位浓缩红细胞，并且血红蛋白不能维持在稳定水平；血液检查明确缺少血友病高分子量多聚合体；其他由于容量不足导致循环不稳定的因素。当发生LVAD出血事件时，调整抗凝和抗血小板药物剂量，必要时补充血制品，调整LVAD速度，进行外科手术纠正、加强血管性血友病治疗以及进行心脏移植等。

参考文献

［1］龙村，李欣，于坤. 现代体外循环学［M］. 北京：人民卫生出版社，2017.

［2］SHORE-LESSERSON L，BAKER R A，FERRARIS V，et al. STS/SCA/AmSECT Clinical Practice Guidelines：Anticoagulation during Cardiopulmonary Bypass［J］. J Extra Corpor Technol，2018，50（1）：5-18.

［3］COHN L H. 成人心脏外科学［M］. 4版. 郑哲译. 北京：人民卫生出版社，2016.

［4］TEN BERG J，SIBBING D，ROCCA B，et al. Management of antithrombotic therapy in

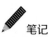
笔记

patients undergoing transcatheter aortic valve implantation: a consensus document of the ESC Working Group on Thrombosis and the European Association of Percutaneous Cardiovascular Interventions（EAPCI）, in collaboration with the ESC Council on Valvular Heart Disease［J］. Eur Heart J，2021，42（23）：2265-2269.

彩色插图

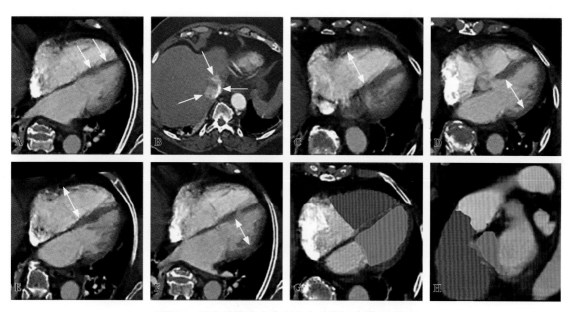

彩图 1　肺血栓栓塞症患者右心功能不全的CT表现

A. 室间隔变得平直；B. 对比剂反流至下腔静脉和近端肝静脉；C ～ F. RVD/LVD接近1；G ～ H. 右心室容积/左心室容积（RVV/LVV）＝ 1.62。

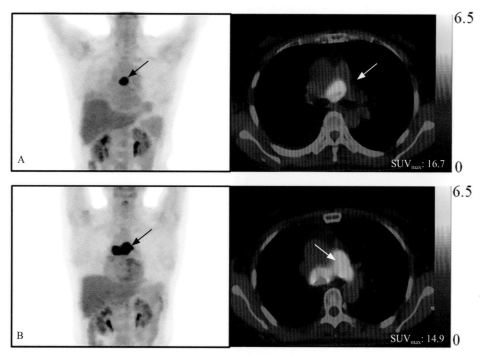

彩图 2　肺动脉肉瘤的PET-CT表现

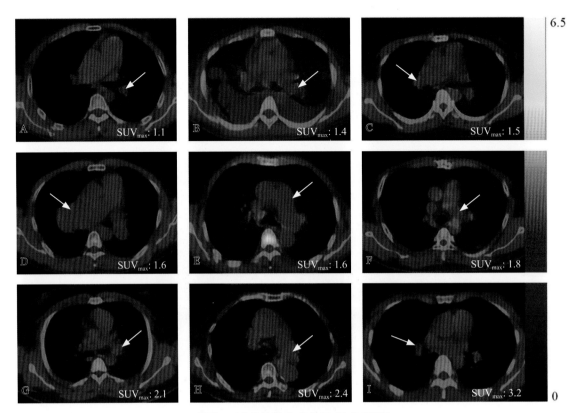

彩图3　肺血栓栓塞症的PET-CT表现

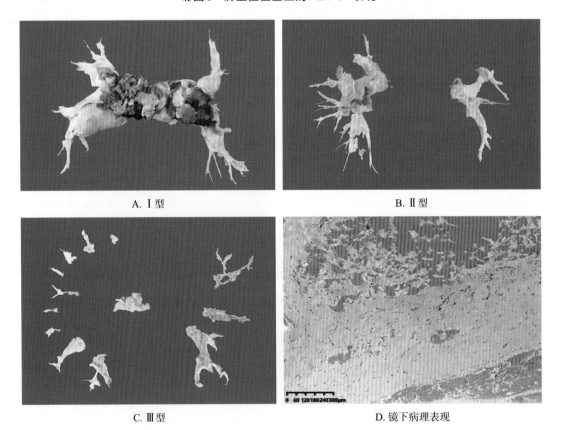

A. Ⅰ型

B. Ⅱ型

C. Ⅲ型

D. 镜下病理表现

彩图4　CTEPH病理分型

资料来源：SONG W，ZHU J，ZHONG Z，et al.Long-term Outcome Prediction for Chronic Thromboembolic Pulmonary Hypertension after Pulmonary Endarterectomy［J/OL］.Clin Cardiol，2022.doi：10.1002/clc.23900.

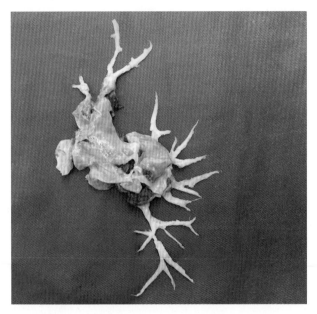

彩图5　肺动脉血栓内膜末端"尾巴"样改变

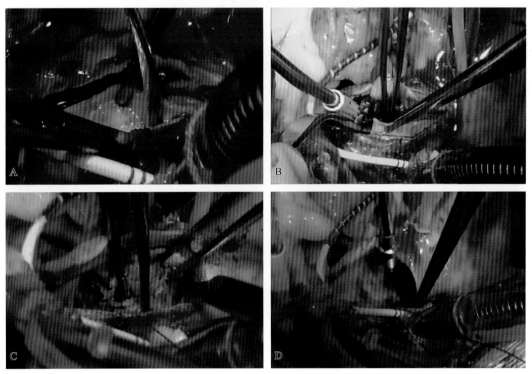

彩图6　寻找正确的剥脱层面

A.建立正确的剥脱层面，正确的层面为瓷白色光滑表面；B～C.清理冗余血栓组织方便暴露；D.剥脱干净后的肺动脉开口。

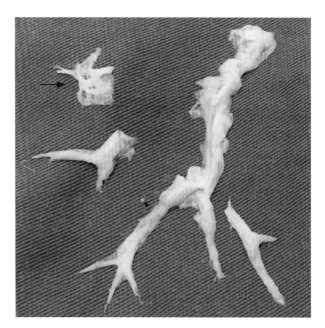

彩图7　肺动脉血栓内膜网状结构